临床神经外科疾病诊断与治疗

王昆鹏 等 主编

江西科学技术出版社

江西·南昌

图书在版编目（CIP）数据

临床神经外科疾病诊断与治疗 / 王昆鹏等主编 . ——
南昌：江西科学技术出版社，2020.8（2024.1 重印）
ISBN 978-7-5390-7422-1

Ⅰ . ①临… Ⅱ . ①王… Ⅲ . ①神经外科学－疾病－诊
疗 Ⅳ . ① R651

中国版本图书馆 CIP 数据核字 (2020) 第 121101 号

选题序号：ZK2020108

责任编辑：王凯勋　万圣丹

临床神经外科疾病诊断与治疗
LINCHUANG SHENJINGWAIKE JIBING ZHENDUAN YU ZHILIAO

王昆鹏　等　主编

出版发行	江西科学技术出版社	
社　　址	南昌市蓼洲街 2 号附 1 号	
	邮编：330009　电话：（0791）86623491　86639342（传真）	
经　　销	全国新华书店	
印　　刷	三河市华东印刷有限公司	
开　　本	880mm×1230mm　1/16	
字　　数	281 千字	
印　　张	9.125	
版　　次	2020 年 8 月第 1 版　2024年1月第1版第2次印刷	
书　　号	ISBN 978-7-5390-7422-1	
定　　价	88.00 元	

赣版权登字：-03-2020-212

编 委 会

获取临床医生的在线小助手

开拓医生视野
提升医学素养

微信扫码

📊 **临床科研**	>	介绍医学科研经验，提供专业理论。
🧬 **医学前沿**	>	生物医学前沿知识，指明发展方向。
📋 **临床资讯**	>	整合临床医学资讯，展示医学动态。
✏️ **临床笔记**	>	记录读者学习感悟，助力职业成长。
💬 **医学交流圈**	>	在线交流读书心得，精进提升自我。

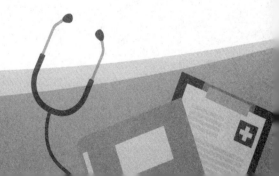

前 言

　　神经外科是在手术为主要治疗手段的基础上，应用独特的神经外科学研究方法，研究人体神经系统以及与之相关的附属机构的损伤、炎症、肿瘤、畸形和某些遗传代谢障碍或功能紊乱等疾病的一门学科。随着科学技术不断发展和人们对神经系统疾病的深入研究，神经外科的发展日新月异。新设备、新技术的应用，使该学科许多疾病的治疗取得了令人瞩目的成就。神经外科疾病大多病情凶险，临床医师必须不断学习，与时俱进，才能更好地为患者提供高质量的医疗服务。为此，我们特组织一批具有多年丰富经验的临床医师，参阅了大量的国内外最新、最权威的文献资料，编写了此书。

　　本书内容翔实、突出临床实用性，先详细介绍了神经外科基础知识，包括神经系统解剖生理基础、神经外科疾病常见临床表现、神经外科疾病的检查、神经外科手术基础及神经外科疾病的治疗等；然后系统地介绍了神经外科常见疾病的诊疗及手术治疗，包括颅骨疾病、血管性疾病、先天性疾病、功能性疾病及感染性疾病。本书博众才之长，反映了现代神经外科疾病的诊治新观点，希望能满足各级医院诊疗之需，对临床神经外科专业医师及其他相关专业医务人员，在进一步提高神经外科疾病的诊治水平上有所帮助。

　　由于本书由多位专家参与编写，各个章节的衔接和写作风格可能会存在差异，加之医学更新速度太快，虽然在编写过程中力求尽善尽美，但疏漏与不足之处在所难免，恳请广大读者见谅，并予以批评指正，以便我们更好地总结经验，共同进步。

编 者
2020 年 8 月

目　录

第一章

神经系统解剖生理基础

第一节 头 皮

一、头皮的解剖

头皮是被覆在头颅穹隆部的软组织，自外向内分为表皮层、皮下组织、帽状腱膜、帽状腱膜下层、颅骨骨膜五层。头皮前三层连接紧密，不易分离（图1-1）。

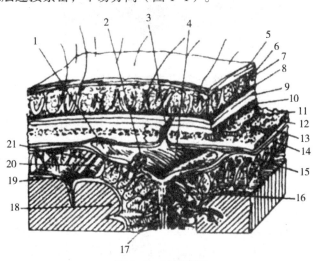

图1-1 头皮解剖

1. 窦外侧隐窝；2. 蛛网膜粒；3. 导静脉；4. 矢状窦；5. 皮肤；6. 皮下；7. 皮下网状组织；8. 帽状腱膜；9. 骨膜；10. 外板；11. 板障静脉；12. 板障；13. 硬膜；14. 蛛网膜；15. 蛛网膜纤维；16. 蛛网膜下隙；17. 大脑镰；18. 脑皮层；19. 软脑膜；20. 脑动脉；21. 脑静脉

（一）表皮层

厚而致密，生有头发，有大量毛囊，皮脂腺和汗腺，血管和淋巴丰富，伤后和手术后愈合能力强。

（二）皮下组织

含有许多纵行的纤维结缔组织束，有丰富的血管和神经，因血管被致密纤维束所间隔，故头皮损伤时血管断裂不能自行收缩而出血量极多。当皮下感染或血肿时，不易扩散，故疼痛较剧。

（三）帽状腱膜

连接额肌、枕肌的坚韧组织，在颧弓上方与颞筋膜融合。与前两层连接紧密，不易分离。头皮裂伤如未伤及此层，伤口不裂开，缝合时，必须将此层缝合，以减轻张力。

（四）帽状腱膜下层

帽状腱膜下层为疏松结缔组织，头皮易从此层撕脱，出血或感染时，易扩散。内有许多直接与颅内静脉窦相通的导血管，颅外感染可经此层扩展到颅内。

（五）颅骨骨膜

颅骨骨膜与颅骨紧贴，在骨缝处附着紧密，其余较松，当骨膜下出血时，常局限在一块颅骨范围内。

颅骨骨膜位于颞部的头皮分表皮层、皮下组织、颞浅筋膜、颞深筋膜、颞肌和骨膜六层。颞筋膜坚韧，上附于颞上线，下附于颧弓。颞肌发达，减压性手术多在颞肌下进。

二、头皮的血管、神经、淋巴

头皮下组织富于神经供给，多与血管伴行。常将其分为前、侧、后3组（图1-2）。

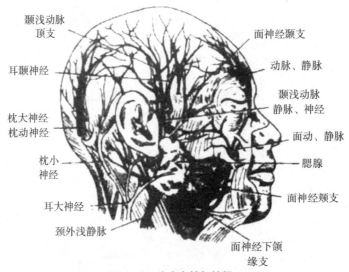

图1-2　头皮血管与神经

（一）前组

前额部头皮的血液由眼动脉发出的滑车上动脉和眶动脉供应，有同名的静脉伴行。前额头皮的感觉由三叉神经第一支的滑车上神经和眶上神经支配。

（二）侧组

额顶颞部头皮的血液由颈外动脉终支颞浅动脉供应。在颧弓根部是颞浅动脉的主干，外伤出血时可以压迫止血。有同名静脉伴行，并回流到颈外静脉。颞部头皮的感觉由三叉神经下颌支的耳颞神经支配。

（三）后组

枕部头皮的血液由颈外动脉的耳后动脉和扰动脉供应。同名静脉与之伴行。枕大神经，枕小神经和耳大神经支配顶后部和枕部的头皮感觉。

颅顶没有淋巴结，因此头部浅淋巴管均注入头颈交界处的淋巴结。额、颞及顶前部的淋巴汇入耳前和颈下淋巴结，顶后部汇入耳后淋巴结；枕部征入枕淋巴结。这些淋巴结最后汇入颈浅淋巴结和颈深淋巴结。

第二节　颅　骨

通常将组成颅腔的骨骼称为颅骨。颅骨由额骨、枕骨、蝶骨、筛骨各一块和顶骨、颞骨各一对相互联结而成。颅骨借枕外粗隆－上项线－乳突根部－颞下线－眶上缘和眉弓的连线分为颅盖和颅底。见（图1-3、图1-4）。

一、颅盖部

颅盖由额骨鳞部、双侧的顶骨，蝶骨大翼、颞骨鳞部和枕骨鳞部的上半借各骨之间的颅缝连接而成。主要颅缝有：冠状缝、矢状缝、鳞状缝以及人字缝等。额、顶、蝶三骨的会合点称为翼点，此点恰在脑膜中动脉主干的行经部位。

　　颅盖骨一般分3层，即外板、板障和内板。内板和外板为密质骨，板障为松质骨。板障内有板障静脉，在一定部位借导血管与颅内静脉窦或颅外静脉相交通。颅骨骨折时板障出血可为颅内血肿的一个来源。脑膜中动脉走行于脑膜中动脉沟内或骨管中，当骨折经过此动脉沟或骨管时，容易撕裂脑膜中动脉而发生硬膜外血肿。

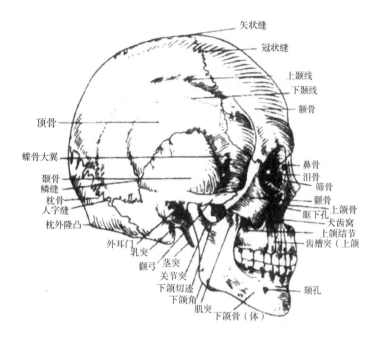

图1-3　颅骨侧面

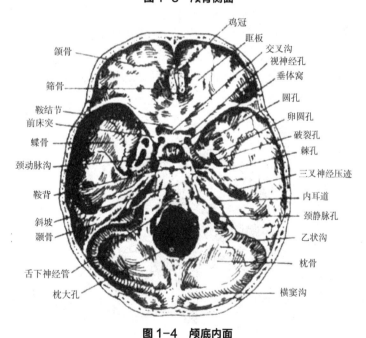

图1-4　颅底内面

二、颅底部

　　颅底内面借蝶骨嵴和岩骨嵴分为颅前、中和后窝，三者呈阶梯状。

（一）颅前窝

　　颅前窝由额骨眶板、筛板、蝶骨小翼和蝶骨体前部构成。前部中线处有一骨嵴叫鸡冠，为大脑镰前部附着处。其两侧为筛板，可见数个筛孔，嗅神经由此通过。颅前窝骨折可引起嗅觉丧失和脑脊液鼻漏。额骨眶板上面有凹凸不平的许多小骨嵴，颅脑损伤时尤其是枕部着力时，额叶底部在此处的骨嵴上滑动时可引起脑挫裂伤并可形成血肿。

（二）颅中窝

颅中窝由蝶骨体、蝶骨大翼及颞骨岩部前面组成。蝶鞍位于颅中窝的中央，其前部有蝶骨小翼根部构成的前床突，蝶鞍后部有一直立骨板叫鞍背，鞍背外上角扩展处为后床突。鞍背外侧浅沟为海绵窦所在，颈内动脉经破裂孔入颅腔先穿过此窦才进入硬脑膜内。

蝶骨大翼和小翼之间为眶上裂，有眼动脉、滑车神经、展神经和三叉神经第一支（眼神经）通过，眼静脉经此注入海绵窦内。眶上裂的后方由前向后为圆孔、卵圆孔和棘孔，分别有三叉神经第二支（上颌神经）、第三支（下颌神经）和脑膜中动脉通过，颅底骨折最多见于颅中窝，颅中窝骨折时可能有上述脑神经的症状。

（三）颅后窝

颅后窝由颞骨岩部后面及枕骨组成。小脑位于窝内，脑干贴近在枕骨大孔前的斜坡上。颞骨岩部后面有内耳门，面神经、前庭蜗神经和内听动脉由此通过。舌咽神经、迷走神经、副神经及颈内静脉由颈静脉孔出颅。舌下神经由舌下神经管出颅。颅后窝骨折可有舌咽和迷走神经等脑神经损伤甚至脑干损伤的症状。

第三节　大　脑

一、脑膜

脑表面有三层被膜，由外向内依次是硬脑膜、蛛网膜和软脑膜。

（一）硬脑膜

硬脑膜由两层坚韧致密的胶原纤维构成，缺乏弹性，在两层之间有薄层网状组织，有血管和神经从其中通过。其外层附于颅骨内表面，称为骨膜层，内层则称脑膜层。

在成年人，硬脑膜与颅顶骨附着疏松，易于分离，故形成一潜在的腔隙（硬膜外腔），在颅底部硬脑膜与颅骨外膜相连续，不易分离。当颅底骨折时硬脑膜随之撕裂；在颅骨的骨缝和骨嵴处，硬脑膜与颅骨贴附牢固。见图1-5、图1-6。

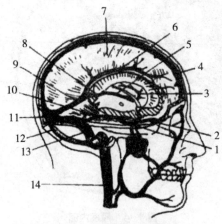

图1-5　硬脑膜与静脉窦

1. 海绵窦；2. 蝶顶窦；3. 终静脉；4. 上矢状窦；5. 大脑内静脉；6. 下矢状窦；7. 大脑镰；
8. 大脑大静脉；9. 直窦；10. 岩上窦；11. 窦汇；12. 枕窦；13. 乙状窦；14. 颈内静脉

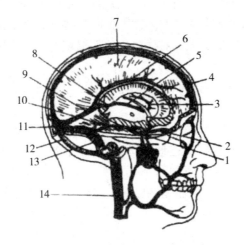

图 1-6　硬脑膜突起与静脉窦

1. 海绵窦；2. 垂体漏斗；3. 嗅球；4. 上矢状窦；5. 大脑膜；6. 前颅凹；7. 视神经；
8. 颈内动脉；9. 蝶顶窦；10. 基底静脉丛；11. 岩上窦；12. 小脑幕切迹；13. 岩下窦；
14. 乙状窦

1. 硬脑膜突起

硬脑膜内层伸入颅腔至脑裂中形成突起，它们是大脑镰、小脑幕、小脑镰及鞍隔等。

（1）大脑镰：呈镰刀状，在矢状位由颅顶向下伸至两大脑半球之间。其前端窄，连于筛骨的鸡冠；后端宽，连于小脑幕顶。上缘附着在颅顶内面的矢状沟，内隐上矢状窦，下缘游离与胼胝体相邻，游离缘内隐有下矢状窦。

（2）小脑幕：呈半月状，横位于小脑与大脑枕叶和部分颞叶之间。其后缘附着于枕骨的横沟，外侧缘附着在蝶骨的后床突和颞骨岩部（内隐岩上窦），内侧缘游离构成小脑幕切迹，并与鞍背围成小脑幕孔，有中脑和动眼神经通过，是脑疝好发部位之一。幕孔的游离缘上方，是颞叶内侧的海马沟和海马回，游离缘下方是小脑上蚓部和小脑前叶。幕孔与脑干之间为脑池，前方是脚间池，后方是四叠体池，两侧是环池。上述脑池是小脑幕下脑脊液流向幕上的必经之路，基底动脉在幕孔处分出大脑后动脉和小脑上动脉，分别走行于小脑幕上下。由于小脑幕切迹附近结构较多，倘若出现小脑幕切迹疝，邻近结构受压迫，可呈现相应的症状和体征。大脑镰的后端附在小脑幕上形成幕顶，内隐有直窦。

（3）小脑镰：后部附着于枕内嵴（内隐枕窦），前缘游离，呈镰刀状，部分地分割小脑两半球。向上连于小脑幕，下接枕骨大孔边缘。

（4）鞍隔：为环状皱襞，中央有一孔，漏斗从此通过。其前方附着于鞍结节和前床突，后方附着在鞍背和后床突，两侧附着在小脑幕游离缘，构成垂体窝的顶。

2. 硬膜窦（静脉窦）

硬膜窦是由硬脑膜的骨膜层和脑膜层在特定部位相互分离而形成的腔隙，在腔隙内面衬有内皮细胞。硬膜窦中充以静脉血并与静脉相续，故又称静脉窦。其壁厚不易塌陷，损伤时则出血凶猛。

（1）上矢状窦：位于颅顶中线偏右，居大脑镰的上缘。前起盲孔，后至窦汇，内腔自前向后逐渐增宽。主要接受大脑背外侧面上部和部分内侧面的静脉血。上矢状窦两侧壁上有许多静脉陷窝，蛛网膜绒毛（或蛛网膜颗粒）伸入其中。脑脊液通过上述绒毛的再吸收作用而进入静脉窦。因此，上矢状窦是脑皮层静脉和脑脊液回流的必经之路。

（2）下矢状窦：位于大脑镰下部的游离缘，在小脑幕的前缘处与大脑大静脉会合，共同延为直窦。

（3）直窦：位于大脑镰和小脑幕的会合处，直行向后，在枕内隆凸附近与上矢状窦会合成为窦汇，并向两侧延伸为横窦。

（4）横窦和乙状窦：横窦位于枕骨横沟处，即小脑幕的后外侧缘，向前行至岩枕裂处转向下成为乙状窦。乙状窦位于颞骨的乙状沟内。

（5）窦汇：为上矢状窦、下矢状窦、直窦和左、右横窦的会合处。实际上以上各窦完全会合在窦汇者少见（仅占22%），如上矢状窦大多注入右侧横窦（占30%），直窦偏左而入左横窦（占18%）等。若上矢状窦分支时，则右支常比左支宽大，右横窦也比左横窦宽大。在临床处理窦损伤时，要注意窦间的关系和引流方向。

（6）枕窦：位于小脑镰内，自枕内隆凸沿枕内嵴向下，至枕骨大孔边缘时分为左、右支，在枕骨大孔后缘形成环窦。

（7）海绵窦：位于蝶骨体两侧，是不规则状的静脉窦。海绵窦左右由垂体前、后、下方的海绵间前窦、海绵间后窦和海绵间下窦相连通。海绵窦前部接受眼静脉和沿蝶骨小翼后缘走行的蝶顶窦的静脉血。海绵窦的后缘借岩上窦和岩下窦与横窦、乙状窦相连。海绵窦借卵圆孔处的导血管与翼静脉丛相交通，借眼静脉与内眦静脉相交通。海绵窦内又有颈内动脉、动眼神经、外展神经、滑车神经和眼神经通过。

3. 硬脑膜的血管

硬脑膜的血管主要来自上颌动脉发出的脑膜中动脉，是营养硬脑膜的重要血管。它从颅底的棘孔入颅中窝，沿颞骨内面的脑膜中动脉沟走行。该动脉在颞骨和蝶骨大翼相接处（翼点）分成前、后支。较大的前支沿蝶骨大翼向上，行至蝶骨嵴的外端时穿入骨深部，在形成的骨管中走行 1 ~ 3 cm，在脑膜上走行的路径恰相当于大脑中央前回的位置。后支则向后上走行，路径相当于颞叶和顶叶。在颅骨骨折时，脑膜中动脉前支的损伤机会较多，可迅速形成硬脑膜外血肿。

硬脑膜的血管中，尚有来自筛前动脉的脑膜前动脉，咽升动脉的脑膜后动脉和椎动脉及枕动脉的脑膜支。

（二）蛛网膜

蛛网膜薄而透明，缺乏血管和神经。蛛网膜与硬脑膜之间是硬脑膜下腔，与软脑膜之间是蛛网膜下隙。在蛛网膜下隙内有蛛网膜小梁，腔内充满脑脊液。在脑表面的凹陷处，蛛网膜下隙扩大，称为脑池。按脑池所在部位分为小脑延髓池（也称枕大池）、脑桥池、环池、四叠体池、脚间池、终板池、视交叉池、大脑大静脉池和外侧裂池等。蛛网膜不反叠进入脑沟。

（三）软脑膜

软脑膜薄且透明，紧贴在脑的表面，并且伸入到脑的沟裂中。脑血管在软脑膜内分支呈网，并进入脑实质浅层，软脑膜也随血管进至脑实质一段。由软脑膜形成的皱襞突入脑室内，形成脉络丛，分泌脑脊液。

二、大脑皮质

由端脑发展而来的两侧大脑半球，各包括球壁和深在的基底神经节，球壁的内部是髓质，表面覆盖的即为大脑皮质。间隔两侧大脑半球的裂隙称大脑纵裂，间隔大脑半球与小脑的裂隙称大脑横裂。每侧大脑半球借中央沟、大脑外侧裂和其延长线、顶枕裂和枕前切迹（枕极前4 cm）的连线分为额叶、顶叶、枕叶及颞叶。在大脑外侧裂深部还有岛叶。半球中的腔洞为脑室。

（一）形态特征

大脑皮质即大脑半球表面的一层灰质，每个半球的大脑皮质分为3面：外侧面、内侧面及底面。

1. 背外侧面（图1-7）

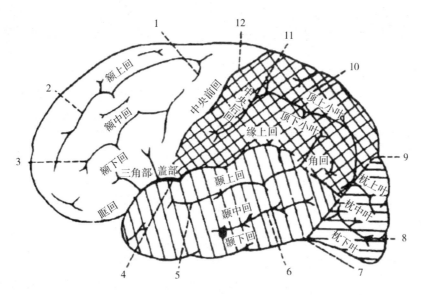

图 1-7　大脑半球背外侧面

1. 中央前沟；2. 额上沟；3. 额下沟；4. 外侧裂；5. 颞上沟；6. 颞中沟；7. 枕前
切迹；8. 枕个侧沟；9. 顶枕裂；10. 顶间沟；11. 中央后沟；12. 中央沟

（3）颞叶：借横行的颞上沟和颞中沟将颞叶分为颞上回和颞中回，隐藏于外侧裂内者还有颞横回，其中部为听中枢，优势半球者在听中枢稍后为听觉语言中枢。

（4）枕叶：后端为枕极，外侧面的脑沟和脑回很不恒定。

（5）岛叶：隐藏在外侧裂内，形似一个三角形的大隆凸，四周有环形沟，表面有斜行的中央沟，其前有岛短回，后有长回，在功能上可能与内脏活动有关。

2. 内侧面（图 1-8）

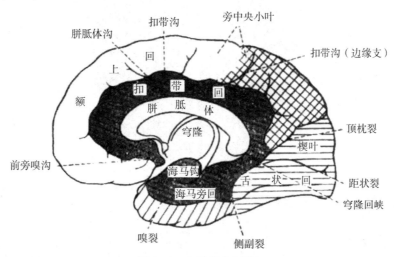

图 1-8　大脑半球内侧面

许多沟回围绕耳形的胼胝体，胼胝体背侧有胼胝体沟，其上方有扣带沟，两沟为扣带回，该回绕过胼胝体压部借穹隆回峡与海马回相连接。扣带回、海马回和钩回三者又合称为穹隆回。中央沟由大脑半球外侧面延伸到内侧面。在中央沟前，扣带沟分出上行的旁中央沟，在中央沟后它又分出上行的边缘沟，扣带沟的后部弯向下成为顶下沟。

（1）额叶：上部的前份接额上回，后份为中央前回，延伸到内侧面者为小腿和足的皮质运动区。

（2）顶叶：前部为中央后回向内侧面延伸的部分，为小腿和足的皮质感觉区。在旁中央沟和边缘沟的部分称为旁中央小叶（内茨氏叶）。旁中央小叶在内侧面联结额叶和顶叶，又与中央前、后回相连，膀胱的皮质中枢即位于此。

（3）枕叶：有顶枕裂斜向下前行，抵达横行的距状裂，它将距状裂分隔成前后两部分。顶枕裂与距状裂后部为楔叶，距状裂和侧副裂为舌回。距状裂和其两唇为视觉皮质中枢，接受视网膜经视觉传导路的投射纤维。

（4）边缘叶：边缘系统由胼胝体周围的扣带回、峡、海马回、海马、钩回、胼胝体上、下回以及额叶眶回、岛叶前部、杏仁核、丘脑和下丘脑的一部分结构所组成。因许多结构恰位于脑干进入大脑的周围，故称为边缘系统。又由于它们在功能上主要是管理内脏活动，故又称为内脏脑。边缘系统的功能比较复杂，其中主要有以下几种。①内脏活动：位于额叶眶回、扣带回前部的岛叶前部，受刺激时可引起心血管系统、呼吸、胃肠和瞳孔等方面的变化。②情绪和行为：主要位于杏仁核和扣带回，此区受损可引起惧怕、愤怒、欢乐、悲伤以及攻击、逃避、防御等情绪和行为的表现。此外，边缘系统还通过各种循回路（反馈通路）与下丘脑和网状结构有密切联系，故三者共同调节内脏、内分泌和情绪行为等活动。

3. 底面（图1-9）

大脑半球底面由额叶、颞叶和枕叶下面所组成，其中以颞叶结构比较重要。

（1）额叶：靠内侧有与中线平行的嗅沟，嗅束位于沟内。其内侧为直回，外侧有许多短小的眶沟将该区分成若干眶回。嗅束向后分叉的三角区为嗅三角，嗅三角后有不规则的菱形区称为嗅区，其后方以视束为界。嗅区有大量蜂窝状小孔即前穿质，为供应脑深部结构的穿动脉通过。

（2）颞叶：外侧有颞下沟和颞下回，颞下沟与侧副裂为梭状回，侧副裂内侧为海马回，海马回深部有海马或称亚蒙角。海马回前端有折向后的钩形区称为钩回。这个区的功能十分复杂，它是嗅觉的受纳区，也与记忆和内脏活动有密切关系。味觉受纳区可能亦在此区。

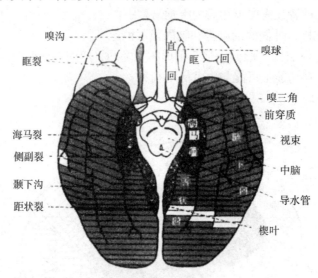

图1-9　大脑半球底面

（3）枕叶：为距状裂的下唇及舌回，为视皮质的一部分。

（二）结构特征

大脑皮质的面积约为 2 200 cm^2，其中仅有 1/3 显露在脑表面，其余 2/3 在脑沟和脑裂内隐藏。大脑皮质平均厚度为 2.5 mm，但各不同区域有所不同，如运动区（中央前回）的厚度为 4.5 mm，枕叶皮质厚度仅为 1.5 mm。皮质细胞主要有三种类型，即锥体细胞、星形细胞及梭形细胞。

根据皮质细胞和纤维排列，皮质共分为 6 个基本层次，由外向内依次为：①分子层。②外粒层。③锥体细胞层。④内粒层。⑤节细胞层。⑥多形层。这 6 层结构在大脑半球的各区内并不完全相同，在某区可能某一层特别发达，而其他层则不发达甚或缺如。在特别发达的某一层中，又可分为 2 ~ 3 亚层。一般认为内粒层具有接受和联络的功能，大部分的传入纤维末梢终于此层。运动区的节细胞层比较发达，其中巨型锥体细胞（拜兹细胞）的轴突构成皮质脊髓束和皮质脑干束（合称锥体束）。

（三）功能定位

目前沿用的仍为解剖学上根据脑沟回所确定的和一般常用的布罗得曼提出的 47 个脑功能区的两种

定位方法。这些功能定位所划分的区域都是相对的，各区可互相移行，界限不是截然分开的。此外，在脑的功能区中，有的是出生时即存在的，如运动、感觉、视觉和听觉皮质区等即属于此类；有的是出生后，在劳动、生活及与社会和自然的广泛联系中于优势半球内逐渐形成的，如语言中枢和运用中枢属于此类。

1. 皮质运动区

皮质运动区主要位于中央前回（4区）。此区的巨型锥体细胞轴突组成锥体束，身体各部在此区排列系由上向下呈倒转的人形。管理对侧半身的随意运动，但也有同侧性管理部分，表现为一侧半球损害时对侧半身仍能活动，这种同侧性支配纤维在肢体的近侧端较远侧端为多，下肢较上肢多。

2. 运动前区

运动前区位于运动前区（6区），为锥体外系的皮质区。发出的纤维到丘脑、基底神经节和红核等，与联合运动和姿势调节有关。额-桥-小脑束亦起于此，该束与共济运动有关。此区也是内脏或自主神经的皮质中枢的一部分。运动前区还包括一窄条抑制区，有使肌肉弛缓抑制运动的作用。

3. 皮质眼球运动区

皮质眼球运动区即额叶的8区和枕叶的19区为眼球同向侧视中枢（凝视中枢），受刺激时产生两眼向对侧同向性偏斜。

4. 额叶联合区

额叶联合区位于额叶前部（9区、10区、11区），与智力和精神活动有密切关系，损害时可引起智力、性格和精神等方面的改变。

5. 皮质感觉区

皮质感觉区主要位于中央后回和顶上小叶。中央后回（1区、2区、3区）为浅感觉和深感觉的皮质区，身体各部在感觉区的排列与运动区的排列大致相对应。顶上小叶（5区、7区）为以触摸识别物体的实体感觉（形体觉）的皮质区。一般浅感觉主要投射于对侧大脑皮质感觉区，但也有一部分纤维投射于同侧皮质感觉区；而深部感觉和实体感觉则仅终于对侧皮质感觉区，故一侧皮质感觉区损害时，浅感觉障碍轻而深部感觉和实体感觉障碍重。

6. 视觉皮质区

视觉皮质区位于距状裂的两唇与楔叶舌回的相邻部分（17区）。视网膜的鼻下半投射到对侧枕叶距状裂的下唇（舌回），颞下半至同侧距状裂下唇，视网膜的鼻上半投射到对侧枕叶距状裂的上唇（楔叶），颞上半至同侧距状裂上唇；黄斑部纤维投射到此区的后部，也各有一部分纤维交叉。

7. 听觉皮质区

听觉皮质区位于外侧裂内的颞横回中部（41区）。每侧听觉皮质都接收两侧耳蜗神经的传入兴奋，故一侧听觉皮质损害，不引起听力障碍。

8. 嗅觉皮质区

嗅觉皮质区或称嗅觉中枢，包括嗅区、钩回和海马回的前部。一侧损害不产生嗅觉障碍。

9. 内脏皮质区

内脏皮质区主要位于边缘系及其邻近区，包括扣带回前部、颞叶前部、眶回后部、岛叶、钩回、海马回等，这些部位受刺激或病变损害时引起胃肠、血管运动、血压、心率和呼吸等紊乱。实际上管理内脏活动的不限于边缘系和其邻近区，额叶6区和8区等也与血管运动、汗腺和胃肠活动等有关。额叶内侧面的旁中央小叶与膀胱功能有关。

10. 优势半球的语言和运用中枢

（1）运动语言中枢：位于优势半球的额下回后部（44区），又称字卡回，为管理语言运动的中枢。

（2）书写中枢：位于额中回后部，恰在中央前回手区的前方。

（3）听觉语言中枢：位于颞横回听觉皮质区的后方（42区），又称威尔尼回。其功能为理解听到的声音和语言。

（4）视觉语言中枢：位于角回（19区）。为理解看到的文字或符号的皮质区。

（5）运用中枢：位于优势半球的缘上回（40区），其功能与复杂动作或劳动技巧有关。

三、大脑白质

大脑白质也称髓质，占大脑半球体积的大部分，为髓鞘纤维所组成。在皮质下，有纵横神经纤维构成较厚的半卵圆中心。一般白质纤维分为投射纤维、联合纤维及连合纤维3类。

（一）投射纤维

投射纤维为大脑皮质与其下部结构如间脑、基底核、脑干、脊髓等连接的纤维。其中主要通过位于丘脑和豆状核、尾状核的部分称内囊，而穹隆和外囊等亦属于此类纤维。

内囊前内侧为尾状核，后内侧为丘脑，外侧为豆状核。一般将内囊分为前肢、膝部和后肢3部分。

1. 前肢

有额叶到小脑的额桥束通过，为额叶联络小脑的通路。还有额叶到丘脑的下行纤维束与丘脑到额叶的上行纤维束通过。

2. 膝部

有皮质脑干束通过，为皮质运动区到脑干运动核的纤维。

3. 后肢

由前向后有皮质脊髓束、丘脑皮质束、枕桥束与颞桥束、听放射和视放射纤维通过。身体各部在内囊的皮质脊髓束的排列由前向后为：颈、上肢、躯干和下肢。而到脑干上述各部则转变为由内向外的排列顺序。内囊部病变，以及丘脑和基底核病变侵犯内囊时，可出现对侧偏瘫、对侧偏侧感觉障碍和同向性偏盲的"三偏"症状。

（二）联合纤维

联合纤维是连接同侧半球各皮质区的纤维，其中有短联合纤维，又称弓状纤维，为联络相邻脑回的纤维。长联合纤维，连接距离较远的脑回的纤维，最显著的有：①钩束。将颞叶眶回与颞叶前部连在一起。②扣带束。起自胼胝体嘴前方的扣带回，绕过胼胝体的背侧再向腹侧弯曲，止于颞叶前部和海马回。③上纵束。由额极起至颞极和枕极止。④下纵束。由颞极到枕极。⑤垂直束。在枕叶前，连接顶下小叶与梭状回。

联合纤维系连接两侧半球的纤维，其中有胼胝体、前连合及海马连合。

1. 胼胝体

胼胝体为大脑半球纵裂底的一条宽的白质带，连接两侧大脑半球的新皮质。胼胝体可划分为嘴部、膝部、体部和压部的4个部分。嘴部为前下方的窄小部分，下与终板相连；膝部为前端弯曲的部分；体部为背侧弓形弯曲部分，其腹侧面与穹隆和透明隔相连；压部为后端厚而钝圆的部分。胼胝体损伤时可产生失用。

2. 前联合

其前部纤维连接来自左右嗅球的纤维，其后部连接两侧海马回和杏仁核，有的纤维连接两侧丘脑。

3. 海马联合

海马联合为穹隆的交叉纤维，连接两侧海马。

四、基底核

基底核全称为基底神经节，又称基底核，为大脑半球白质内的灰质核团，由于其位置靠近脑底，故称基底核。包括纹状体（含尾状核和豆状核）、杏仁核簇和屏状核。豆状核又分为壳和苍白球两部分。在种系发生上，尾状核及壳出现较晚且起源于端脑，称之为新基底节纹状体，苍白球出现较早，且起源于间脑，叫作旧纹状体。纹状体是锥体外中枢之一，与躯体运动功能有关。杏仁核簇是基底核中发生最古老的部分，又叫古纹状体，是边缘系统的一个重要结构（图1-10）。

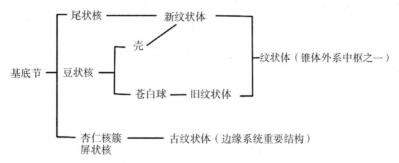

图 1-10 基底核的组成

（一）基底核位置与形态

1. 尾状核

尾状核分头、体、尾 3 部分。头膨大，突入侧脑室前角，形成其下外侧壁，其后方与壳相连。尾状核体部细长，呈方形沿丘脑的背外侧延伸，以终纹和终静脉与丘脑分界。尾状核尾部深入颞叶，组成侧脑室下角的顶，向前终于杏仁核簇的后方（图 1-11）。

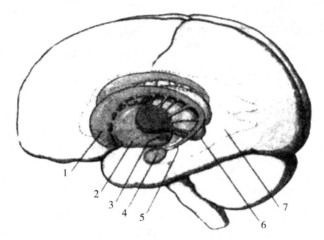

1. 尾状核头；2. 壳核；3. 丘脑底核；4. 杏仁核簇；5. 尾状核尾；6. 丘脑；7. 侧脑室

图 1-11 基底神经节的位置与结构

2. 豆状核

豆状核在水平切面上呈底向外侧、尖向内侧的双凸晶体形，在冠状切面上呈三角形。豆状核的外侧，借薄层的外囊与屏状核相隔，内侧与丘脑、尾状核为内囊。豆状核被薄层的神经纤维（外髓根）分为外侧部的壳和内侧部的苍白球。

（1）壳：前部与尾状核头融合，内囊前肢的纤维不通过此处。在背侧，壳与尾状核以内囊相隔（图 1-12）。

尾状核和壳又合称"尾壳核"，两者结构相似，都含有丰富的血管以及薄髓或无髓纤维，在新鲜标本的切面上呈粉红色。

（2）苍白球：体积较小，被薄层的内髓板分为内侧苍白球和外侧苍白球。内侧苍白球又被不甚明显的副髓板分为内、外两部（图 1-12）。苍白球内有许多粗有髓纤维穿行。在新鲜标本上，其色苍白而得名。

（3）杏仁核簇：为位于海马旁回深面的核群。大部分靠近侧脑室下角尖端的前方，小部分位于侧脑室下角顶部上方。背邻无名质、前连合和屏状核，腹侧邻接前穿质和梨状叶皮质，尾侧与尾状核尾相连。

从细胞构筑学上，杏仁核簇可分为两个核群，即皮质内侧核群和基底外侧核群。在两者有一团细胞叫中央核。皮质内侧核群又包括杏仁核和内侧杏仁核；而基底外侧核群在人类最大、分化最好，它包括外侧杏仁核和基底杏仁核。

（4）屏状核：为薄板状核，位于岛叶皮质与豆状核的髓质内（图1-12），内侧与豆状核以外囊相隔，外侧与岛叶皮质相隔的髓质叫最外囊。屏状核虽被视为基底核核团之一，但其与大脑皮质的关系更密切。

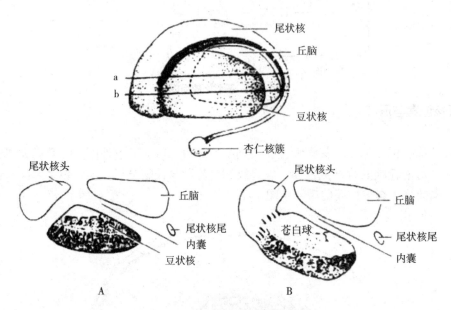

图1-12　纹状体侧面及水平切面像

A、B为按a、b线所做的切面

（二）基底核纤维联系

1. 纹状体的纤维联系

调控脊髓运动的有锥体系和锥体外系。锥体系是直接由大脑皮质发出的皮质脊髓束纤维，锥体外系是由一些中枢发出的多突触下行路，它的直接起源是纹状体，还有丘脑底核、黑质、红核等，甚至小脑及前庭核也可包括于其中。目前，许多学者认为将所谓锥体系和锥体外系视为各自独立的系统是不恰当的，因为纹状体与大脑皮质，以及其他部位存在着若干互相往返联系的环路（图1-13）。

（1）皮质－尾壳核－苍白球－丘脑－皮质环路：这是纹状体的主要纤维环路，来自全部大脑新皮质的信息，依次在苍白球及丘脑内整合，最后又反馈至大脑皮质运动区及运动前区。包括以下主要纤维束。①皮质纹状体纤维：几乎起自全部新皮质，主要投射至同侧尾壳核，也有的纤维通过胼胝体至对侧尾壳核。这些纤维发自皮质Va层的小锥体细胞，它们虽然与发出皮质脊核尾髓束、皮质脑桥束和皮质丘脑束纤维的细胞在相同区域，但实验证明皮质纹状体束的纤维不是这些束的纤维的侧支。②尾壳核－苍白球纤维：这些纤维集成小束，呈放射状汇集于苍白球。来自尾状核的纤维向腹侧穿经内囊至苍白球；来自壳核的纤维经外髓板、内髓板至苍白球。③苍白球－丘脑纤维：这些纤维经豆核袢和豆核束两条径路进入丘脑。④豆核袢：发自内、外侧苍白球的腹侧部，沿苍白球的腹缘行走，绕过内囊后肢的腹内侧缘，经穹隆的外侧，抵达丘脑底部的Forel H区，与豆核束合并为丘脑束，止于丘脑腹前核、腹外侧核及中央中核。⑤豆核束：发自内侧苍白球背侧部，以若干小束穿行内囊，绕丘脑底核和未定带，称之为Forel H区，再向内侧行于Forel H区，与豆核袢合并为丘脑束。⑥丘脑－皮质纤维：属于丘脑－皮质的非特异性投射的一部分，经内囊至皮质各区。

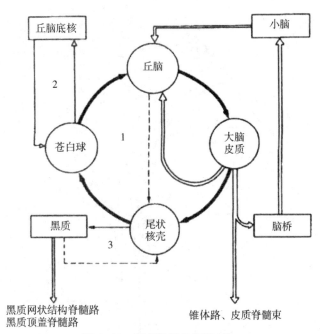

图 1-13　纹状体部分纤维环路

1. 纹状体 – 苍白球 – 丘脑 – 纹状体环路；2. 苍白球 – 丘脑底核 – 苍白球环路；3. 纹状体 – 黑质 – 纹状体环路

（2）纹状体 – 苍白球 – 丘脑 – 纹状体环路：来自纹状体的信息经纹状体 – 苍白球纤维至苍白球，苍白球至丘脑的纤维形成丘脑束，其中一部分纤维离开该束进入丘脑内髓板止于中央中核，中央中核 – 束旁核发出的纤维，穿经内囊后，终止于尾壳核。

（3）苍白球 – 丘脑底核 – 苍白球环路：苍白球 – 丘脑底核纤维仅发自外侧苍白球，穿经内囊后进入丘脑底核。这类纤维按定位排列，即外侧苍白球前部投至丘脑底核前 2/3 的内侧半，中部投射至前 2/3 的外侧半，后部投至丘脑底核的后部及背侧部。

丘脑底核 – 苍白球纤维主要发自丘脑底核尾侧 2/3 的区域，行向腹外侧，穿经内囊至同侧内、外侧苍白球。

（4）纹状体 – 黑质 – 纹状体环路：纹状体 – 黑质纤维主要发自尾壳核，向内侧穿经内囊、大脑脚，主要终止于黑质网状部。

黑质 – 纹状体纤维主要发自黑质致密部，少数也发自黑质网状部及腹侧、腹外侧被盖中某些细胞。此投射是同侧的，黑质神经元内含有大量的多巴胺，因此黑质 – 纹状体纤维主要为多巴胺能，正常时纹状体和黑质内所含的多巴胺占脑内总量的 80% 以上，黑质内的多巴胺经黑质纹状体束运送至纹状体，对尾壳核内神经元起抑制作用。帕金森病患者的黑质神经元减少，合成多巴胺能力减退，导致尾壳核内多巴胺含量明显降低，于是尾壳核神经元的兴奋性成为相对的优势或过度，一般认为这就是发生帕金森病的基础。

此外，纹状体其他的传入、传出纤维还有脑干中缝核 – 纹状体纤维，苍白球 – 被盖纤维，苍白球 – 缰核纤维等。

上述纤维环路除直接或间接发出下行纤维、影响脊髓前角运动细胞的功能外，主要仍是对大脑皮质运动神经元产生某些作用，而这些神经元发出的纤维最主要的是形成锥体系的纤维，因此锥体系与锥体外系的联系是非常密切的（图 1-14）。

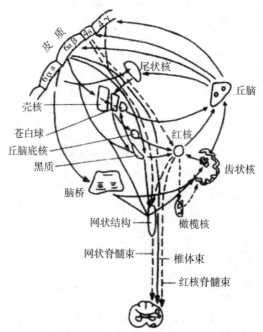

图1-14 锥体外系与大脑皮质、丘脑及脊髓的联系

2. 杏仁核簇的纤维联系

杏仁核簇的纤维联系广泛,它接受脑干(中脑中央灰质、中缝背核和Tsai腹侧被盖区、臂旁核、蓝斑核、孤束核及延髓腹外侧区等)、间脑(丘脑背内侧核、下丘脑)及大脑皮质(额叶眶回、顶、颞、枕叶等区域)发出的纤维。其传出纤维主要通过终纹和杏仁核腹侧传出纤维束止于中隔区、终纹床核、下丘脑及大脑皮质等。

五、锥体外系

锥体系以外、与躯体运动有关的传导通路称为锥体外系。在种系发生上,锥体外系是比较古老的部分,在鱼类已存在并管理躯体运动,到了哺乳类动物,由于大脑皮质的高度发展和锥体系的出现并主管骨骼肌的随意运动(特别是精细的运动),锥体外系退居于辅助地位。

锥体外系在解剖学或生理学上都不是一个独立的系统,主要是功能上的一个单位。目前对于这一系统的认识主要是根据临床病理观察获得的,因此对其解剖生理尚不完全明了。锥体外系涉及脑内许多结构,包括大脑皮质、纹状体、丘脑、丘脑底核、中脑顶盖、红核、黑质、桥核、前庭核、小脑和脑干网状结构等。锥体外系的功能主要是调节肌张力、协调各肌群的运动、维持和调整体态姿势、保持身体平衡、进行习惯性动作以及执行一些粗大的随意运动。锥体外系各个灰质核团的特殊功能尚不完全清楚,损伤一些灰质核团出现特定的功能障碍时,也不能肯定这个灰质核团是唯一与该功能丧失有关的特定中枢。某一灰质结构或其纤维联系的病变很可能会破坏锥体外系各个部分的协调一致,而这种不协调的特性就决定了临床体征的性质。

(一)锥体外系纤维联系

纹状体是锥体外系中较高级的中枢,它与锥体外系其他结构间的纤维联系尚不完全清楚。研究表明,纹状体接受大脑皮质许多区域的冲动,特别是额叶运动区(包括4区、6aα区和6αβ区)。这些纤维在同侧行走,有特定的躯体定位顺序,其活动可能是抑制性的。另外,纹状体还接受丘脑中央中核的投射纤维,其活动可能是易化性的。尾状核和壳核的主要传出纤维投射到苍白球外侧部和内侧部。皮质和苍白球无直接联系,而同侧皮质有纤维到达黑质、红核、丘脑底核以及网状结构(图1-15)。

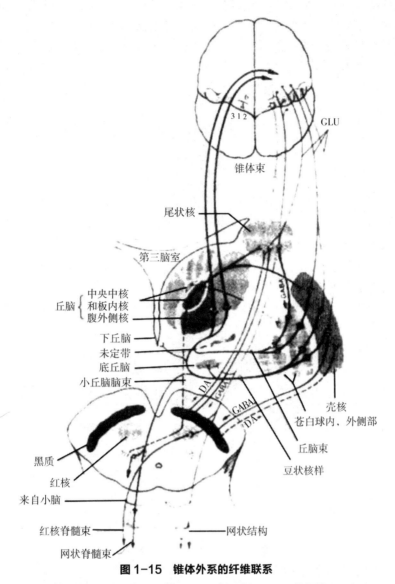

图 1-15 锥体外系的纤维联系

GABA = γ-氨基丁酸；DA = 多巴胺；GLU = 谷氨酸

尾状核和壳核除了接受皮质传入纤维外，还与黑质有双向联系。传入的黑质纹状体纤维是多巴胺能的，能减弱纹状体的抑制作用。另外，纹状体-黑质束是 γ-氨基丁酸（GABA）能的纤维，对多巴胺能的黑质纹状体神经元有抑制作用，形成一个闭合的反馈环路。发出纹状体-黑质纤维的 GABA 能神经元可能抑制下行的黑质多巴胺能神经元，这些黑质神经元通过 γ 神经元控制肌张力。纹状体的所有其他传出纤维都穿过苍白球内侧部，形成终止于多个核团的粗大纤维束。其中一束称为豆核襻，其纤维起源于苍白球内侧部的腹侧，在腹侧绕内囊后肢到达丘脑和下丘脑，并与丘脑底核有往返联系，交叉后再与中脑网状结构相连。从这里由一组神经元链形成网状脊髓束（下行网状系统），内终于脊髓灰质前角细胞。

（二）苍白球纤维联系

苍白球的主要传出纤维到达丘脑，参与几个反馈调节环路。苍白球-丘脑束也称丘脑束或 Forel H_1 束，该束纤维大多终止于丘脑腹前核（VA）和丘脑腹嘴前核（V.o.a）（图 1-16）。腹前核投射到皮质 6aβ 区，腹嘴前核投射到皮质 6aα。起源于小脑齿状核的纤维终止于丘脑腹嘴后核（V.o.p），再投射到皮质 4 区。所有的丘脑皮质联系都是双向性的，丘脑皮质束在皮质内与皮质纹状体神经元形成突触，并组成各种反射环路。

锥体外系各结构到脊髓前角细胞需要多次换神经元，在其传导路中常形成一些反馈环路，以影响大脑皮质运动区域的活动。也有些皮质下结构借往返纤维互相联系，形成局部环路。锥体外系通路是指皮质纹状体通路、皮质红核通路、皮质黑质通路和皮质网状通路，它们到达脑神经运动核并经下行神经元抵达脊髓运动细胞。这些运动皮质投射的纤维大多数经过内囊，因此内囊病变不仅阻断锥体束纤维，也阻断锥体外系纤维，这种阻断是引起肌痉挛的病理基础。锥体外系的小部分纤维可能经外囊下行，这也许能解释为什么内囊血肿发生痉挛性偏瘫时，瘫痪的肢体仍能进行一定的运动。

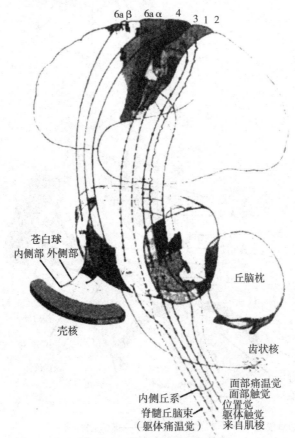

图 1-16 苍白球的纤维联系

VA 丘脑膜前核；V.o.a 丘脑腹嘴前核；V.o.p 丘脑腹嘴后核；V.i.m 丘脑腹中间核

下降到脊髓的基底核纤维与下降到脊髓的苍白球－丘脑纤维束相比，其数量相对较少，而且只是以神经元链的形式到达脊髓。这种联系形式提示基底核的主要功能是经各种反射环路调节和控制皮质运动区和运动前区的活动，以使随意运动圆满进行而不中断。

（三）锥体外系主要通路

1. 皮质－新纹状体

苍白球系统本系统有大、小多条环路，其中主要是皮质－新纹状体－苍白球－丘脑－皮质环路。此环路由大脑皮质的广泛区域（主要是额、顶叶）发出纤维依次经新纹状体、苍白球、丘脑（腹外侧核和腹前核）换神经元，丘脑发出纤维投射到额叶皮质躯体运动区，这是一条影响大脑皮质躯体运动区活动的重要反馈环路（图 1-17）。

2. 皮质－脑桥－小脑系统

小脑是调节运动的一个重要中枢，它接受大脑皮质广泛区域包括躯体运动区传来的信息，也接受来自全身本体觉感受器以及前庭器官传来的冲动，小脑皮质对这些信息进行整合后，通过小脑核和大量传出纤维影响大脑皮质、脑干和脊髓的运动功能。本系统存在一条重要的环路，即皮质－脑桥－小脑－丘脑－皮质环路。在计划、发动、执行和终止运动等方面，大脑皮质的广泛区域可分别作用于纹状体和小脑，而纹状体和小脑又能通过丘脑的腹外侧核和腹前核影响发出运动冲动的躯体运动皮质，使随意运动协调、精细和准确（图 1-18）。

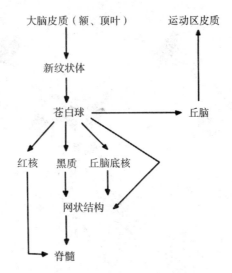

图 1-17　皮质－新纹状体－苍白球系统的组成

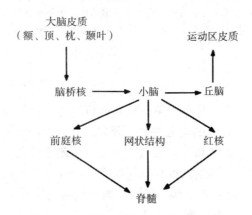

图 1-18　皮质－脑桥－小脑系统的组成

3. 其他环路

（1）壳核－苍白球－丘脑（V.o.a 核）-6aα 区－壳核。

（2）尾状核－苍白球－丘脑（VA 核）-6aβ 区－尾状核。

（3）壳核－苍白球外侧部－网状激活系统－丘脑中央中核－纹状体。

（4）苍白球外侧部－网状激活系统－丘脑板内核－苍白球外侧部。

（5）小脑齿状核－丘脑（v.o.p 核）－皮质 4 区－脑桥核（或红核－中央被盖束－下橄榄）－小脑齿状核（图 1-19）。

综上所述，可以看出锥体系与锥体外系在结构上互相联系、互相伴随，两者在皮质的起始范围有重叠，它们的下行纤维紧密伴行，最后共同终止于脊髓前角运动神经元。锥体束纤维有侧支到锥体外系的皮质下结构（如新纹状体），可调节这些结构的活动，而锥体外系通过反馈环路与锥体系起始皮质联系，可影响和调节锥体系活动。在功能上，锥体系与锥体外系是相辅、相成、协同一致的。大脑皮质的运动功能是通过锥体系和锥体外系协同活动来完成的，例如大脑皮质要支配肌肉完成写字动作，固然必须通过锥体系支配手部各肌群进行精细的随意运动，同时又必须发挥锥体外系的作用，使身体保持适当的姿势，上肢各大关节保持适当的位置，肌肉保持适当的肌张力以及肌肉协调运动，才能顺利完成书写活动。所以不论在结构上还是功能上，锥体系与锥体外系均有密切联系。

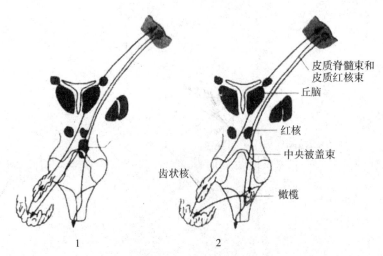

图 1-19 小脑齿状核系统

1. 小脑齿状核 – 丘脑 – 皮质 4 区 – 脑桥核 – 小脑齿状和环路;
2. 小脑齿状核 – 丘脑 – 皮质 4 区 – 红核 – 中央被盖束 – 下橄榄 – 小脑齿状核环路

六、丘脑

（一）丘脑位置和形态

丘脑是间脑中最大的部分，对称性分布于第三脑室两侧，为前后较长的一对大卵圆形灰质团块，矢径约 3 cm，横径和纵径各约 1.5 cm。丘脑前端狭窄、隆起，并向背侧突入侧脑室，称为丘脑前结节；后端膨大称丘脑枕；其下方为内侧膝状体和外侧膝状体。丘脑内侧面游离，构成第三脑室外侧壁的后部，在此面中央常有连接两侧丘脑的圆柱形结构称丘脑间黏合（中间块）。在中间块前下方有一从室间孔斜向后下达中脑导水管上口的浅沟，称丘脑下沟，是丘脑与下丘脑的分界线。外侧面为尾状核和内囊后肢，背侧面游离，稍隆起，构成侧脑室的底（图 1-20）。

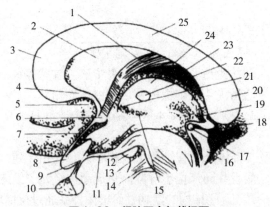

图 1-20 间脑正中矢状切面

1. 穹隆体；2. 透明隔；3. 胼胝体膝；4. 胼胝体嘴；5. 胼胝体下区；6. 前联合；7. 终板；
8. 视交叉；9. 漏斗隐窝；10. 垂体；11. 灰结节；12. 乳头体；13. 后芽质；14. 动眼神经；
15. 下丘脑沟；16. 下丘；17. 后联合；18. 松果体；19. 缰三角；20. 胼胝体压部；21. 室间
孔；22. 丘脑间黏合；23. 第 3 脑室脉络丛；24. 背侧丘脑；25. 胼胝体干

（二）丘脑内部结构及纤维联系

丘脑是许多功能性质不同的神经核团组成的灰质团块。其背面覆盖有一薄层纤维，称为带状层；丘脑内部有与带状层相续连的 Y 形白质板，称为内髓板，将丘脑分为前核、内侧核和外侧核三大部分（图

1-21）。内髓板内有板内核群，第三脑室侧壁的薄层灰质和丘脑间黏合，共同构成正中核或中线核。外侧核群的外侧附有薄层灰质，称丘脑网状核。两者隔有薄层白质核，称丘脑外髓板。

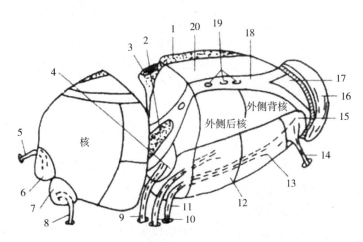

图 1-21　丘脑及其内部核团的立体观

1. 正中核；2. 中央正中核；3. 丘脑间黏合；4. 腹后内侧核；5. 下丘臂；6. 内侧膝状体；
7. 外侧膝状体；8. 视束；9. 三叉丘系；10. 内侧丘系和脊髓丘脑束；11. 小脑上脚纤维；
12. 腹后外侧核；13. 腹中间核；14. 苍白球丘脑纤维；15. 腹前核；16. 丘脑网状核；
17. 丘脑前核；18. 内髓板；19. 板内核；20. 内侧背核

1. 丘脑前核群

丘脑前核群位于内髓板分叉处丘脑前方的前结节深部，包括前腹核，前内侧核和前背核。主要由中等或小圆形，或多角形细胞组成，接受来自乳头体的乳头丘脑束；发出的纤维主要是至大脑半球的内侧面，纤维经内囊前肢至扣带回，也接受扣带回的返回纤维（图 1-22）。

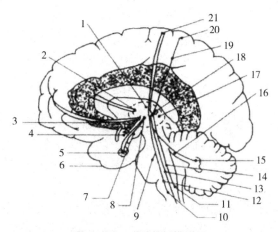

图 1-22　丘脑的纤维联系

1. 腹中间核；2. 丘脑前核；3. 乳头丘脑束；4. 下丘脑；5. 杏仁体；6. 颞叶；7. 乳头体核；
8. 丘脑内侧核；9. 三叉神经脑桥核；10. 三叉神经脊束核；11. 薄、楔束核；12. 三叉丘系；
13. 脊髓丘脑束；14. 内侧丘系；15. 齿状核；16. 齿状丘脑束；17. 丘脑枕核；18. 腹后核；
19. 丘脑中央辐射；20. 中央后回；21. 中央前回此外，还经穹隆接受海马结构的纤维传入。

前核是下丘脑和扣带回的中继站，在功能上与嗅觉及内脏活动的调节有关。

2. 丘脑内侧核群

丘脑内侧核群位于内髓板的内侧与中线核，以背内侧核为最大，向前达前腹侧核，后接中央中核和束旁核。此核包括范围较小的、位于前份和背内侧部的大细胞部，以及区域较大的、位于背外侧和尾侧份的小细胞。背内侧核与丘脑其他核团有广泛联系，其通过脑室周围系统纤维与下丘脑各个区域存在着双向联系；与额前皮质、颞叶新皮质也有大量的纤维相互连接；与额叶眶皮质、杏仁、海马、纹状体等均有联系。背内侧核与记忆功能、人的情感以及伴随情感变化发生的内脏反应有关。腹内侧核与海马和海马旁回有联系，其功能尚不明了。丘脑内侧核群功能复杂，目前认为是内脏感觉和躯体感觉冲动的整合中枢。

3. 丘脑外侧核群

丘脑外侧核群位于内、外髓板之间，分为较小的背侧和较大的腹侧两部分。背侧部也称为外侧核群，从前向后分为背外侧核、后外侧核和枕核；腹侧部也称为腹核群，由前而后分为腹前核、腹前核及腹后核。

（1）背外侧核：位于丘脑表面，沿内髓板背缘延伸，为边缘系统的组成部分。接受海马和下丘脑的传入，与扣带回存在双向联系。

（2）后外侧核：位于背外侧核的尾侧，腹后核的背方。接受上丘、海马和苍白球的传入，与顶叶躯体感觉联络皮质有相互联系。

（3）枕核：为丘脑内最大的核群，位于后外侧核的后方，向后扩展形成丘脑后端。接受内侧膝状体、外侧膝状体、上丘、顶前区、脑干网状结构、杏仁核的纤维传入，与颞、顶、枕叶皮质存在广泛联系，可能参与躯体感觉、视觉和听觉的整合过程。

（4）腹前核：位于腹核群的最前部，接受小脑齿状核、苍白球、黑质、网状结构的纤维传入。发出的纤维又返回到纹状体和边缘叶，与额叶运动皮质和眶额皮质发生广泛联系。

（5）腹外侧核：位于腹前核和腹后外侧核，接受来自小脑齿状核、红核、苍白球、黑质的纤维传入。与大脑皮质运动区、运动前区和第1体感区存在相互的双向连接，与运动协调和锥体外系功能有关。

（6）腹后核：为丘脑外侧核群腹侧部中最大者，在横切面上它隔着内髓板位于背内侧核的腹外侧、外髓板的内侧。此核又分为：①腹后外侧核。接受内侧丘系和脊髓丘脑束的纤维，即接受颈以下的深、浅感觉冲动。②腹后内侧核。接受三叉神经的二级纤维，即三叉丘系和孤束丘脑味觉纤维的传入。腹后核是躯体感觉（全身深、浅感觉）神经通路上的第三级神经元胞体所在处，一侧腹后核接受对侧半身的感觉冲动。腹后核发出的纤维组成丘脑中央辐射，经内囊的后肢上传至中央后回和旁中央小叶的后部，即投射到大脑皮质的躯体感觉区。

4. 丘脑板内核群

丘脑板内核群位于内髓板中散在的细胞群，是丘脑非特异性投射系统的组成部分。主要接受脑干网状结构的上行纤维，发出纤维至新纹状体和丘脑网状核，再通过丘脑核团将神经冲动传递至大脑皮质。中央中核是板内核群的重要部分，它代表网状结构上行激活系统的丘脑部成分。

5. 丘脑网状核

丘脑网状核位于外髓板和内囊的薄层细胞带，覆盖丘脑的外侧面和前面。接受板内核群、脑干网状结构的纤维、皮质丘脑纤维和丘脑皮质纤维的侧支；发出的纤维与板内核群发出的纤维共同投射至大脑皮质的广泛区域，以保持大脑皮质的觉醒状态，参与丘脑和大脑皮质间的信息整合。

6. 丘脑中线核群

丘脑中线核群位于丘脑下沟背侧，第3脑室室管膜覆盖之下，由一些边界不清的细胞团组成。与上丘脑、下丘脑、中脑顶盖、网状结构、脊髓、小脑、纹状体等有纤维连接。另有一些纤维投射至大脑皮质的广泛区域，其功能可能与痛觉和内脏活动有关。

第四节　小　脑

一、小脑外部结构

小脑位于颅后窝，在脑桥和延髓的后方。小脑有上下两面，上面较平坦，下面有很明显的隆凸。上面借小脑幕与枕叶底面相邻，下面隔硬脑膜而填充枕骨的小脑窝。从下面观，小脑形如飞蛾，中央部分为小脑蚓部，两侧为小脑半球。小脑的前、后缘均向内凹陷形成切迹，称为小脑前切迹和小脑后切迹，前切迹较浅，后切迹深而狭窄。习惯上将小脑分为3部分，即蚓部与两个小脑半球。在小脑的上面，蚓部与半球间无明显分界，而在下面有两个深沟将蚓部与小脑半球分开。小脑表面脑回狭窄而平行排列，形似波纹。邻近的多个脑回可组成亚区，亚区由较深的脑裂分开。最明显的脑裂有原裂和水平裂，其中原裂为小脑前叶和后叶的分界。

（一）小脑的分叶

见（图1-23，图1-24）。

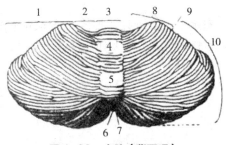

图1-23　小脑（背面观）

1. 外侧部；2. 中间部（蚓旁区）；3. 上蚓部；4. 山顶；5. 山坡；6. 蚓结节；
7. 蚓小叶；8. 前叶；9. 原裂；10. 后叶

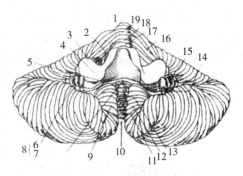

图1-24　小脑（腹面观）

1. 山顶；2. 小脑上脚；3. 小脑中脚；4. 小脑下脚；5. 第4脑室侧孔；6. 绒球；7. 小结；
8. 绒球小结叶；9. 小脑扁桃体；10. 下蚓部；11. 蚓结节；12. 锥体；13. 蚓垂；14. 后外
侧裂；15. 旁绒球；16. 前叶；17. 前髓帆；18. 小舌；19. 中央小叶

1. 根据小脑表面的沟和裂分类

（1）绒球小结叶：在小脑的下面，包括半球上的绒球和蚓部的小结。绒球和小结以绒球脚相连接。绒球小结叶借其后方的后外侧裂与小脑的其他部分相隔。

（2）前叶：在小脑上面的前部，包括原裂以前的部分。

（3）后叶：位于原裂和后外侧裂。早期的解剖学家将小脑叶进一步划分，并给予命名，现在看并无功能意义。但其中个别名称仍在使用，如位于蚓垂两旁的半球部分比较膨出，称为小脑扁桃体，其生理位置靠近枕骨大孔，当颅内压严重增高时，它可嵌入枕骨大孔形成小脑扁桃体疝。

2. 根据小脑的进化和纤维联系分类

（1）古小脑：绒球小结叶，是小脑进化登上最古老的部分，其功能与前庭系统有关。

（2）旧小脑：包括前叶和下蚓部的蚓锥、蚓垂和小脑扁桃体。旧小脑主要接受来自脊髓小脑通路的传入。

（3）新小脑：包括原裂之后的小脑半球、蚓部的山坡、蚓小叶、蚓结节。这是小脑最大的部分和种系发生上最新的部分，仅见于哺乳类。它接受大脑皮质广泛区域的传入，特别是第4、第6运动区的冲动，与运动的协调有关。

（二）小脑脚

小脑白质与脑干白质相连续，连接部分形成小脑的3个脚。小脑脚是小脑的传入和传出纤维的通路。

1. 小脑上脚

小脑上脚或叫结合臂，位于中脑水平。传入纤维有脊髓小脑前束，经此脚分布到原裂以前的旧小脑皮质。传出纤维从齿状核或栓状核与球状核发出，经此脚到达对侧红核。

2. 小脑中脚

小脑中脚或叫桥臂，位于脑桥水平，为皮质-脑桥-小脑束的通路，纤维终于小脑后叶的新皮质部分。

3. 小脑下脚

小脑下脚或叫绳状体，位于延髓水平。下脚有几种传入纤维组成并进入小脑的不同区域，其中，脊髓小脑后束到达前叶和后叶中的旧小脑，前庭小脑束到达绒球小结叶，橄榄小脑束到达小脑皮质各部分，也有系顶核发出的到达前庭核的纤维。

二、小脑内部结构

（一）小脑皮质

小脑皮质由分子层、浦肯野（Purkinje）细胞层和颗粒层3层组成。分子层有两类小神经元（星状细胞和篮状细胞）、浦肯野细胞的分支末梢，以及大量来自颗粒层的小颗粒细胞的细轴突。浦肯野细胞层为单层排列的大细胞的胞体。颗粒层的颗粒细胞只有淋巴细胞大小，紧密堆积在一起。颗粒细胞的轴突向上到分子层，在分子层内轴突分支横向走行，与脑回表面平行。浦肯野细胞和篮状细胞的树突为纵向走行，与脑回表面垂直。小脑皮质接受大脑皮质的支配，但反过来它又影响大脑皮质的功能，来自脊髓小脑束、前庭小脑束和皮质脑桥小脑束的传入冲动到达小脑皮质内，通过颗粒细胞、篮状细胞直接或间接传给浦肯野细胞。浦肯野细胞的树突接受来自中枢系统各部分的综合信息，其轴突自细胞基部发出后向深部走行，穿过颗粒层和白质到达小脑核团、特别是齿状核，再从此核发出大的传出纤维束（图1-25）。

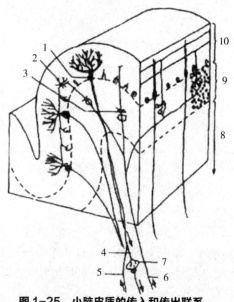

图1-25　小脑皮质的传入和传出联系

1. 浦肯野细胞；2. 篮状细胞；3. 颗粒细胞；4. 浦肯野细胞轴突；5. 爬行纤维；6. 苔藓纤维；
7. 齿状核；8. 白质；9. 颗粒层；10. 分子层

（二）小脑核

在两侧小脑半球的内部有4个核团，即顶核、球状核、栓状核和齿状核。顶核最靠内侧，位于第四脑室顶的中线附近，在发生学上是最古老的。齿状核是四个核团中最大的一个，在小脑白质中靠近蚓部，为一卷曲的灰质带。形似多皱褶的囊，横切面上与橄榄下核相类似，呈锯齿状。齿状核只有哺乳动物才存在，在人类则特别膨大。此核发出纤维形成小脑上脚。栓状核为一楔形的灰质团块，位置靠近齿状核门，与齿状核不易区分。球状核位于顶核和栓核之间。顶核、球状核、栓状核以及齿状核的后内侧部属于古小脑，联系小脑传导束（图1-26）。

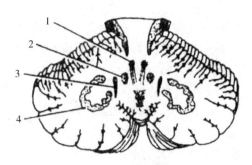

图1-26　小脑内部核团

1. 顶核；2. 球状核；3. 栓核；4. 齿状核

（三）小脑的纤维联系

小脑白质由纤维所组成，其中有投射到小脑皮质的传入纤维，自小脑皮质发出的传出纤维，以及少量的连接小脑不同部分的联络纤维（图1-27）。

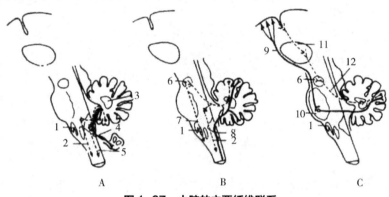

图1-27　小脑的主要纤维联系

A. 古小脑的纤维联系；B. 旧小脑的纤维联系；C. 新小脑的纤维联系

1. 下橄榄核；2. 网状脊髓束；3. 小脑核；4. 前庭根；5. 前庭脊髓束；6. 红核；7. 红核脊髓束；8. 脊髓小脑束；9. 皮质脑桥束；10. 脑桥基；11. 背侧丘脑腹外侧核；12. 小脑上脚

1. 传入纤维

小脑的传入纤维几乎超过传出纤维的3倍以上，传入信息来自大脑皮质、脑干（前庭核、网状结构、下橄榄核、副楔束核）和脊髓。这些纤维经过小脑的3个脚而进入小脑，大多数纤维经下脚和中脚进入，只有小量的纤维经上脚进入小脑。除一些前庭小脑和橄榄小脑纤维经侧支进入小脑的深部核团以外，所有传入纤维都终止于小脑皮质。传入纤维主要接受来自前庭器官的特殊冲动，和来自肌肉，肌腱、关节的一般性冲动。但根据动物电生理学研究证明，外感受系如触、听、视的冲动也到达小脑，其传导路径尚不确知。从临床观点看，小脑的传入冲动主要有脊髓小脑束、前庭小脑束、橄榄小脑束与脑桥小脑束。

（1）脊髓小脑束：分为脊髓小脑前束和脊髓小脑后束。脊髓小脑前、后束传导的冲动起自脊柱和肢体的肌肉与关节，特别是下肢。绝大部分的脊髓小脑纤维起自腰髓和胸髓细胞，这是因为人类在站立或行走时，下肢和躯干的调节对维持平衡起重要作用。脊髓小脑前束的传导束较纤曲。在脑干中，它先向上行至脑桥上端，再向后走行，通过小脑上脚进入小脑，纤维分布于小脑前叶的中间部分。脊髓小脑后束经绳状体进入上蚓和下蚓部。楔核小脑纤维（后外弓状纤维），起自楔外侧核，经绳状体到达上蚓和下蚓部。楔外侧核是延髓中与Clarke氏细胞柱相当的核团，它的纤维协同脊髓小脑后束向小脑传导同侧上肢和颈部肌肉的冲动。

（2）前庭小脑束：起自前庭器官的神经冲动，经前庭神经向内传入，多数经绳状体进入小脑。纤维包括两部分：直接的前庭神经根纤维，到达蚓小结、绒球和顶核；前庭小脑纤维，此部分为前庭小脑束，起自前庭外侧核和上核，到达小脑中接受直接纤维的区域，另有少数纤维止于栓状核和齿状核。

（3）顶盖小脑束：位于顶盖中部，经结合臂到达小脑。向上可追溯至中脑水平，向下可至橄榄下核的后外侧方。

（4）橄榄小脑束：是组成绳状体的主要成分。此纤维起自对侧的下橄榄核，然后在绳状体中上行，弥散地终止于小脑皮质中。小脑半球的上部接受来自下橄榄核背层的纤维，下部接受来自腹层的纤维。蚓部的上部接受来自橄榄背侧副核的纤维。绒球小结叶所接受的纤维，少数来自橄榄内侧副核的前部诸纤维，大部分来自前庭外侧核或直接来自迷路的纤维。

（5）脑桥小脑束：桥核接受来自同侧大脑额叶和颞叶的皮质纤维及小部分来自同侧顶叶和枕叶的纤维。发自额叶的纤维终止于桥核头端，发自颞叶的纤维终于桥核尾端。由脑桥至小脑的纤维几乎全部交叉至对侧除绒球小结叶外的小脑所有各部分的皮质，少数的二级纤维可以不交叉而到同侧小脑。

2. 传出纤维

（1）小脑的传出冲动，经过某些中间神经元而达脑干的脑神经核和脊髓的前角细胞，调节肌肉的收缩。中间神经元包括前庭外侧核、红核、脑干的网状质和丘脑的核团。传出纤维主要发自小脑深部核团，经小脑上脚离开小脑。由顶核（和球状核）发出顶核延髓纤维，进入各前庭核，特别是前庭外侧核，也到达延髓的网状结构。这些传出纤维把小脑的冲动传经各前庭核和网状结构以至肌肉，特别是眼肌、颈肌和体壁肌肉。

（2）起自齿状核、栓状核、似乎也有的起自球状核的纤维，是小脑最重要的传出纤维体系。纤维穿出齿状核以后，成为第四脑室上部的后外侧壁，进入脑桥被盖部，在下丘水平基本全部交叉到对侧。其中，多数纤维终于对侧的红核，构成齿状红核束；一部分纤维从齿状核的前外侧部发出，至丘脑的下外侧核，称为齿状丘脑纤维，中继后纤维上行投射到大脑皮质，主要是第4区和第6区；还有一部分纤维发自齿状核的后内侧部，在结合臂交叉以前和以上自结合臂分出，下行进入网状结构，称作齿状核网状纤维，兼有交叉和不交叉的纤维。起于球状核的少数纤维直接进入动眼神经核、滑车神经核、后连合核，或加入内侧纵束。

小脑通过与红核和网状结构的联系，经过红核脊髓束和网状脊髓束，间接地调节脊髓的运动活动。在这一调节系统中纤维经过两次交叉，第1次交叉是从齿状到对侧红核的交叉，第2次交叉是红核脊髓束离开红核不久在 Forel 区的交叉。这些交叉使小脑对躯体的活动发挥同侧协调作用。

第二章
神经外科疾病常见临床表现

第一节 不自主运动

一、概述

不自主运动是指患者在意识清醒的状态下出现的不能自行控制的骨骼肌不正常运动。其表现形式有多种，可以是肌肉的某一部分、一块肌肉或某些肌群出现不受意识支配的运动。一般睡眠时停止，情绪激动时增强。为锥体外系病变所致。

（一）不自主运动的分类

不自主运动表现为运动过多和运动过少两大类，常见的有震颤、舞蹈、手足徐动、偏身投掷等。

（二）相关解剖生理

锥体外系的功能主要是调节肌张力以协调肌肉运动，维持姿势和习惯动作，如走路时双手摆动。锥体系所进行精细的随意运动，是在锥体外系保持肌张力的适宜和稳定的条件下实现的。锥体外系的主要结构是基底核，其中新纹状体病变时出现肌张力降低，运动过多，以舞蹈为主；旧纹状体（苍白球）病变时出现肌张力增高，运动减少，以震颤为主。

纹状体与大脑皮质及其他脑区之间的纤维联系相当复杂，其中与运动皮质之间联系环路是基底核实现其运动调节功能的主要结构，包括：①皮质 – 新纹状体 – 苍白球（内）– 丘脑 – 皮质回路。②皮质 – 新纹状体 – 苍白球（外）– 丘脑底核 – 苍白球（内）– 丘脑 – 皮质回路。③皮质 – 新纹状体 – 黑质 – 丘脑 – 皮质回路。并通过不同的神经递质实现其间的联系与功能平衡（图 2-1）。

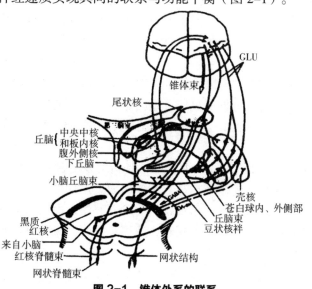

图 2-1 锥体外系的联系

二、临床表现

（一）震颤

震颤是身体的一部分或全部的不随意的节律性或无节律的颤动。临床将震颤分为静止性、运动性和姿势性震颤三种。

1. 静止性震颤

静止性震颤是主动肌与拮抗肌交替收缩引起的一种节律性颤动，以帕金森病（PD）的震颤为典型，可出现在四肢、下颌、唇、颈部和手指，手指的震颤状如搓丸，频率 4 ~ 6/s，静止时出现，紧张时加重，随意运动时减轻，睡眠时消失。

2. 运动性震颤

运动性震颤是指运动时出现、静止时不出现的震颤。与静止性震颤相比，呈无节律性，振幅大，因受情绪影响而增强。易出现意向性震颤，其原因是拮抗协调功能障碍。是小脑病变的重要体征。

3. 姿势性震颤

姿势性震颤在静止状态下不出现，只有当患者处于某姿势时才出现的震颤，故属于运动性震颤的一种。此种震颤多见于，上肢及头部，以上肢明显，尤其当手指接近目的地时出现震颤，而且振幅大无节律。

（二）舞蹈症

舞蹈症是锥体外系疾病中最常见的一种，表现突然发作无任何目的、无先兆、无节律、不对称、暴发性的肌肉收缩。可见肢体及头面部迅速、不规则、无节律、粗大的不能随意控制的动作，表现皱额、瞬目、挤眉弄眼、咧嘴、弄舌等扮鬼脸动作或转颈、耸肩、手指间断性屈伸、摆手和伸臂等舞蹈样动作，上肢较重，肢体张力低；步态不稳且不规则，重时可出现从一侧向另一侧快速粗大的跳跃动作（舞蹈样步态）；随意运动或情绪激动时加重，安静时减轻，睡眠时消失。

（三）手足徐动症

手足徐动症指肢体远端游走性的肌张力增高或减低的动作，表现缓慢的如蚯蚓爬行样的扭转样蠕动，并伴有肢体远端过度伸张如腕过屈、掌指关节过伸等，且手指缓慢逐个相继屈曲，呈"佛手"样特殊姿势；由于过多的自发动作使受累部位不能维持在某一姿势或位置，随意运动严重扭曲，出现奇怪的姿势和动作，可伴有异常舌运动的怪相，面肌受累时的"鬼脸"，咽喉肌受累时发音不清、吞咽困难等。病程可长达数年，症状多在精神紧张时加重，入睡后消失。可见于多种神经系统变性疾病等。

（四）偏身投掷运动

偏身投掷运动是因肢体近端受累，表现其不自主运动更为强烈，而以粗大的无规律的跨越和投掷样运动为特点。多数为中年以上发病，表现单侧粗大的、无目的、急速投掷动作或跳跃样运动。是由于对侧丘脑底核及与其联系的苍白球外侧部急性病损如梗死或小量出血所致。

（五）扭转痉挛

扭转痉挛又称扭转性肌张力障碍，是因身体某一部位主动肌和拮抗肌同时收缩造成的姿势固定，以躯干和肢体近端扭曲为特点，表现手过伸或过屈、足内翻、头侧屈或后伸、躯干屈曲扭转、眼睛紧闭及固定的怪异表情，患者没有支撑则不能站立和行走。见于原发性遗传性疾病等。

（六）抽动秽语综合征

抽动秽语综合征又称 Gilles de la Tourette 综合征，是指突发的多发性不自主的肌肉抽动，并有污秽性语言为特征。多见于儿童，80% 患者出现抽动，20% 出现发声性抽动。当首发症状是抽动时，最常影响的是面部，以鼻吸气、眨眼、闭眼等形式出现。从面颈部开始，由上而下蔓延，抽动的部位和形态多种多样，千姿百态。安静或入睡后症状消失或减轻，疲劳、紧张、失眠可加重。抽动频繁者一日可达十余次至数百次。症状在数周或数月内可有波动。

三、治疗

这里着重提一下帕金森病（Parkinson disease，PD）和帕金森综合征的治疗，其他症状的治疗见有关章节。PD 的治疗目标是减轻症状，延缓进程，提高生存质量。应依据患者的个体情况，如年龄、病情的严重程度及对药物的反应等因素选择下列的治疗方法。

（一）神经保护治疗

这类治疗试图通过保护黑质中尚存活的神经元，达到减慢疾病进展的目的。

1. 单胺氧化酶（MAO）抑制剂

单胺氧化酶（MAO）抑制剂以选择性 B 型单胺氧化酶（MAD-B）抑制剂应用较广，经阻断 MAD-B 的多巴胺（DA）代谢途径，提高纹状体内的 DA 浓度。改善运动徐缓症状并能振奋精神。常用丙炔苯丙胺（Depreny）又称司来吉兰（Selegiline），每次 5 mg，1 ~ 2 次 /d，晨间口服。兴奋、失眠、幻觉、妄想和胃肠不适为常见不良反应。

2. 其他

某些抗组织胺能药物、神经营养因子、免疫调节剂、抗氧化剂和自由基清除剂等都有神经保护作用，目前正在研究之中。

（二）非多巴胺能药物治疗

1. 抗胆碱能药物

抗胆碱能药物通过阻滞中枢毒蕈碱类乙酰胆碱（ach）受体和突触对 DA 的再摄取发挥作用，对静止性震颤和肌肉强直的治疗有效。但这类药物有口干、便秘、尿潴留、视物模糊及精神症状等不良反应，因此较适用于 < 60 岁的轻症病例。常用的药物有：苯海索（Trihexyphenidyl）每次 1 ~ 4 mg，每日 3 次。丙环定（Procyclidine）每次 2.5 ~ 5.0 mg，每日 3 次。

2. 金刚烷胺（Amantadine）

金刚烷胺能增加突触前 DA 的合成和释放，减少 DA 的再吸收，同时具有抗胆碱能作用。常用量为每次 0.1 g，每日 3 次。

3. 其他

其他包括抗抑郁药物（治疗抑郁症状）、β - 受体阻滞剂（治疗姿势性震颤）、氯硝基安定（治疗痛性强直和构音困难）、氯氮平（治疗幻觉和其他精神症状）的应用。

（三）多巴胺能药物治疗

治疗的目的是提高黑质 - 纹状体内已降低的 DA 水平，减轻或逆转已出现的功能障碍。

1. 左旋多巴及其复方制剂

可补充黑质 - 纹状体内 DA 的不足，故又称 DA 替代疗法。由于 DA 不能透过血脑屏障，而 DA 的前体左旋多巴（L-Dopa）能直接进入脑内，在黑质脱羧后成为多巴胺。为避免 L-Dopa 的外周脱羧作用，减轻不良反应，提高疗效，L-Dopa 常与外周的脱羧酶抑制剂（甲基多巴肼或苄丝肼）联合应用。常用的复方制剂有：美多巴（Madopar125 或 Madopar250）按 L-Dopa：苄丝肼 = 4：1 组成；信尼麦（Sinemet），按 L-Dopa：甲基多巴胺 = 10：1 或 4：1 组成。服用时从小剂量开始，逐渐增加达到有效的最适剂量。临床上有片剂、胶囊剂、控释型或弥散型等多种制剂供选择使用。

有前列腺肥大、窄角型青光眼和严重肝、肾功能不全者，不宜使用这类药物。较长时间或较大剂量应用多巴胺制剂，常出现症状波动（motor fluctuation）和运动障碍（dyskinesias），又称异动症等不良反应。

（1）症状波动：随着服药后每个剂量药物作用时间逐渐缩短，血浆药物浓度不稳定，常出现运动不能和双向运动障碍。突发性僵直和运动不能，持续数分钟后又突然可以运动称为开关（on-off）现象；低张力性冻结现象与 L-Dopa 的慢性中毒和病情加重有关。改变用药途径或给予液体型、控释型和弥散型复方多巴胺制剂及阿扑吗啡，可缓解症状波动。

（2）异动症：常表现为口、舌、面、颈部的异常运动，呈舞蹈样或手脚徐动样运动障碍，或肌阵挛性运动异常，可累及全身。异动症与纹状体受体的超敏感有关，减少用药剂量或给予 DA 受体阻滞剂泰必利治疗有效。

2. 多巴胺能受体激动剂

激动多巴胺 D_1 或（和）D_2 受体，可减少 L-Dopa 的用量，对 DA 神经元有保护作用，常与 L-Dopa 合用，可选用下列几种。

（1）溴隐亭（Bromocriptine）：每次 1.25 mg，每日 1 次，逐渐增加剂量，最适剂量为每日 10 ~ 20 mg。

（2）培高利特（Pergolide）：从每日 25 μg 开始，逐渐增加剂量，可至每日 200 ~ 300 μg。

（3）吡贝地尔（Trastal）：从每日 20 mg 开始，可增至每日 200 mg。

（4）卡麦角林（Cabergoline）：每日 2 ~ 4 mg。

3. 儿茶酚胺甲基转移酶抑制剂（COMT）

儿茶酚胺甲基转移酶抑制剂能阻止 DA 的降解，延长 L-Dopa 的半衰期和生物利用度，减少运动波动的发生。可选用托卡朋及恩他卡朋治疗。

对所有的 PD 患者教育、锻炼和营养支持是有益的。许多药物的应用都需要从小剂量开始，逐渐增加达到最适的治疗剂量。如果独立的生活能力没有受到明显损害，对各种年龄的患者都可首选丙炔苯丙胺治疗。对病情缓慢进展，年龄 < 50 岁者，应首先给予苯海索、金刚烷胺治疗或 DA 受体激动剂治疗。如果效果不佳或不能耐受不良反应者，应给予 L-Dopa 或复方制剂治疗。当出现药物疗效减退或运动波动时，宜改用 L-Dopa 复方制剂的控释剂或弥散剂治疗。对高龄或症状急剧出现的患者，宜首先给予 L-Dopa 复方制剂治疗，疗效不佳者可与 DA 受体激动剂或 COMT 抑制剂联合应用。

在 PD 的治疗中没有一个固定的模式适合每一个病情各异的 PD 患者，因此重视个体化治疗原则是十分必要的。

在 PD 的治疗应避免应用甲基多巴、DA 受体拮抗剂（氯丙嗪、氟哌啶醇等）、某些钙拮抗剂（氟桂嗪或氟桂利嗪等）等，这些药物可诱发或加重 PD 症状。维生素 B_6 不应与 L-Dopa 合用，但与 L-Dopa 复方制剂合用是有益的。

（四）外科治疗

基于基底核区的解剖生理研究，动物实验和患者的研究结果，倍受重视的外科治疗方法有两类。

1. 重建性手术

通过胎儿多巴胺能神经元的纹状体内移植，试图重建脑内产生 DA 的细胞源，临床上已有成功的病例报道，但症状改善缓慢，长期疗效未明。

2. 破坏性手术

常用的方法有以下几种。

（1）苍白球毁损术：可立即或很快改善少动、震颤、强直和异动症状，但长期疗效和安全性问题有待进一步评价。

（2）丘脑毁损术：对震颤、强直和异动症状改善明显。双侧丘脑毁损术易出现言语障碍。

（3）深部脑刺激（deep brain stimulation）：丘脑的慢性高频刺激对震颤、强直和异动症状改善明显，但长期疗效问题有待进一步评价。

通常，外科治疗，适合那些经药物治疗效果不佳者，应严格选择病例，细心操作，减少手术中的并发症，如基底核区的血肿、缺血性脑卒中、脑组织的物理性损伤和其他的意外事件等。

（五）辨证论治

1. 风痰阻络

方药：二陈汤加天麻钩藤饮加减。陈皮、半夏、茯苓、天麻、钩藤、川芎、菊花、赤芍、丹参、生栀子、石决明、白蒺藜等。

2. 气血亏虚，虚风上扰

方药：八珍汤合羚羊钩藤汤加减。党参、黄芪、天麻、钩藤、羚羊粉、珍珠母、白芍、当归、川芎、丹参、鸡血藤等。

3. 肾精不足，血瘀风动

方药：滋补肝肾方。山萸肉、何首乌、生地、熟地、白芍、赤芍、钩藤、白蒺藜、丹参、元参、川芎、鹿角胶等。

（六）针灸

取穴：百会、四神聪、本神、曲池、少海、合谷、足三里、三阴交。

配穴：①风痰阻络：风池、中脘、丰隆。②气血亏虚，虚风上扰：中脘、气海。③肾精不足，血瘀风动；肾俞、肝俞、膈俞、血海、太溪、太冲。

第二节　眩　晕

眩晕是临床常见症状，多为自身或周围物体沿一定方向与平面旋转，或为摇晃浮沉感，属运动性或位置性幻觉，是一种人体空间定位平衡障碍。患者自觉自身或外界物体呈旋转感或升降、直线运动、倾斜、头重脚轻感，有时主诉头晕常缺乏自身或外界物体的旋转感，仅为行走不稳、头重脚轻感。正常情况下，机体在空间的平衡由视觉、本体感觉及前庭迷路感觉的相互协调与配合来实现，视觉认识并判断周围物体的方位及其与自身的关系，深感觉了解自身的姿势、位置、运动的范围及幅度，前庭系统辨别肢体运动的方向及所处的位置，并经相关大脑皮质及皮质下结构的整合不断调整偏差平衡人体的空间定位。

一、发生机制

人体平衡与定向功能依赖于视觉、本体觉及前庭系统，以前庭系统对躯体平衡的维持最为重要。前庭系统包括内耳迷路末梢感受器（半规管中的壶腹嵴、椭圆囊和球囊中的位觉斑）、前庭神经、脑干中的前庭诸核、小脑蚓部、内侧纵束及前庭皮质代表区（颞叶）。前庭神经起源于内耳的前庭神经节的双极细胞，其周围突分布于3个半规管的壶腹嵴、椭圆囊斑和球囊斑，中枢突组成前庭神经，与耳蜗神经一起经内听道至脑桥尾部终止于4个前庭核。一小部分纤维直接进入小脑，止于顶核及绒球小结，前庭核通过前庭小脑束与小脑联系；前庭核又发出纤维形成前庭脊髓束参与内侧纵束，与眼球运动神经核、副神经核、网状结构及脊髓前角等联系。

前庭受到刺激时可产生眩晕、眼球震颤和平衡失调等症状。前庭系统中神经递质，如乙酰胆碱、谷氨酸、去甲肾上腺素和组胺等参与眩晕的发生与缓解。正常时，前庭感觉器在连续高强频率兴奋时释放神经动作电位，并传递至脑干前庭核。单侧的前庭病变迅速干扰了一侧紧张性电位发放率，引起左右两侧前庭向脑干的动作电位传递不平衡，导致眩晕。

眩晕的临床表现、症状的轻重及持续时间的长短与起病的快慢、单侧或双侧前庭损害、是否具备良好的前庭代偿功能等因素有关。起病急骤，自身的前庭代偿功能来不及建立，患者眩晕重，视物旋转感明显，稍后因自身调节性的前庭功能代偿，眩晕逐渐消失，故大多前庭周围性眩晕呈短暂性发作；双侧前庭功能同时损害，如耳毒性药物所致前庭病变，两侧前庭动作电位的释放在低于正常水平下基本维持平衡，通常不产生眩晕，仅表现为躯干平衡不稳和摆动幻觉，但因前庭不能自身调节代偿，症状持续较久，恢复慢。前庭核与眼球运动神经核之间有密切联系，前庭感受器受到病理性刺激时常出现眼震。前庭各核通过内侧纵束、前庭脊髓束及前庭－小脑－红核－脊髓等通路，与脊髓前角细胞相连接，因此，前庭损害时可出现躯体向一侧倾倒及肢体错误定位等体征；前庭核还与脑干网状结构中的血管运动中枢、迷走神经核等连接，损害时伴有恶心、呕吐、苍白、出汗，甚至血压、呼吸、脉搏等改变。前庭核对血供和氧供非常敏感，内听动脉供应前庭及耳蜗的血液，该动脉有两个分支，大的耳蜗支供应耳蜗和前庭迷路的下半部分，小的前庭动脉支供应前庭迷路上半部包括水平半规管和椭圆囊，两支血管在下前庭迷路水平有吻合，但在前庭迷路的上半部则无吻合。由于前庭前动脉的血管径较小，又缺乏侧支循环，前庭迷路上半部分选择性地对缺血更敏感，故颅内血管即使是微小的改变（如狭窄或闭塞）后血压下降，均影响前庭系统的功能而出现眩晕。

二、病因

根据病变部位及眩晕的性质，眩晕可分为前庭系统性眩晕及非前庭系统性眩晕。

（一）前庭系统性眩晕

前庭系统性眩晕由前庭系统病变引起。

1. 周围性眩晕

周围性眩晕见于梅尼埃病、前庭神经元炎、中耳炎、迷路炎、位置性眩晕等。可有：①眩晕。突然出现，左右上下摇晃感，持续时间短（数分钟、数小时、数天），头位或体位改变症状加重，闭目症状不能缓解。②眼球震颤。是指眼球不自主有节律的反复运动，可分急跳和摇摆两型。急跳型是眼球先缓慢向一个方向运动至眼窝极限，即慢相；随后出现纠正这种偏移的快动作，即快相。因快相较慢相易识别，临床上以快相方向为眼震方向。周围性眩晕时眼震与眩晕同时并存，为水平性或水平加旋转性眼震，绝无垂直性，眼震幅度细小，眼震快相向健侧或慢相向病灶侧。向健侧注视眼震加重。③平衡障碍。站立不稳，上下左右摇晃、旋转感。④自主神经症状。伴严重恶心、呕吐、出汗和脸色苍白等。⑤伴明显耳鸣、听力下降、耳聋等症状。

2. 中枢性眩晕

因前庭神经颅内段、前庭神经核、核上纤维、内侧纵束及皮质和小脑的前庭代表区病变所致，多见于椎基底动脉供血不足、小脑、脑干及第四脑室肿瘤、颅高压、听神经瘤和癫痫等。表现为：①持续时间长（数周、数月甚或数年），程度较周围性眩晕轻，常为旋转或向一侧运动感，闭目后症状减轻，与头位或体位变化无关。②眼球震颤。粗大，持续存在，与眩晕程度不一致，眼震快相向健侧（小脑病变例外）。③平衡障碍。站立不稳，摇晃、运动感。④自主神经症状。不明显，可伴有恶心、呕吐。⑤无耳鸣，听力减退、耳聋等症状，但有神经系统体征。

（二）非前庭系统性眩晕

由前庭系统以外的全身系统疾病引起，可产生头晕眼花或站立不稳，无眩晕、眼震，不伴恶心、呕吐。常由眼部疾病、贫血、血液病、心功能不全、感染、中毒及神经功能失调。视觉病变（屈光不正、眼肌麻痹等）出现假性眼震，即眼球水平来回摆动、节律不整、持续时间长。很少伴恶心、呕吐。深感觉障碍引起的是姿势感觉性眩晕，有深感觉障碍及闭目难立征阳性。

三、诊断

（一）询问病史

仔细询问病史，了解眩晕发作的特点、眩晕的程度及持续的时间、发作时伴随的症状、有无诱发因素、有无耳毒性药物及中耳感染等相关病史，应鉴别真性或假性眩晕及周围性或中枢性眩晕（表2-1）等。

表2-1　周围性眩晕与中枢性眩晕的鉴别要点

	周围性眩晕	中枢性眩晕
1. 起病	多较快，可突然发作	较缓慢，逐渐加重
2. 性质	真性眩晕，有明显的运动错觉（中毒及双侧神经则以平衡失调为主）	可呈头晕，平衡失调，阵发性步态不稳
3. 持续时间	多较短（中毒及炎症除外）数秒（位置性眩晕）至数小时（梅尼埃病一般20分钟至数小时）	多持续较长（轻度椎-基底动脉供血不足也可呈短暂眩晕）
4. 消退	逐渐减轻，消退	多持续不退，逐渐加重
5. 间歇（缓解期）	梅尼埃病有间歇期，间歇期无眩晕或头晕，中毒及炎症无间歇期	无间歇期，但可持续轻晕，阵发性加重或突然步态歪斜
6. 听力症状	可伴耳鸣、耳堵及听力下降，梅尼埃病早期呈波动性听力下降	桥小脑角占位病变可有耳鸣及听力逐渐下降，以高频为重也可呈听力突降，其他中枢性眩晕也可无听力症状
7. 自主神经性症状	眩晕严重时伴冷汗、苍白、唾液增多、恶心、呕.吐、大便次数增多（迷走神经症状及体征）	可无自主神经性症状
8. 自发性眼震	在眩晕高潮时出现，水平型或旋转型，有快慢相之分，方向固定，持续时间不长	如伴眼震，可持续较长时间，可出现各种类型眼震，如垂直型、翘板型等，可无快慢相之分，方向不固定，可出现凝视性眼震

	周围性眩晕	中枢性眩晕
9. 眼震电图	无过冲或欠冲现象，固视抑制正常，OKN 正常诱发眼震方向及类型有规律可循，可出现前庭重振现象	可出现过冲或欠冲现象，固视抑制失败，OKN 可不正常，可出现错型或错向眼震，可出现凝视性眼震
10. 其他中枢神经系统	无其他中枢神经系统症状和体征，无意识丧失	可同时伴有展神经、三叉神经、面神经症状与体征，可伴意识丧失
11. 周围其他情况	梅尼埃病患者血压可偏低，脉压小	可有高血压、心血管疾病、贫血等

（二）体格检查

对神经系统作详细检查尤其应注意有无眼震，眼震的方向、性质和持续时间，是自发性或诱发性。伴有眼震多考虑前庭、迷路和小脑部位的病变：检查眼底有无视神经盘水肿、有无听力减退和共济失调等。注意血压、心脏等情况。

（三）辅助检查

疑有听神经瘤应做内听道摄片，颈源性眩晕摄颈椎片，颅内占位性病变、脑血管病变选择性行头颅 CT 或 MRI，任何不能用周围前庭病变解释的位置性眩晕和眼震均应考虑中枢性病变，应行颅后窝 MRI 检查，还应作前庭功能、脑干听觉诱发电位检查及贫血、低血糖、内分查血清肌酸磷酸激泌紊乱等相关检验。

四、治疗

眩晕是一大综合征，包括许多疾病，但患者一般发病较急，需要立即果断处理，以减轻症状。

（一）临时一般处理

1. 应立刻卧床，给予止晕、止吐。常用药物东莨菪碱 0.3 mg 或山莨菪碱 10 mg 肌内注射。地西泮可减轻患者眩晕、紧张、焦虑。口服地芬尼多（眩晕停）或茶苯海明等抗组胺药，控制眩晕。

2. 输液、纠正水电解质失衡。

3. 脱水：适用用于颅内压增高、梅尼埃病、内分泌障碍而致水潴留等引起的眩晕，如 20% 甘露醇静滴，呋塞米 20 mg 静注或口服。

4. 血管扩张药：用于脑血管供血不足引起的眩晕，如盐酸培他定 500 mL 静滴，5% 碳酸氢钠 250 mL 静滴。对锁骨下盗血综合征，禁用血管扩张药和降压药，以免"盗血"加重。

5. 肾上腺皮质激素：适用于梅尼埃病，颅内压增高、脱髓鞘疾病等。

（二）病因治疗

积极寻找原发病，如为中耳炎引起，可抗感染或耳科手术治疗；由颅内占位引起，应尽快手术，解除压迫；颈椎病引起者，经对症处理效果不好，可考虑颈椎牵引或手术。

（三）辨证论治

1. 肝阳上亢

治法：平肝潜阳，滋养肝肾。

方剂：天麻钩藤汤。

加减：肝火过旺加龙胆草、丹皮；手足麻木，甚则震颤，有肝动化风之势，加龙骨、牡蛎镇肝熄风；发生突然昏倒、不省人事、半身不遂、语言不利等，改用羚羊钩藤汤加全蝎、地龙、蜈蚣、僵蚕等虫类搜风药。

2. 气血亏虚

治法：补养气血，健运脾胃。

方剂：归脾汤。

加减：食少便溏，加砂仁、炒麦芽；伴心悸不宁，失眠者，加酸枣仁、生龙牡；气血亏虚日久则使中气不足，清阳不升，表现为眩晕兼见气短乏力，纳差神疲，便溏下坠，脉象无力，治宜补中益气，方用补中益气汤。

3. 肾精不足

治法：补肾填精，偏阴虚者兼滋阴，偏阳虚者兼温阳。

方剂：偏阴虚者用左归丸加减，偏阳虚者用右归丸加减。

加减：五心烦热，舌红，脉细数，加知母、黄柏、地骨皮；眩晕心悸，心烦不寐，腰酸足软，耳鸣健忘，遗精口干，五心烦热，舌红少苔，脉细而数，治宜滋阴降火，清心安神，方用六味地黄丸合黄连阿胶汤；眩晕身肿，腰以下肿甚，按之凹陷不起，心悸气短，腰部酸重，尿量减少，四肢厥冷，怯寒神疲，舌质淡胖，苔白，脉沉细，治宜温肾助阳，化气行水，方用济生肾气丸合真武汤。

4. 痰浊中阻

治法：燥湿祛痰，健脾和胃。

方剂：半夏白术天麻汤。

加减：呕吐频作，加旋覆花、代赭石、竹茹；眩晕心悸，时发时止，失眠多梦，口干口苦，大便秘结，小便短赤，舌红苔黄腻，脉弦滑，治宜清安神，方用黄连温胆汤。

第三节　头　痛

头痛（headache）一般是指眉以上至枕下部的头颅上半部之疼痛。大多数头痛是由头颅的疼痛感受器受到某种致痛因素（物理性或化学性）刺激，形成异常神经冲动，经痛觉传导通路传递到人脑皮质而产生痛觉。头部的致痛结构：颅外的有头皮、肌肉、帽状腱膜、骨膜、血管及末梢神经，其中以动脉、肌肉、末梢神经最敏感；颅内的有血管（脑底动脉环及其分支、脑膜动脉、静脉窦及其引流静脉）、硬脑膜（特别是颅底部）、颅神经（主要是三叉、舌咽、迷走神经）和颈 1～3 脊神经分支。

一、常见原因

（一）原发性头痛

偏头痛、丛集性头痛、紧张型头痛。

（二）继发性头痛

1. 颅腔内疾病

（1）炎症性疾病：脑膜炎、脑炎、脑脓肿、蛛网膜炎。

（2）占位性病变：颅内肿瘤、寄生虫性囊肿及肉芽肿。

（3）脑血管疾病：脑血管意外、高血压脑病、动脉瘤、静脉窦血栓形成。

（4）头颅外伤：脑震荡、脑挫裂伤、硬脑膜外及硬脑膜内出血、脑震荡后综合征。

（5）颅内低压性头痛。

（6）头痛型癫痫、癫痫后头痛。

2. 颅腔邻近结构的病变

（1）骨膜炎、骨髓炎。

（2）三叉神经、舌咽神经、枕大神经、枕小神经。

（3）青光眼、屈光及调节障碍，副鼻窦炎、鼻咽癌，中耳炎及内耳炎，齿髓炎。

（4）颈椎病。

（5）颞动脉炎。

3. 全身及躯体某些系统疾病

（1）传染病：流行性感冒、伤寒、肺炎、疟疾等。

（2）中毒：一氧化碳、酒精、颠茄、鸦片、铅、汞等。

（3）内脏疾病：尿毒症、糖尿病、痛风、心脏病、肺气肿、高血压、贫血、更年期综合征、甲状腺功能亢进。

4. 精神性因素

抑郁症、神经症。

二、诊断

头痛是临床上最常见的一种症状，涉及头痛的疾病很多，其病因及发病机制非常复杂，应详细收集病史资料，并进行必要的检查，加以客观分析，大多数可获明确的诊断。

（一）病史

详细了解头痛发生的诱因和形式、部位、性质及伴随症状，可提供进一步检查的线索，有助于诊断。询问病史时必须注意下列几方面。

1. 头痛的部位

由于病变刺激不同的神经而形成疼痛部位的差异。颅外组织的疼痛一般是局限性的，多在受刺激处或其神经支配的区域。颅内幕上敏感结构所致的疼痛由三叉神经传导，常出现在额、颞、顶区；幕下结构所致的疼痛由舌咽、迷走神经及颈 1 ～ 3 脊神经传导，出现于枕部、上颈部、耳和咽喉部。

2. 头痛的时间

各种原因头痛的发作时间各不相同。突然发生，持续时间极短，多为功能性疾病，神经痛可短至数秒或数十秒，频繁发作；偏头痛常持续数小时或 1 ～ 2 天；慢性持续性头痛以器质性病变多见，如头部邻近器官（眼、鼻、耳）的疾病，可持续多日；而持续性进行性头痛，则可见于颅内高压、占位性病变；但神经症的头痛可长年不断，波动性较大，随着情绪或体内外因素而变化；早晨头痛加剧者，主要是颅内压增高所致，但也可见于炎性分泌物蓄积的额窦炎或筛窦炎；丛集性头痛多在每日睡眠中发生。

3. 头痛的性质

一般不同原因的头痛各有特性。如电击样或刀割样的放射性疼痛多为神经痛；搏动性跳痛，常见于血管性头痛，尤以偏头痛为典型；眼、耳、鼻疾病所伴发者，大多数是胀痛或钝痛；抑郁症、神经症则是隐隐作痛，时轻时重。

4. 头痛的程度

头痛严重程度不能直接反映病变的严重程度，但可受病变部位、对痛觉敏感结构的侵害情况、个体反应等因素的影响。通常剧烈头痛见于神经痛、偏头痛、脑膜炎、蛛网膜下隙出血等；中等度头痛，主要出现于占位性病变；轻度头痛，可见于神经症及某些邻近器官（耳、眼、鼻）病变。

5. 头痛发生的速度及影响因素

急性突发性头痛，多为脑出血、蛛网膜下隙出血等；亚急性发生的头痛可见于颅内感染；缓慢发生的头痛见于紧张型头痛；而呈进行性加重者，多为颅内占位性病变；反复发作的头痛多为血管性头痛。咳嗽、用力或头部转动，常使颅内压增高而头痛加剧；直立位可使紧张型头痛、低颅压性头痛等加重，而使丛集性头痛减轻；压迫颞、额部动脉或颈总动脉可使血管性头痛减轻。

6. 伴随症状

头痛时伴恶心、呕吐、面色苍白、出汗、心悸等自主神经症状，主要见于偏头痛；头痛伴进行性加剧的恶心、呕吐，常为颅内高压的征兆；体位变化时出现头痛加重或意识障碍，见于脑室内肿瘤、后颅窝或高颈段病变；头痛发作时伴有视力障碍、复视，多为偏头痛；头痛伴眼底视盘水肿或出血，常为颅内高压症或高血压性脑病；头痛伴明显眩晕，多见于后颅窝病变；在头痛早期出现精神症状，如淡漠或欣快，可能为额叶病变。

7. 其他病史

必须注意全身其他系统器官的病史，应该了解清楚家族史、用药史、外伤史、手术史、月经及烟酒嗜好等情况。

（二）体征

可以引起头痛的疾病甚多，临床检查比较复杂，通常必须包括下列几方面。

1. 内科检查

许多内脏器官或系统的疾患可发生头痛，除了测量体温、血压、呼吸等一般项目外，应按系统详细检查。如高血压、感染性疾病的发热、中暑、缺氧（如一氧化碳中毒）、慢性肺部疾患的高碳酸血症、严重贫血或红细胞增多症等，均可因脑血流增加而致头痛；而内源性和外源性毒素作用、大量饮酒，则可因脑血管扩张而出现头痛。

2. 五官检查

头部邻近器官的疾病也是头痛常见的原因，因此，对头痛患者应仔细检查五官的情况，以便及时查出有关的疾患。如在眼部的视神经炎、儿童的屈光不正、青光眼、眼部表浅炎症（结膜炎、角膜炎、睑板腺炎、泪囊炎等）及眶部组织的炎症；在耳鼻喉方面有鼻炎、鼻窦炎、咽炎、中耳炎或鼻咽部肿瘤，另外颞颌关节病及严重的牙病也可反射性引起头痛。

3. 神经系统检查

颅内许多疾病均可引起头痛，故全面的神经系统检查是非常重要的，必须逐项进行，其中头颈部及颅神经尤应仔细检查。通过对阳性体征的综合分析，大多可推断病变的部位，如颅内占位性病变、急性脑血管病、脑或脑膜的炎症等。

4. 精神检查

有不少精神科疾病可伴有头痛。神经症是最常见的，头痛部位多变，疼痛的程度与心境的好坏密切相关；隐匿性抑郁症的情绪症状可被躯体症状所掩盖，常呈一些包括头痛在内的全身不典型的疼痛，有些患者拒绝探讨心理和情绪的问题，仅以头痛为唯一主诉。因此，在排除了器质性病变后还应考虑到某些精神因素，需经过仔细的精神检查才能发现其原因。

（三）辅助检查

为了彻底查明引起头痛的病变原因，必须进行有关的辅助检查，但应根据患者的具体情况和客观条件来选择性地应用。

1. 颅脑方面

为排除或明确颅内病变，通常根据病情和医疗单位的条件来选择相应的检查，如颅 X 线摄片（包括颅底、内听道）、脑电图、经颅多普勒超声检查、脑血管造影、放射性核素脑扫描、CT 或磁共振成像等。必须指出脑脊液检查，对确定颅内炎症和出血（特别是蛛网膜下隙出血）有重要价值，但若怀疑肿瘤等占位性病变，特别是后颅窝的占位性病变，务必谨慎从事，防止导致脑疝的危险。

2. 内科方面

依据临床表现及体格检查所提供的线索，根据需要选择必要的检查，如血常规、尿常规、血糖、血沉、尿素氮、肝功能、血气分析、心电图及内分泌功能等检查。

3. 五官方面

主要是眼、耳、鼻、喉及口腔等专科检查，以检查出可能引起头痛的有关疾病。

三、鉴别诊断

头痛病因众多，多以病因结合发病机制来分类，诊断时首要根据临床特点来决定的。

（一）原发性头痛

1. 偏头痛

青年女性多见，多有家族史，特征为突然发作性头部剧烈疼痛，可自行或药物缓解，间歇期无症状，易复发。

（1）有先兆的偏头痛：临床较少见，多有家族史，常在青春期发病，呈周期性发作，发作过程分4期：①先兆期。在头痛发作前 10 ~ 20 分钟出现视觉先兆，如闪光、暗点、黑蒙，少数可出现烦躁、眩晕、言语含糊、口唇或手指麻木等。②头痛前期。颅外动脉扩张引起的搏动性头痛，多位于一侧的前头部，也可为双侧或两侧交替。③头痛极期。头痛剧烈，范围可扩散，伴面色苍白、恶心、呕吐、畏光，症状持续数小时或 1 ~ 2 天，数日不缓解者，称为偏头痛持续状态。④头痛后期。头痛渐减轻，多转为疲劳感、思睡，有时见兴奋、欣快，1～2天后消失。

（2）无先兆的偏头痛：临床最多见，先兆症状不明显，头痛程度较有先兆的偏头痛轻，持续时间较长，可持续数日。

（3）特殊类型偏头痛：临床上很少见。①基底动脉型偏头痛。常见于青年女性，与经期有密切关系，先兆症状累及脑干、小脑和枕叶，类似基底动脉缺血的表现，如视力障碍、眩晕、耳鸣、共济失调、构音障碍等，数分钟至半小时后出现枕部搏动性头痛，伴恶心、呕吐，甚至出现短暂意识障碍。②眼肌瘫痪型偏头痛。头痛以眼眶和球后部为主，头痛减轻后出现同侧眼肌瘫痪，常表现为动眼神经麻痹，数小时至数周内恢复；③偏瘫型偏头痛。头痛发作的同时或过后出现同侧或对侧肢体不同程度的瘫痪，并可持续一段时间，脑电图可见瘫痪对侧半球出现慢波。

2. 丛集性头痛

青壮年男性多见，多无家族史。特征为无先兆的突然一侧头痛，起于眶周或球后，向同侧颅顶、颜面部扩散，伴同侧结膜充血、流泪、鼻塞、面红。多在夜间睡眠中突然发生，每次持续数十分钟至数小时；每天一至数次，并规律地在相同的部位和每天相同的时间出现，饮酒、精神紧张或服用血管扩张剂可诱发，丛集期持续3～6周。间隔数月或数年后再发。

3. 紧张型头痛

紧张型头痛是慢性头痛中最常见的一种。主要是由于精神紧张或因特殊头位引起的头颈部肌肉的持久性收缩所致。可发生于枕部、双颞部、额顶部或全头部，有时还可扩散至颈、肩及背部，呈压迫、沉重、紧束样钝痛，颈前后屈伸可诱发，局部肌肉可有压痛和僵硬感。头痛虽然可影响日常生活，但很少因头痛而卧床不起。通常持续数日至数月，常伴紧张、焦虑、烦躁及失眠，很少有恶心、呕吐。

（二）继发性头痛

1. 颅内压变动性头痛

由于颅内压改变，牵引颅内疼痛敏感结构（主要是血管）引起头痛。颅内高压性头痛大多为全头痛，在晨间和疲劳后加剧，咳嗽、喷嚏、低头、屏气用力时，促使头痛加重，幕上占位性病变常以额颞部头痛为多，幕下占位性病变以后枕部头痛为著。颅内低压性头痛常见于腰穿后，偶见于脱水、禁食、腹泻后，部分患者原因不明，为额部或枕部持续性胀痛、钝痛，直立时加剧，平卧后减轻或消失，卧床和补盐可使症状消失。

2. 颅脑损伤性头痛

颅脑损伤头痛多为受伤部位的头皮、脑膜神经受损或压迫，如颅骨骨折、继发性蛛网膜下隙出血、硬膜下血肿等。

3. 感染引起的头痛

中枢神经系统或全身性感染性疾病均可出现头痛，多为枕部痛，后转为全头痛，性质为钝痛或搏动性，活动后加剧，下午和夜间较重，体温、血象和病原学检查常可提供感染的证据。脑膜炎的头痛可因直立或屈颈而加剧，卧位时减轻，随炎症消退而缓解。

4. 头部邻近器官组织病变的头痛

头部附近的器官病变也可引起头痛，常有扩散性疼痛，如眼部病变多在眶及额部疼痛，鼻、鼻窦及咽部所致多为额部或额颞部疼痛，严重牙痛也扩散至同侧额颞部。

5. 全身性疾病的头痛

发热、中毒、缺氧、高血压、高碳酸血症均可通过增加脑血流，甚至扩张脑血管而引起头痛，同时具有全身各系统功能障碍的征象。常为持续性全头部搏动性疼痛，早晨较重，低头或屏气用力时加剧。

6. 脑血管病变导致的头痛

脑血管病变导致的头痛见于脑出血、颅内动脉瘤、脑动脉炎、脑动脉硬化、脑血管畸形，可伴有相应的定位体征。颞动脉炎常呈持续性和搏动性颞部疼痛，平卧位时加剧，常有视力损害，颞动脉明显扩张、隆起、压痛。

7. 精神性头痛

神经症、抑郁症等，经常出现头痛，部位不定，性质多样，呈钝痛、胀痛，易受环境和情绪的影响，持续数周甚至数年，常伴记忆力、注意力及睡眠等精神方面的症状。

四、预防调护

1. 平时生活应有规律，起居有常，参加体育锻炼，增强体质，避免精神刺激，保护情志舒畅。

2. 饮食有节，宜食清淡，以免过食肥腻，损伤脾胃，聚湿生痰。痰浊中阻，清阳不展，肝阳上亢者，禁食公鸡、猪头肉、螃蟹、虾等以免动风，使病情加重。

3. 头痛剧烈者，宜卧床休息，环境要清静，光线不要过强。

第四节　昏　迷

一、诊断思路

昏迷是脑功能衰竭的突出表现，是各种病因引起的觉醒状态与意识内容以及身体运动均完全丧失的一种极严重的意识障碍，对剧烈的疼痛刺激也不能觉醒。

意识是自己处于觉醒状态，并能认识自己与周围环境。人的意识活动包括"觉醒状态"与"意识内容"两个不同但又相互有关的组成部分。前者是指人脑的一种生理过程，即与睡眠呈周期性交替的清醒状态，属皮质下激活系统的功能；后者是指人的知觉、思维、情绪、记忆、意志活动等心理过程（精神活动），还有通过言语、听觉、视觉、技巧性运动及复杂反应与外界环境保持联系的机敏力，属大脑皮质的功能。意识正常状态即意识清醒，表现为对自身与周围环境有正确理解，对内外环境的刺激有正确反应，对问话的注意力、理解程度以及定向力和计算力都是正常的。意识障碍就是意识由清醒状态向着昏迷转化，是指觉醒水平、知觉、注意、定向、思维、判断、理解、记忆等许多心理活动一时性或持续性的障碍。尽管痴呆、冷漠、遗忘、失语等，都是意识内容减退的表现，但只要在其他行为功能还能做出充分和适当的反应，就应该认为意识还是存在的。

按照生理与心理学基础可将意识障碍分为觉醒障碍和意识内容障碍两大类。根据检查时刺激的强度和患者的反应，可将觉醒障碍区分为以下5级：①嗜睡。主要表现为病理性睡眠过深，患者意识存在，对刺激有反应，瞳孔、角膜、吞咽反射存在，唤醒后可作正确回答，但随即入睡，合作欠佳。②昏睡或朦胧。这是一种比嗜睡深而又较昏迷稍浅的意识障碍。昏睡时觉醒水平、意识内容及随意运动均减至最低程度。患者不能自动醒转，在持续强烈刺激下能睁眼、呻吟、躲避，意识未完全丧失，对刺激反应时间持续很短，浅反射存在，可回答简单问题，但常不正确。③浅昏迷。仅对剧痛刺激（如压迫眶上神经）稍有防御性反应，呼之偶应，但不能回答问题，深浅反射存在（如吞咽、咳嗽、角膜和瞳孔光反射）。呼吸、血压、脉搏一般无明显改变。④中度昏迷。对强烈刺激可有反应，浅反射消失，深反射减退或亢进，瞳孔光反射迟钝，眼球无转动，呼吸、血压、脉搏已有明显改变，常有尿失禁。⑤深昏迷。对一切刺激均无反应，瞳孔光反射迟钝或消失，四肢张力消失或极度增高，并有尿潴留，呼吸不规则，血压下降。

意识内容障碍常见于以下三种：①意识混浊。包括觉醒与认识两方面的障碍，为早期觉醒功能低下，并有认识障碍、心烦意乱、思考力下降、记忆力减退等。表现为注意力涣散，感觉迟钝，对刺激的反应不及时，不确切，定向不全。②精神错乱。患者对周围环境的接触程度障碍，认识自己的能力减退，思维、记忆、理解与判断力均减退，言语不连贯并错乱，定向力亦减退。常有胡言乱语、兴奋躁动。③谵妄状态。表现为意识内容清晰度降低，伴有睡眠-觉醒周期紊乱和精神运动性行为。除了上述精神错乱以外，尚有明显的幻觉、错觉和妄想。幻觉以视幻觉最为常见，其次为听幻觉。幻觉的内容极为鲜明、生动和逼真，常具有恐怖性质。因而，患者表情恐惧，发生躲避、逃跑或攻击行为，以及运动兴奋等。患者言语可以增多，不连贯，或不易理解，有时则大喊大叫。谵妄或精神错乱状态多在晚间加重，也可具有波动性，发作时意识障碍明显，间歇期可完全清楚，但通常随病情变化而变化，持续时间可数小时、数日甚至数周不等。

（一）病史和检查

任何原因所致的弥漫性大脑皮质和／或脑干网状结构的损害或功能抑制均可造成意识障碍和昏迷。因此，对昏迷的诊断需要详询病史、细致而全面的体检以及必要的辅助检查。

病史应着重了解：①发生昏迷的时间、诱因、起病缓急、方式及其演变过程。如突然发生、进行性加剧、持续性昏迷者，常见于急性出血性脑血管病、急性感染中毒、严重颅脑损伤等；缓慢起病、逐渐加重多为颅内占位性病变、代谢性脑病等。②昏迷的伴随症状以及相互间的关系。如首先症状为剧烈头痛者要考虑蛛网膜下隙出血、脑出血、脑膜炎；高热、抽搐起病者结合季节考虑乙型脑炎、流行性脑脊髓膜炎；以精神症状开始应考虑脑炎、额叶肿瘤等；老年患者以眩晕起病要考虑小脑出血或椎－基底动脉系的缺血。③昏迷发生前有无服用药物、毒物或外伤史，既往有无类似发作，如有则应了解此次与既往发作的异同。④既往有无癫痫、精神疾患、长期头痛、视力障碍、肢体运动受限、高血压和严重的肝、肾、肺、心脏疾患以及内分泌代谢疾病等。

体格检查时，应特别注意发现特异性的体征，如呼吸气味（肝臭、尿臭、烂苹果、酒精、大蒜等）、头面部伤痕、皮肤瘀斑、出血点、蜘蛛痣、黄疸、五官流血、颈部抵抗、心脏杂音、心律失常、肺部哮鸣音、水泡音、肝脾肿大、腹水征等，以及生命体征的变化。全面的神经系统检查应偏重于神经定位体征和脑干功能的观察：①神经定位体征。肢体瘫痪如为单肢瘫或偏瘫则为大脑半球病变；如为一侧颅神经麻痹（如面瘫）伴对侧偏瘫即交叉性瘫则为脑干病变。双眼球向上或向下凝视，为中脑病变；眼球一上一下，多为小脑病变；双眼球向偏瘫侧凝视，为脑干病变，向偏瘫对侧凝视，为大脑病变；双眼球浮动提示脑干功能尚存，而呈钟摆样活动，提示脑干已有病变（如脑桥出血），双眼球固定则示脑干功能广泛受累；水平性或旋转性眼球震颤见于小脑或脑干病变，而垂直性眼球震颤见于脑干病变。②脑干功能观察。主要观察某些重要的脑干反射以及呼吸障碍类型，以判断昏迷的程度，也有助于病因诊断。双侧瞳孔散大，光反射消失，提示已累及中脑，也见于严重缺氧及颠茄、阿托品、氰化物中毒；一侧瞳孔散大，光反射消失，提示同侧中脑病变或颞叶钩回疝；双侧瞳孔缩小见于安眠药、有机磷、吗啡等中毒以及尿毒症，也见于脑桥、脑室出血。垂直性头眼反射（头后仰时两眼球向下移动，头前屈时两眼球向上移动）消失提示已累及中脑；睫毛反射、角膜反射、水平性头眼反射（眼球偏向头转动方向的对侧）消失，提示已累及脑桥。吞咽反射、咳嗽反射消失，提示已累及延髓。呼吸障碍如潮式呼吸提示累及大脑深部及脑干上部，也见于严重心力衰竭；过度呼吸提示已累及脑桥，也见于代谢性酸中毒、低氧血症和呼吸性碱中毒；叹息样抑制性呼吸提示已累及延髓，也见于大剂量安眠药中毒。③其他重要体征包括眼底检查、脑膜刺激征等。实验室检查与特殊检查应根据需要选择进行，但除三大常规外，对于昏迷患者，血液电解质、尿素氮、CO_2CP、血糖等应列为常规检查；对病情不允许者必须先就地抢救，视病情许可后再进行检查。脑电图、头 CT 和 MRI，以及脑脊液检查对昏迷的病因鉴别有重要意义。

（二）判断是否为昏迷

临床上可见到特殊类型的意识障碍，呈现意识内容活动丧失而觉醒能力尚存。患者表现为双目睁开，眼睑开闭自如，眼球无目的地活动，似乎给人一种意识清醒的感觉；但其知觉、思维、情感、记忆、意识及语言等活动均完全丧失，对自身及外界环境不能理解，对外界刺激毫无反应，不能说话，不能执行各种动作命令，肢体无自主运动，称为睁眼昏迷或醒状昏迷。常见于以下三种情况。

1. 去大脑皮质状态

去大脑皮质状态是由于大脑双侧皮质发生弥漫性的严重损害所致。特点是皮质与脑干的功能出现分离现象：大脑皮质功能丧失，对外界刺激无任何意识反应，不言不语；而脑干各部分的功能正常，患者眼睑开闭自如，常睁眼凝视（即醒状昏迷），痛觉灵敏（对疼痛刺激有痛苦表情及逃避反应），角膜与瞳孔对光反射均正常。四肢肌张力增高，双上肢常屈曲，双下肢伸直（去皮质强直），大小便失禁，还可出现吸吮反射及强握反射，甚至伴有手足徐动、震颤、舞蹈样运动等不随意运动，双侧病理征阳性。

2. 无动性缄默

无动性缄默或称运动不能性缄默，以不语、肢体无自发运动，但却有眼球运动为特征的一种特殊类型意识障碍。可由于丘脑下部 - 前额叶的多巴胺通路受损，使双侧前额叶得不到多巴胺神经元的兴奋冲动而引起。但临床上以间脑中央部或中脑的不完全损害，使正常的大脑皮质得不到足够的脑干上行网状激活系统兴奋冲动所致者更为常见。有人把前种原因所致者称无动性缄默Ⅰ型，后者称无动性缄默Ⅱ型。主要表现为缄默不语或偶有单语小声稚答语，安静卧床，四肢运动不能，无表情活动，但有时对疼痛性刺激有躲避反应，也有睁眼若视、吞咽等反射活动，有觉醒 - 睡眠周期存在或过度睡眠现象。

3. 持续性植物状态

严重颅脑损伤后患者长期缺乏高级精神活动的状态，能维持基本生命功能，但无任何意识心理活动。

神经精神疾病所致有几种貌似昏迷状态：①精神抑制状态。常见于强烈精神刺激后或癔症性昏睡发作，患者表现出僵卧不语，对刺激常无反应，双眼紧闭，扒开眼睑时有明显抵抗感，并见眼球向上翻动，放开后双眼迅速紧闭，瞳孔大小正常，光反射灵敏，眼脑反射和眼前庭反射正常，无病理反射，脑电图呈现觉醒反应，经适当治疗可迅速复常。癔症性昏睡，多数尚有呼吸急促，也有屏气变慢，检查四肢肌张力增高，对被动活动多有抵抗，有时四肢伸直、屈曲或挣扎、乱动。常呈阵发性，多属一过性病程，在暗示治疗后可迅速恢复。②闭锁综合征。是由于脑桥腹侧的双侧皮质脊髓束和支配第Ⅴ颅神经以下的皮质延髓束受损所致。患者除尚有部分眼球运动外，呈现四肢瘫，不能说话和吞咽，表情缺乏，就像全身被闭锁，但可理解语言和动作，能以睁眼、闭眼或眼垂直运动示意，说明意识清醒，脑电图多正常。多见于脑桥腹侧的局限性小梗死或出血，亦可见于颅脑损伤、脱髓鞘疾病、肿瘤及炎症，少数为急性感染后多发性神经变性、多发性硬化等。③木僵。常见于精神分裂症，也可见于癔症和反应性精神病。患者不动、不语、不食，对强烈刺激也无反应，貌似昏迷或无动性缄默，实际上能感知周围事物，并无意识障碍，多伴有蜡样弯曲和违拗症等，部分患者有紫绀、流涎、体温过低和尿潴留等自主神经功能失调，脑干反射正常。④发作性睡病。是一种睡眠障碍性疾病。其特点是患者在正常人不易入睡场合下，如行走、骑自行车、工作、进食、驾车等时均能出现难以控制的睡眠，其性质与生理性睡眠无异，持续数分钟至数小时，但可随时唤醒。⑤昏厥。仅为短暂性意识丧失，一般数秒至1分钟即可完全恢复；而昏迷的持续时间更长，一般为数分钟至若干小时以上，且通常无先兆，恢复也慢。⑥失语。完全性失语的患者，尤其是伴有四肢瘫痪时，对外界的刺激均失去反应能力，如同时伴有嗜睡，更易误诊为昏迷。但失语患者对给予声光及疼痛刺激时，能睁眼，能以表情来示意其仍可理解和领悟，表明其意识内容存在，或可有喃喃发声，欲语不能。

（三）昏迷程度的评定

目前国内外临床多根据格拉斯哥昏迷评分（Glasgow coma scale，GCS）进行昏迷计分。

1. 轻型

GCS 13 ~ 15 分，意识障碍 20 分钟以内。

2. 中型

GCS 9 ~ 12 分，意识障碍 20 分钟至 6 小时。

3. 重型

QCS 3 ~ 8 分，意识障碍至少 6 小时以上或再次昏迷者。有人将 OCS 3 ~ 5 分定为特重型。

GCS 昏迷评分标准：

自动睁眼 4	正确回答 5	按吩咐动作 6
呼唤睁眼 3	错误回答 4	刺痛能定位 5
刺痛睁眼 2	语无伦次 3	刺痛时躲避 4
不睁眼　1	只能发音 2	刺痛时屈曲 3
	不能言语 1	刺痛时过伸 2
		肢体不动　1

昏迷的判定以患者不能按吩咐动作，不能说话，不能睁眼为标准。一旦能说话或睁眼视物就是昏迷的结束。除外因醉酒、服大量镇静剂或癫痫发作后所致昏迷。

（四）脑死亡

脑死亡又称不可逆性昏迷，是颅内结构的最严重损伤，一旦发生，即意味着生命的终止。许多国家制定出脑死亡的诊断标准，归纳起来如下：①自主呼吸停止。②深度昏迷，患者的意识完全丧失，对一切刺激全无知觉，也不引起运动反应。③脑干反射消失（眼脑反射、眼前庭反射、光反射、角膜反射和吞咽反射、瞬目和呕吐动作等均消失）。④脑生物电活动消失，EEG 呈电静止，AEP 和各波消失。如有脑生物活动可否定脑死亡诊断，但中毒性等疾患时，EEG 可呈直线而不一定是脑死亡。上述条件经 6～12 小时观察和重复检查仍无变化，即可确立诊断。

二、病因分类

昏迷的病因诊断极其重要，通常必须依据病史、体征和神经系统检查，以及有关辅助检查，经过综合分析，做出病因诊断。

（一）确定是颅内疾病或全身性疾病

1. 颅内疾病

位于颅内的原发性病变，在临床上通常先有大脑或脑干受损的定位症状和体征，较早出现意识障碍和精神症状，伴明显的颅内高压症和脑膜刺激征，提示颅内病变的有关辅助检查如头 CT、脑脊液等通常有阳性发现。①主要呈现局限性神经体征，如颅神经损害、肢体瘫痪、局限性抽搐、偏侧锥体束征等，常见于脑出血、梗死、脑炎、外伤、占位性病变等。②主要表现为脑膜刺激征而无局限性神经体征，最多见于脑膜炎、蛛网膜下隙出血等。

2. 全身性疾病

全身性疾病又称继发性代谢性脑病。其临床特点：先有颅外器官原发病的症状和体征，以及相应的实验室检查阳性发现，后才出现脑部受损的征象。由于脑部受损为非特异性或仅是弥散性机能障碍，临床上一般无持久和明显的局限性神经体征和脑膜刺激征，主要是多灶性神经机能缺乏的症状和体征，且大都较对称。通常先有精神异常，意识内容减少。一般是注意力减退，记忆和定向障碍，计算和判断力降低，尚有错觉、幻觉，随病程进展，意识障碍加深。脑脊液改变不显著，头 CT 等检查无特殊改变，不能发现定位病灶。常见病因有急性中毒、内分泌与代谢性疾病、感染性疾病、物理性与缺氧性损害等。

（二）根据脑膜刺激征和脑局灶体征进行鉴别

1. 脑膜刺激征（＋），脑局灶性体征（－）

（1）突发剧烈头痛：蛛网膜下隙出血（脑动脉瘤、脑动静脉畸形破裂等）。

（2）急性发病：以发热在先，如化脓性脑膜炎、乙型脑炎、其他急性脑炎等。

（3）亚急性或慢性发病：真菌性、结核性、癌性脑膜炎。

2. 脑膜刺激征（－），脑局灶性体征（＋）

（1）突然起病者：如脑出血、脑梗死等。

（2）以发热为前驱症状：如脑脓肿、血栓性静脉炎、各种脑炎、急性播散性脑脊髓炎、急性出血性白质脑病等。

（3）与外伤有关：如脑挫伤、硬膜外血肿、硬膜下血肿等。

（4）缓慢起病：颅内压增高、脑肿瘤、慢性硬膜下血肿、脑寄生虫等。

3. 脑膜刺激征（－），脑局灶性体征（－）

（1）有明确中毒原因：如酒精、麻醉药、安眠药、CO 中毒等。

（2）尿检异常：尿毒症、糖尿病、急性尿卟啉症等。

（3）休克状态：低血糖、心肌梗死、肺梗死、大出血等。

（4）有黄疸：肝性脑病等。

（5）有紫绀：肺性脑病等。

（6）有高热：重症感染、中暑、甲状腺危象等。

（7）体温过低：休克、酒精中毒、黏液性水肿昏迷等。

（8）头部外伤：脑挫伤等。

（9）癫痫。

根据辅助检查进一步明确鉴别。

三、急诊处理

（一）昏迷的最初处理

1. 保持呼吸道通畅

窒息是昏迷患者致死的常见原因之一。通常引起缺氧窒息的原因有头部位置不当、咽气管分泌物填塞、舌后坠及各种原因引起的呼吸麻痹等。有效方法：①仰头抬颏法。食指和中指托起下颏，使下颏前移，舌根离开咽喉后壁，气道即可通畅。简单易行，效果好。②仰头抬颈法。一手置于额部使头后仰，另一手抬举后颈，打开气道。③对疑有颈部损伤者，仅托下颏，以免损伤颈髓。④如有异物，需迅速清除，或在其背后猛击一下。如仍无效，则采用 Heimlich 动作。⑤放置口－咽通气道。⑥气管插管或气管切开。⑦清除口腔内异物。⑧鼻导管吸氧或呼吸机辅助呼吸。

2. 维持循环功能

脑血灌注不足影响脑对糖和氧等能源物质的摄取与利用，加重脑损害。因此，尽早开放静脉，建立输液通路，以利抢救用药和提供维持生命的能量。

3. 使用纳洛酮

纳洛酮是吗啡受体拮抗剂，能有效地拮抗 β－内啡肽对机体产生的不利影响。应用纳洛酮可使昏迷和呼吸抑制减轻。常用剂量每次 0.4 ~ 0.8 mg，静注或肌注，无反应可隔 5 分钟重复用药，直达效果。亦可用大剂量纳洛酮加入 5% 葡萄糖液缓慢静点。静脉给药 2 ~ 3 分钟（肌注 15 分钟）起效，持续 45 ~ 90 分钟。

（二）昏迷的基本治疗

1. 将患者安置在有抢救设备的重症监护室

原则上应将患者安置在有抢救设备的重症监护室内，以便于严密观察，抢救治疗，加强护理。

2. 病因治疗

针对病因采取及时果断措施是抢救成功的关键。

3. 对症处理

①控制脑水肿、降低颅内压。②维持水电解质和酸碱平衡。③镇静止痉（抽搐、躁动者）。

4. 抗生素治疗

预防感染，及时做痰、尿、血培养及药敏试验。

5. 脑保护剂应用

能减少或抑制自由基的过氧化作用，降低脑代谢从而阻止细胞发生不可逆性改变，形成对脑组织起保护作用。

6. 脑代谢活化剂应用

临床上主要用促进脑细胞代谢、改善脑功能的药物，即脑代谢活化剂。

7. 改善微循环，增加脑灌注

对无出血倾向，由于脑缺氧或缺血性脑血管病引起的昏迷，可用降低血液黏稠度和扩张脑血管的药物，以改善微循环和增加脑灌注，帮助脑功能恢复。

8. 高压氧治疗

提高脑组织与脑脊液的氧分压，纠正脑缺氧，减轻脑水肿，降低颅内压，促进意识的恢复。

9. 冬眠低温治疗

使自主神经系统及内分泌系统处于保护性抑制状态，防止机体对致病因子的严重反应，以提高机体的耐受力；同时在低温下，新陈代谢降低，减少耗氧量，提高组织对缺氧的耐受性；且可改善微循环，增加组织血液灌注，从而维护内环境的稳定，以利于机体的恢复。

10. 防治并发症

积极防治各种并发症。

第五节　感觉障碍

感觉是作用于各感受器对各种形式的刺激在人脑中的直接反映。其可分为两类：①普通感觉包括浅感觉、深感觉和复合感觉（皮质感觉）。浅感觉指皮肤、黏膜感受的外部感觉，包括痛觉、温度觉和触觉；深感觉指来自肌肉、肌腱、骨膜和关节的本体感觉，如运动觉、位置觉和振动觉；复合感觉包括实体觉、图形觉、两点辨别觉、皮肤定位觉和重量觉。②特殊感觉如嗅觉、视觉、味觉和听觉。

一、临床分类

感觉障碍根据其病变的性质可分以下两类。

（一）刺激性症状

感觉径路刺激性病变可引起感觉过敏（量变），也可引起感觉障碍如感觉倒错、感觉过度、感觉异常及疼痛（质变）。

1. 感觉过敏

感觉过敏是指轻微的刺激引起强烈的感觉，如较强的疼痛感受。

2. 感觉倒错

感觉倒错指非疼痛刺激却诱发疼痛感觉。

3. 感觉过度

一般发生在感觉障碍的基础上，感觉刺激阈增高，达到阈值时可产生一种强烈的定位不明确的不适感，且持续一段时间才消失。见于丘脑和周围神经损害。

4. 感觉异常

在无外界刺激的情况下出现的麻木感、肿胀感、沉重感、痒感、蚁走感、针刺感、电击感、束带感和冷热感等。

5. 疼痛

依病变部位及疼痛特点可分为局部性疼痛、放射性疼痛、扩散性疼痛、牵涉性疼痛。

（1）局部性疼痛：如神经炎所致的局部神经痛。

（2）放射性疼痛：神经干、神经根及中枢神经刺激性病变时，疼痛可由局部扩展到受累感觉神经的支配区，如脊神经根受肿瘤或突出的椎间盘压迫，脊髓空洞症引起的痛性麻木。

（3）扩散性疼痛：疼痛由一个神经分支扩散到另一分支支配区产生的疼痛，如手指远端挫伤，疼痛可扩散到整个上肢。

（4）牵涉性疼痛：实属一种扩散性疼痛，是由于内脏和皮肤的传入纤维都汇聚到脊髓后角神经元，故内脏病变的疼痛，是由于内脏和皮肤的传入纤维都汇聚到脊髓后角神经元，故内脏病变的疼痛冲动可扩散到相应的体表节段，而出现感觉过敏区，如心绞痛时引起左胸及左上肢内侧痛，胆囊病变引起右肩痛。

（二）抑制性症状

感觉径路受破坏时出现的感觉减退或缺失。同一部位各种感觉均缺失称为完全性感觉缺失；同一个部位仅某种感觉缺失而其他感觉保存，则称为分离性感觉障碍。

二、临床表现

感觉障碍的临床表现多种多样，病变部位不同，其临床表现各异。

（一）末梢型

肢体远端对称性完全性感觉缺失，呈手套袜子形分布，可伴有相应区的运动及自主神经功能障碍。见于多发性神经病。

（二）周围神经型

感觉障碍局限于某一周围神经支配区，如桡神经、尺神经、腓总神经、股外侧皮神经等受损；神经干或神经丛受损时则引起一个肢体多数周围神经的各种感觉障碍，多发性神经病变时因病变多侵犯周围神经的远端部分故感觉障碍多呈袜或手套状分布，且常伴有运动和自主神经功能障碍。

（三）节段型

1. 单侧节段性完全性感觉障碍（后根型）

后根型见于一侧脊神经根病变（如脊髓外肿瘤），出现相应支配区的节段性完全性感觉障碍，可伴有后根放射性疼痛，如累及前根还可出现节段性运动障碍。

2. 单侧节段性分离性感觉障碍（后角型）

后角型见于一侧后角病变（如脊髓空洞症），表现为相应节段内痛、温度觉丧失，而触觉、深感觉保留。

3. 双侧对称性节段性分离性感觉障碍（前连合型）

前连合型见于脊髓中央部病变（如髓内肿瘤早期及脊髓空洞症）使前连合受损，表现双侧对称性分离性感觉障碍。

（四）传导束型

1. 脊髓半切综合征

该病表现为病变平面以下对侧痛、温觉丧失，同侧深感觉丧失及上运动神经元瘫痪；见于髓外肿瘤早期、脊髓外伤。

2. 脊髓横贯性损害

病变平面以下传导束性全部感觉障碍，伴有截瘫或四肢瘫、尿便障碍；见于急性脊髓炎、脊髓压迫症后期。

（五）交叉型

表现为同侧面部、对侧偏身痛温觉减退或丧失，并伴其结构损害的症状和体征。如小脑后下动脉闭塞所致的延髓背外侧（Wallenberg）综合征，病变累及三叉神经脊束、脊束核及对侧已交叉的脊髓丘脑侧束。

（六）偏身型

脑桥、中脑、丘脑及内囊等处病变均可导致对侧偏身（包括面部）的感觉减退或缺失，可伴有肢体瘫痪或面舌瘫等。丘脑病变时深感觉重于浅感觉，远端重于近端，常伴有自发性疼痛和感觉过度，止痛药无效，抗癫痫药可能缓解。

（七）单肢型

因大脑皮质感觉区分布较广，一般病变仅损及部分区域，故常表现为对侧上肢或下肢感觉缺失，有复合感觉障碍为其特点。皮质感觉区刺激性病灶可引起局部性感觉性癫痫发作。

三、处理

总的说来，感觉障碍的处理有以下两类方式。

（一）代偿法

代偿法就是采用各种措施，补偿患者已减退或丧失的感觉功能，使之免受不良刺激的伤害。主要应从几方面着手：①刺激要反复给予。②刺激的种类要多样化。③根据感觉障碍的恢复情况，循序渐进地进行刺激，不可操之过急。④配合使用视觉、听觉和言语刺激，以加强效果。⑤对有些患者，在刺激后可能会产生不适，应注意有无眩晕、恶心、呕吐、出汗等；是否有情绪变化或异常行为出现等。如有不适应反应，则应立即停止刺激。⑥实施感觉刺激前，应先向患者解释清楚以获得其合作。⑦尽可能把感觉刺激融会在日常活动中进行，如在洗脸时，配合做触觉刺激。

（二）感觉刺激法

使用各种感觉刺激以图促进感觉通路功能的恢复或改善。如触觉刺激、实体觉训练等。要遵循的要点是：①刺激要反复给予。②刺激的种类要多样化。③根据感觉障碍的恢复情况，循序渐进地进行刺激，不可操之过急。④配合使用视觉、听觉和言语刺激。以加强效果。⑤对有些患者,在刺激后可能会产生不适,应注意其反应,如有无眩晕、恶心、呕吐、出汗;是否有情绪变化或异常行为出现等。如有不适反应,则应立即停止刺激。⑥实施感觉刺激前,应先向患者解释清楚以获得其合作。⑦尽可能把感觉刺激融会在日常活动中进行,如在洗脸时,配合做触觉刺激。

四、一般感觉的训练

(一)皮肤感觉的训练

皮肤感觉包括痛、温、触觉,对这些感觉功能进行训练的目的,主要为了使患者学会保护自己不受有害物的伤害。

1. 有痛、温觉障碍的患者

一定要告诫他们,有些物体会在他们没有痛苦知觉的情况下造成伤害。如洗澡时用热水,可能会因温度过高而造成烫伤。因此一定要学会通过水蒸气的有无或多少来辨别水温的高低,而且在入浴前一定要用健手或让家人试探水温的高低。

2. 进行触觉的刺激与训练

可使用的材料有:①柔软的物品,如法兰织布、羽毛,气球等。②可塑性强的物质,如水、黏土、沙等。③手感粗糙的物品,如各种沙子等。④感觉压力的器材,如把垫子、棉被或治疗球压在身上等。

训练中,可用上述材料在患者身上摩擦或让其触摸、把玩,以体验对各种物体的不同感觉。需要注意的是,训练中,刺激的强度要从最小开始,逐渐增大,要避免过强的刺激,否则会使患者生厌。同时,刺激的部位应从较不敏感的肢体末端开始,慢慢移向肢体近端和躯体。

(二)躯体感觉意识的训练

有些患者有自身的感觉的障碍,从而导致一系列的动作困难,包括:①对自己身体部位的认识和识别困难,因而不能意识身体的哪部分在动,不能有意识地控制身体动作。②对自己身体特有的空间认识不够完整,因此很难区别宽窄、大小等。③偏侧忽略,即忽略一侧的身体或环境,仿佛那一侧不存在,并由此导致左、右辨认障碍等。④躯体动作缺乏直辖市性和节奏性,导致动作笨拙。⑤手-眼协调不良。⑥不能模仿他人动作。

培养躯体感觉意识的方法:①触觉刺激法。如前所述。②本体感受器刺激法。通过被动运动、挤压和牵伸等手段刺激手腕或肘关节、踝关节、膝关节等处的本体感受器;以加强患者对这些部分的空间位置和运动的意识程度。③身体运动法。如摇晃、旋转、跳跃等活动,可帮助培养平衡感觉,学习空间关系,增强运动觉、前庭觉和本体觉。④使用视、听觉代偿法。配合言语刺激,让患者找中身体各个部分,并反复让其练习辨认和命名躯体的各个部位。

第六节　肌肉萎缩

肌肉萎缩是指肌肉的容积、形态较其正常缩小、变细,组织学上其肌纤维变小或数量减少甚而消失而言。正常成年人中,男性肌纤维直径为 $48 \sim 65\,\mu m$,女性为 $33 \sim 53\,\mu m$,如男性 $< 35\,\mu m$,女性 $< 28\,\mu m$,则可认为肌萎缩。

一、病因及发病机制

(一)肌源性疾病

因肌膜功能障碍、肌肉结构异常、神经-肌肉传递障碍或直接压伤而致。

1. 先天性肌病

肌纤维中央轴空性肌病、肌管性肌病、棒状体肌病,良性先天性肌病等。

2. 肌营养不良症

进行性肌营养不良症、营养不良性肌强直症等。

3. 炎性肌病

多发性肌炎、肌炎、皮肌炎、混合性结缔组织病及病毒、细菌、寄生虫等引起的感染性肌炎。

4. 外伤性肌病

直接损伤或局部断裂、挤压、缺血所致。

5. 代谢性肌病

（1）与遗传有关的代谢性肌病：糖原沉积病、家族性周期性瘫痪、脂蛋白异常症、家族性肌球蛋白尿症、脂质代谢异常性肌病等。

（2）非遗传性代谢性肌病：糖尿病性肌病、周期性瘫痪、线粒体肌病、亚急性酒精中毒及营养代谢障碍性肌病。

6. 内分泌性肌病

甲状腺、甲状旁腺功能紊乱，脑垂体功能不足，皮质醇增多症等引起的肌病。

7. 中毒性肌病

亚急性或慢性酒精中毒性肌病，氯贝丁酯（安妥明）、6-氨基己酸、长春新碱、依米丁、氯奎等药物中毒性肌病等。

8. 其他

缺血性肌病、癌性肌病、恶病质性肌病、激素性肌病、重症肌无力晚期、反射性肌萎缩、失用性肌萎缩、局部肌内注射引起的针性肌病、顶叶性肌萎缩、交感性营养不良症等。

（二）神经源性疾病

神经源性疾病是周围神经元各部病损导致神经营养障碍及失用性肌萎缩。

1. 脊髓前角细胞病损

脊髓灰质炎后遗症、脊髓性肌萎缩症、脊髓空洞症、脊髓内肿瘤、脊髓炎、脊髓卒中、多发性硬化症。

2. 脑干病变

脑干炎、脑干肿瘤、脑干卒中、延髓空洞症、进行性延髓麻痹症等主要引起头面部、眼球运动肌、咽喉肌、舌肌、咀嚼肌萎缩。

3. 脑、脊髓神经根病损

多发性神经根炎、脊膜神经根炎、神经根型脊椎关节病、椎管内脊髓外病损、脑底蛛网膜炎。

4. 脑、脊神经病

脑、脊神经炎，多发性神经炎，单神经炎，神经外伤，神经性进行性肌萎缩症，末梢神经炎，神经丛损伤，胸出口综合征，肘管、腕管、跗管综合征，神经卡压综合征，肩手综合征，斜角肌间隙综合征，周围神经肿瘤，中毒性周围神经病等。

二、诊断

（一）临床表现

1. 症状

（1）起病年龄：先天性肌病多起于儿童或青年，运动神经元疾病多起于壮年。

（2）起病情况：肌炎、多发性肌炎多急或亚急性起病；先天性肌病、遗传性肌病多为隐匿性起病。

（3）家族史：先天性肌病、遗传性疾病常有家族史、遗传史。

（4）萎缩肌的分布：多发性肌炎以颈肌、近端肌为重；肌营养不良症可为面-肩-肱型，肢带型为多见；神经根、神经病损其萎缩与其相应支配部位相附和。

（5）主要表现为受累肌肉易疲劳及肌肉无力感。

（6）其他：肌炎常有疼痛及压痛；神经炎常有压痛及感觉障碍或其他感染（麻风、白喉）、中毒（铅、药毒）等症状及病史；代谢障碍及内分泌疾病亦有相应疾病史及病症。

2. 体征

（1）病损肌肉呈现萎缩、变细、肌腹变平、不丰满，测周径双侧相差 2 cm 以上。

（2）肌肥大：肌强直症可呈真性肥大；肌营养不良症可呈假性肥大。

（3）肌肉压痛：炎症性肌病常有压痛。

（4）肌强直：肌营养不良性强直症可见肌强直或叩击性肌强直。

（5）肌张力减退：萎缩肌肉肌张力减退。

（6）肌纤维颤动和肌束震颤：前者见于核性损害，后者现于根性损害。

（7）肌腱反射：肌源性、神经源性病损均呈现病损肌肉腱反射低下或消失。

（8）肌力检查：各种轻瘫试验阳性，肌力减退。

（二）实验室检查

1. 血液检查

（1）肌酶谱检查：血清肌酸磷酸激酶（CPK）、乳酸脱氢酶及其同工酶（LDH 1.2.3.4.5.）、丙酮酸激酶（PK）、醛缩酶（ALD）、谷草转氨酶（AST）、谷丙转氨酶（ALT）等均有增高，见于肌源性疾病。

（2）血液生化检查：血钾降低见于周期性瘫痪，血肌红蛋白、肌酐亦可见升高。

（3）其他：血糖、内分泌测定可示相应疾病的特征，血抗横纹肌抗体、抗乙酰胆碱受体抗体测定有助于肌炎、重症肌无力症的诊断，风湿、类风湿检查、免疫球蛋白测定有助于判别结缔组织疾病。

2. 尿液

肌肉广泛损害时，尿肌酸多增高。

（三）特殊检查

1. 肌电图检查及脊髓诱发电位测定

有助于鉴别肌肉、神经、脊髓源性疾病。

2. 肌活检

行组织化学或病理检查有助于肌病类型的鉴别。

（四）鉴别诊断

1. 神经源与肌源性肌萎缩的鉴别见（表2-2）

表2-2 神经源与肌源性肌萎缩的鉴别

	神经源性肌萎缩	肌源性肌萎缩
发病年龄	成年	儿童、青年
家族性	较少	较多
受累部位	肢体远端重	肢带为主（近端重）
肌束纤维震颤	常有	无
感觉障碍	可有或无	无
肌肥大（或假性）	无	可有
锥体束征	可有（运动神经元病ALS）	无
肌酶谱	无改变或轻度增高	多明显增高
肌电图	呈神经源性受累	呈肌源性受累
肌活检	呈神经源性改变	呈肌源性改变

2. 肌萎缩与消瘦的鉴别

消瘦因全身营养不良或久病缠绵后引起，为全身性普遍表现，肌电图及肌酶谱多属正常。肌萎缩多限于部分区域或以局部为重的特征性分布。

三、治疗

（一）病因治疗

针对感染、缺血、压迫、卡钳、肿瘤等病因进行针对性治疗。

（二）营养支持疗法

除饮食应加强营养外，尚可予以营养性药物，如大量维生素（B族、E）、蛋白质、氨基酸、脂肪乳、能量合剂等，必要时可选用胰岛素低血糖疗法。国内有肌生注射液（含灵芝孢子粉）注射治疗有效的报道。

（三）改善微循环

可用扩血管药物及循环代谢改善药物。

微信扫码
- 临床科研
- 医学前沿
- 临床资讯
- 临床笔记

第三章
神经外科疾病的检查

第一节　一般检查

一般检查包括以下内容。

一、生命体征

检查体温、心率、呼吸及血压。

二、意识状态检查

意识障碍程度分为：嗜睡、意识模糊、昏睡、昏迷。

三、精神状态检查

是否有认知、情感、意志和行为的异常，如错觉、幻觉、妄想、情感淡漠、情绪不稳等，并根据以下检查判断有无智力障碍。

1. 记忆力

让患者对检查者说出的三样物品进行重复，或回忆各届国家领导人。

2. 语言能力

包括命名能力、语言的流利性、理解力和重复能力的检查，以及阅读和书写能力检查。

3. 注意力

让患者倒着说出 12 个月份，或倒着说出"青松红日""海上生明月"等词语。

4. 定向力

检查患者对时间、地点和人物的定向，包括"今年是哪一年，现在在什么地方，你身边的人是谁。"等问题。

5. 计算力

100 减 7 的 5 次连算试验。

四、皮肤检查

有无瘀斑、皮疹、条纹、毛细血管扩张、脐周静脉曲张等。

五、头面部检查

头颅检查也通过视、触、叩、听进行检查。视诊应注意头颅外形、大小以及有无畸形、外伤、肿块或血管瘤。触诊注意有无压痛、凹陷、骨质缺损，如前囟未闭时尚应注意其张力高低。叩诊注意有无破罐音及局部叩击痛。听诊用听诊器通过眼球或乳突以检查颅内有无血管杂音。

面部及五官检查：面部有无畸形、面肌痉挛，有无血管色素斑或皮脂腺瘤，睑裂是否正常大小，有无上睑下垂，角膜是否透明，巩膜有无黄染，眼底检查见脑神经检查。耳郭有无皮疹，外耳道是否通畅，鼻有无畸形，鼻窦区有无压痛等。

六、颈部检查

颈动脉有无杂音，甲状腺触诊有无肿大或结节，颈静脉有无怒张，淋巴结有无肿大，有无强迫头位，颈肌张力有无增高。颈部活动是否自如，有无颈项强直或脑膜刺激征。

1. 屈颈试验（flexed neck test）

患者仰卧，检查者一手托患者枕部，使患者头向胸前屈曲且下颏接触前胸壁，正常应无抵抗存在。

2. Kernig 征

患者仰卧，检查者先将患者一侧髋关节和膝关节屈成直角，再用手抬高小腿。正常人膝关节可被伸至 135° 以上，Kernig 征阳性表现为伸膝受限伴疼痛和屈肌痉挛（图 3-1）。

3. Brudzinski 征

患者仰卧且下肢自然伸直，检查者一手托患者枕部，一手置患者胸前，使患者头向前屈。Brudzinski征阳性者表现为双侧髋关节和膝关节屈曲（图 3-2）。

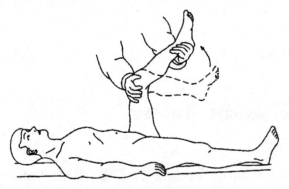

图 3-1 Kernig 征检查方法

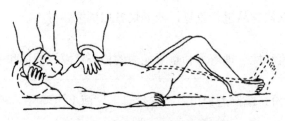

图 3-2 Brudzinski 征检查方法

七、胸部及背部检查

心肺的叩诊与听诊，乳腺及淋巴结检查，脊柱有无压痛或叩击痛。

八、腹部检查

肝脾和淋巴结触诊、听诊肠鸣音是否正常、有无血管杂音。

九、直肠和泌尿生殖系统检查

有无大便潜血，有无肿块及触痛，阴毛分布，睾丸大小及有无包块或损伤。

十、四肢检查

检查肢体的脉搏、颜色，有无水肿或皲裂，有无杵状指，四肢有无疼痛或放射性疼痛。四肢运动见本章运动功能检查。

检查 Lasegue 征观察有无神经根受刺激的表现：患者仰卧，双下肢伸直，检查者一手置患者膝关节保持下肢伸直，一手将下肢抬起。正常可抬高 70°以上，如抬不到 30°出现由上而下的放射性疼痛，为 Lasegue 征阳性。见于坐骨神经痛、腰椎间盘突出或腰骶神经根炎等。

第二节　意识状态检查和特殊的意识障碍

一、意识状态检查

（一）意识障碍的分级和评估

意识障碍可简分为意识清晰度下降和意识内容变化两个方面。前者表现为嗜睡、昏睡和昏迷；后者表现为谵妄、精神错乱等。通常所说意识障碍的程度实际上系指意识清晰度而言，临床上一般分为以下五级。

1. 嗜睡

嗜睡是意识障碍的早期表现。患者表现为持续睡眠状态，但能被叫醒，醒后能勉强配合检查及回答简单问题，停止刺激后又入睡。

2. 昏睡

昏睡为较重的意识障碍。患者处于沉睡状态，但对言语的反应能力尚未完全丧失，经高声呼唤方可唤醒，并能作含糊、简单而不完全的答话，停止刺激后又复沉睡。对疼痛刺激有痛苦表情和躲避反应。

3. 浅昏迷

意识丧失，仍有较少的无意识自发动作。对周围事物及声、光等刺激全无反应，但对强烈刺激如疼痛刺激有反应。吞咽反射、咳嗽反射、角膜反射以及瞳孔对光反射仍然存在。生命体征无明显改变。

4. 中昏迷

对各种刺激均无反应，自发动作很少。对强度刺激的防御反射、角膜反射和瞳孔对光反射均减弱，大小便潴留或失禁，此时生命体征已有改变。

5. 深昏迷

全身肌肉松弛，处于完全不动的姿势。对外界任何刺激全无反应，各种反射消失，大小便多失禁。生命体征已有明显改变，呼吸不规则，血压或有下降。检查者应对患者的意识状态进行评估，常用的是格拉斯哥昏迷评分量表。根据评分结果将昏迷程度分为轻型（13～15分）、中型（9～12分）、重型（6～8分）和特重型（＜5分），详见（表3-1）。

表 3-1　格拉斯哥昏迷评分量表

项目	评分数
睁眼	
自发睁眼	4
对声音刺激（如语言）睁眼	3
对疼痛刺激睁眼	2
对上述刺激不睁眼	1
语言反应	
对人物、时间、地点定向正常	5
会话错乱	4
用词不当	3
能发音	2
不语	1

续 表

项目	评分数
运动反应	
按吩咐动作	6
刺痛定位	5
刺痛躲避	4
屈曲反应	3
过身反应	2
不动	1

（二）昏迷患者检查应注意的方面

昏迷患者病情危重，其病因常涉及多系统的疾病，因此必须在不能取得患者合作的情况下作详细的全身检查，配合必要的辅助检查，并结合所提供的病史信息，尽快解决诊断与治疗问题。检查昏迷患者时应特别注意生命体征、呼吸形式、心律，对语言刺激的反应，眼睑是否自发闭合，瞳孔状态，眼球活动（自主眼动，头眼反射，眼前庭反射），角膜反射，有无脑膜刺激征，轻刺激鼻孔时皱眉耸鼻反应，疼痛刺激时的运动反应，肌张力，各种深、浅反射和病理反射等，均可对导致昏迷的病变范围提供定位信息。其中比较可靠的是生命体征、瞳孔状态、头眼反射、眼前庭反射及躯体运动反应等。

1. 病史采集

应着重了解昏迷发病的过程，包括起病缓急、昏迷的时间及伴随症状；昏迷是否为首发症状，还是在病程中出现，若为后者则昏迷出现前必定有其他征象有助于病因的确定；有无外伤或其他意外事故；有无中毒（如煤气、农药、安眠镇静药等）；既往有无癫痫、高血压病、糖尿病、肾病、肝病、严重心肺疾病等病史以及治疗经过。

2. 生命体征

（1）体温：高热提示严重感染、中暑、脑桥出血；体温过低需注意休克、镇静剂中毒、甲状腺功能低下、低血糖、冻伤等。

（2）脉搏：减慢应注意有无颅内压增高和心肌梗死；心率快可为发热表现，若160次/分以上可能有异位节律。

（3）呼吸：受大脑半球和脑干的影响。双侧半球或间脑损害导致陈-施呼吸；中脑或脑桥上段旁中央网状结构的功能发生障碍时，常造成规则而持久的呼吸增强，临床上称为中枢性神经源性过度通气；脑桥下段或延髓被盖部损害直接累及控制呼吸节律的中枢，可造成长吸式呼吸；病变部位再稍低时可造成呼吸暂停。应注意呼吸的气味。糖尿病酮症酸中毒有烂苹果味，尿毒症有尿臭味，醉酒有酒味，肝性昏迷有腐臭味。

（4）血压：增高见于脑出血、高血压脑病和颅内压增高；低血压可见于休克、镇静剂中毒、心肌梗死。

3. 瞳孔状态

从间脑到脑桥有很多神经中枢和通路对瞳孔大小和光反应有所影响，故可作为昏迷病例病变定位的重要参考。下丘脑前部损害因能阻断从该处发出的交感纤维故可造成瞳孔缩小却不丧失光反应。中脑顶盖部的压迫性或浸润性病变，因能影响导水管周围的光反射纤维交叉，故能造成双侧瞳孔中度散大并丧失光反应，但这种情况要排除阿托品中毒及其他脑病终期情况。昏迷患者伴动眼神经麻痹（根据眼位）且有光反应丧失和瞳孔散大者，应考虑能压迫动眼神经干的病变如脑疝、颅底动脉瘤破裂等。昏迷患者伴有单侧动眼神经麻痹而不伴有瞳孔散大且光反应也不丧失者，应考虑糖尿病、脑动脉硬化、脑膜血管梅毒等。昏迷患者伴有双侧瞳孔中度散大、双侧光反应丧失而不伴有动眼神经麻痹者，要考虑埃-魏核附近病变。昏迷患者伴有双侧瞳孔缩小如针尖者要考虑脑桥被盖部出血、软化或吗啡、鸦片、安眠药中毒。

4. 头眼反射和眼前庭反射

头眼反射和眼前庭反射对评价昏迷患者有一定意义，因为控制交互眼动机构的神经通路正好位于脑桥和中脑之间的网状结构及其稍背侧，这些结构通过前庭迷路系统及颈部的本体感受器，起着重要的空间定位作用。正常情况下大脑半球对上述反射有抑制作用，当半球功能丧失时，这些反射呈亢进现象。检查头眼反射的方法是：检查者握住患者头部并向左右转动或向前后屈伸，每换一个方向后稍停片刻以观察眼球的转动情况。脑干功能正常时眼动方向与转头方向相反，脑干功能丧失时眼球不转动。检查眼前庭反射的方法是：可用 1 mL 冰水直接注射到鼓膜上进行观察，正常人注后经过短暂的潜伏期显示有快相向对侧的眼球震颤，脑干功能正常而大脑半球功能障碍时，两眼向注水侧呈强直性凝视，大脑和脑干均受抑制时不出现眼动反应。

5. 躯体运动反应

嗜睡、昏睡以及浅昏迷患者，其运动行为在脑不同部位病变呈不同形式的反应。大脑半球运动通路受累时可引起偏瘫，大脑半球更广泛的病变能使被动牵张时呈过度伸展或有时呈强握反射。大脑、脑干功能障碍时对疼痛刺激的反应也有所不同。对病变在大脑的患者强压其眶上缘能引出去皮质强直，即双上肢在肘、腕、指间关节处屈曲而下肢伸直，双脚跖屈。如病变位于脑桥上段或中脑，则强压眶上缘可引出去大脑强直，即双上肢伸直而旋前，双下肢伸直。

二、特殊类型的意识障碍

（一）去皮质综合征

去皮质综合征为意识丧失，而睡眠和觉醒周期存在的一种意识障碍。常见于双侧大脑皮质广泛损害，功能丧失而皮质下功能仍保存的缺氧性脑病、脑炎、中毒和严重颅脑外伤等。患者能无意识地睁眼、闭眼或转动眼球，但眼球不能随光线或物品转动，貌似清醒但对外界刺激无反应。光反射、角膜反射，甚至咀嚼动作、吞咽、防御反射均存在，可有吸吮、强握等原始反射，但无自发动作。大小便失禁。四肢肌张力增高，双侧锥体束征阳性。身体姿势为上肢屈曲，下肢伸直，称为去皮质强直。与去大脑强直的区别为后者四肢均为伸性强直。

（二）无动性缄默症

无动性缄默症又称睁眼昏迷，为脑干上部和丘脑的网状激活系统受损，而大脑半球及其传出通路却无病变。患者能注视周围环境及人物，貌似清醒，但不能活动或言语，二便失禁。肌张力减低，无锥体束征。强烈刺激不能改变其意识状态，存在觉醒 – 睡眠周期。

（三）闭锁综合征

闭锁综合征又称去传出状态，病变位于脑桥腹侧基底部，损及皮质脊髓束及皮质脑干束而引起。患者呈失运动状态，眼球不能向两侧转动，不能张口，四肢瘫痪，不能言语，但意识清醒，能以瞬目和眼球垂直运动示意与周围建立联系。可由脑血管病、感染、肿瘤、脱髓鞘病等引起。

（四）持久性植物状态

大面积脑损害后仅保存间脑和脑干功能的意识障碍并持续在三个月以上者称之为植物状态。患者保存完整的睡眠觉醒周期和心肺功能，对刺激有原始清醒，但无内在的思想活动。关于植物状态判断标准，见（表 3-2）。

表 3-2　植物状态的诊断标准

1. 有反应性或自发性睁眼，但对自身和周围环境的存在缺乏认知能力

2. 检查者和患者不能进行任何形式的沟通和交流

3. 患者无视觉反应

4. 不能说出令人理解的语言和做出有意义的词语口型

5. 哭笑和皱眉蹙额变化无常，与相应刺激没有关系

6. 存在睡眠 – 觉醒周期

7. 脑干和脊髓反射如吸吮、咀嚼、吞咽、瞳孔对光反射、头眼反射和腱反射均存在

8. 没有自主动作、模仿动作以及刺激后的躲避行为

9. 血压和心肺良好，膀胱和直肠功能失控

第三节　言语及运用、识别能力的检查

一、言语功能的检查

（一）言语的检查

语言的基本形式有听、说、读、写。失语症的基本形式包括言语表达障碍、语言理解障碍、阅读障碍、书写障碍以及构音障碍等。具体方法如下。

1. 语言表达

语言表达又包括自发谈话、命名及复述，即通过患者的自发谈话、叙述病情、回答检查者提问和复述等，发现患者有无语调及音韵的变化，找词、用词有无困难，有无用错词句，用错后是否自己知道，有无语法错误，命名与复述有无障碍。

2. 语言理解

在理解语言方面观察患者能否执行检查者的口头指令，对语音的听辨和对字词、句子的理解能力。还可通过复述、口述，对人和物品的命名来判定患者的语言理解能力。

3. 阅读

通过患者对字的辨认、朗读文字指令并执行之、听话辨认字词、词图匹配等，检查患者对文字的朗读和理解能力。

4. 书写

通过书写姓名、地址、系列数字、叙事、听写及抄写等以检查患者的书写能力。

（二）构音障碍的检查

构音障碍是指神经系统病损引起的发音不清而用词尚准确，区别于发音清楚但词不达意的失语。构音障碍检查应注意咽喉肌或构音肌是否瘫痪，软腭、咽部和声带有无麻痹，舌的大小、软硬程度和活动度，言语是否含混，有无声调高低异常，有无语音节率的缓慢或音节紊乱、断缀或重音的异常，发唇音（如拨、泼、摸、佛等音）或齿音（知、吃、师、资、磁、思等音）有无障碍，有无吞咽困难、饮水呛咳及情感障碍等伴发症状，休息后构音状况有无好转等。

二、运用和识别能力的检查

（一）运用能力的检查

检查患者有无失用症，即自发的动作有无错误，执行命令动作如做闭眼、举手、解衣扣、穿脱衣袜、划火柴、用钥匙开锁等动作能否正确，模仿动作有无困难，可用积木或火柴梗拼图形（检查者先示范）检察有无结构性失用。

（二）识别能力的检查

检查患者有无失认症，即能否认识看到的物件，认识熟悉的人，识别不同的颜色，识别物体的空间位置及物与物之间的空间关系，识别听到的各种声音等。

第四节　脑神经检查

脑神经（cranial nerve）检查包括以下几个方面。

一、嗅神经（Ⅰ；olfactory nerves）

嗅觉是通过鼻腔上部嗅黏膜的嗅细胞传向嗅球。检查方法：应对两侧鼻孔分别进行，并嘱患者自行比较两侧嗅觉的灵敏度。试验品应是有挥发性而无刺激性的物品，如香皂、樟脑、牙膏等。

临床意义：嗅黏膜正常且通气良好的患者，如一侧嗅觉丧失，应考虑额叶底部或嗅沟肿瘤。双侧嗅觉失灵的意义较单侧为小。头部外伤伴有嗅觉失灵者，应考虑前颅凹颅底骨折。

二、视神经（Ⅱ；optic nerve）

视神经通过节细胞将视网膜的感受细胞的神经冲动传向视觉中枢。检查内容包括视力、视野及眼底检查。

1. 视力

让患者站在距视力表 5 m 远处，以单眼辨认检查者所指定的符号，从而确定其视力。视力表必须挂在光线充足的地方，视力明显减退者，可在不同距离让其辨识手指数目。视力更差者，可试其有无光感。

2. 视野

（1）大体视野测定：嘱患者双眼注视检查者的双眼，检查者将双手向外伸出约 50 cm，高于眼水平 30 cm 左右，并伸出双示指，此时检查者双手指应出现在患者双上颞侧视野。询问患者说出那一侧手指在动，是左、右还是双侧。然后在眼水平以下 30 cm 重复本动作。如果检查者双手运动而患者只看到一侧，即有视野缺损存在（图 3-3）。

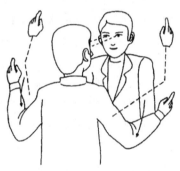

图 3-3 视野双手测定方法

（2）单眼视野测定：检查时嘱患者相距约 60 cm 面对而坐，双方同时闭合或用手指遮住相对应的眼（如患者为左眼，则检查者为右眼），另一眼互相固定直视。检查用棉签或其他试标在两者中间分别自上、下、颞侧、鼻侧、颞上、颞下、鼻上、鼻下八个方向，从外周向中心移动，请患者一看到试标时立即说明。检查者以自己的视野作为标准而与患者比较，即可测知患者的视野有无缺损（图 3-4）。

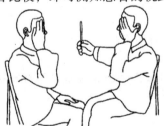

图 3-4 视野单手测定方法

3. 眼底

可在不散瞳的情况下用眼底镜直接检查，主要注意视神经乳头的形状、颜色、生理凹陷及边界是否清楚，动静脉比例，血管走行和反光强度，以及视网膜有无水肿、出血、渗出等。

临床意义：单眼失明急性发病者，除因眼球本身病变者外，其病变必在视交叉之前，视神经乳头有充血或水肿者多为视神经乳头炎，无充血或水肿者多为球后视神经炎。如为慢性发病不论视神经乳头有无变化，均应进行全面检查，包括神经系统检查、内分泌检查及颅骨 X 线检查。双眼原发性视神经萎缩且伴有双颞侧偏盲的患者，病变在视交叉，常由垂体瘤、颅咽管瘤、视交叉蛛网膜炎所致。双眼视神经盘水肿，如为急性发病且有视力障碍者，应考虑视神经乳头炎。如为慢性发病且不伴有明显视力障碍者，提示有颅内压增高。双眼视神经盘水肿合并视力障碍，如为慢性发病，应考虑颅内压增高为时已久，发生继发性萎缩。一眼呈视神经萎缩而另一眼呈视神经盘水肿者常因鞍旁或一侧额叶底面的肿瘤引起。同侧偏盲又分完全性的与不完全性的两种，完全性同侧偏盲的病变在对侧的视束、外侧膝状体、膝距束及枕叶之间。上 1/4 同侧偏盲的病变多在对侧颞叶，下 1/4 同侧偏盲的病变多在对侧顶叶。

三、动眼、滑车、展神经（Ⅲ、Ⅳ、Ⅵ）

动眼神经支配眼球的内直肌、上直肌、下直肌、下斜肌、上睑提肌、睫状肌及瞳孔括约肌。滑车神经支配上斜肌。展神经支配外直肌。

检查方法：当患者向前直视时，观察其眼裂大小是否相等，有无上睑下垂。让患者头部固定，眼球随检查者的手指向各方向活动以观察各眼肌的功能是否受限。再检查双侧瞳孔大小、形状及边缘，并作两侧对比。以电筒分别照射，观察受直接照射的瞳孔是否收缩，称为"直接对光反射"。再将两眼以不透明纸板隔开，当照射一侧瞳孔而另一侧未被照射的瞳孔也收缩时称为"间接对光反射"。嘱患者双眼注视远方，此时其瞳孔应当散大，而后再嘱患者迅速将视线注视近方，此时其瞳孔当很快缩小，此种现象称为瞳孔调节反射。当患者将视线注视自己的鼻根部时观察其两眼轴如呈内聚，称为辐辏反射。

临床意义：动眼神经麻痹包括上睑下垂、眼球处于外展位，向内、向上、向下活动均受限制，瞳孔散大，直接、间接对光反射及调节辐辏反射均丧失且伴有复视。急性颅内压增高伴有动眼神经麻痹时，常被看作是海马回疝的指征。慢性颅内压增高并发动眼神经麻痹者无定位意义，称为假定位征。滑车神经麻痹时眼球向下外转动受限制，当向下注视时复视现象也更明显，因此患者常感下楼困难。展神经麻痹时眼球处于内收位，不能向外转动眼球并出现复视。单纯的展神经麻痹不具有定位价值。动眼、滑车、展神经全麻痹时眼球固定于中央位，同时上睑下垂、瞳孔散大、对光反射消失，此种现象多指示病变在眶上裂附近。一侧瞳孔缩小且眼裂也变小，眼球轻微内陷并伴有同侧面部少汗或无汗现象时，称为霍纳（Horner）综合征，在脑干被盖区或 $C_8 \sim T_1$ 脊髓侧角及其发出纤维终止的交感神经节等处受损，均可出现此征。瞳孔直接对光反射消失而调节反射存在称为阿 – 罗（Argyll–Robertson）瞳孔。多发性硬化、神经梅毒等可呈现此种瞳孔。松果体区肿瘤压迫四叠体上丘，于早期可呈现双眼不能向上注视，晚期上下均不能注视。如患者一侧动眼神经麻痹合并对侧半身瘫痪，常示同侧中脑的病变。双眼同向注视障碍常表示同侧脑桥或对侧额叶的凝视中枢受累。

四、三叉神经（V；trigeminal nerve）

三叉神经运动支支配咬肌、颞肌及翼内、外肌，三叉神经感觉支主管面部皮肤及口腔、鼻黏膜的痛、温、触觉。

检查内容应从运动、感觉和反射三方面进行。

1. 运动支

应观察颞肌及咬肌有无萎缩，并用触诊测知双侧肌力是否对称，其次观察患者慢慢张口时下颌是否偏斜。

2. 感觉支

可用钝针及棉条分别检查其痛觉及触觉，一般无须检查温度觉。检查时应在两侧对称部位做比较，并确定感觉障碍区域。

3. 角膜反射

应以棉丝轻触角膜的边缘部分，正常反应表现为眨眼活动。

4. 下颌反射

患者略微张口，检查者将手指横放在患者下颌中部，用叩诊锤叩击手指。正常反应为双侧咬肌和颞肌收缩，使口部闭合，但大多反应轻微。

临床意义：一侧三叉神经运动支损害时，表现为同侧咬肌，颞肌萎缩或力弱，张口时下颌偏向患侧。三叉神经感觉支损害时表现为患支分布区的感觉减退或消失，三叉神经干或核的损害，其临床表现不同，可借以对病变鉴别。三叉神经同侧感觉支及运动支全受累时指示病变在三叉神经节。三叉神经感觉支和面神经运动支病变均可致角膜反射消失。双侧皮质延髓束病变时下颌反射亢进。

五、面神经（Ⅶ；facial nerve）

面神经支配面部表情肌并主司舌前三分之二区域的味觉。检查方法：在患者平静时观察双侧额纹、眼裂、鼻唇沟及口角是否对称。当患者作抬眉、皱眉、鼓腮、示齿等动作时观察两侧面肌是否对称。检查舌前三分之二区域味觉时让患者将舌伸出，嘱其不得缩回，并约定当尝到酸甜苦咸等味时只能示意其有或无，每用一种试液应漱口，而后分两侧试验舌前三分之二区域味觉。

临床意义：周围性面神经麻痹表现为同侧眼裂变大、额纹消失、鼻唇沟变浅，病变侧不能做抬眉、皱眉、闭目、示齿、鼓腮等动作，口角歪向健侧。若面神经在鼓索支分出之前受损害，则除上述症状外还伴有同侧舌前三分之二味觉障碍。如病变位于面神经支配镫骨肌分支发出之前，还会伴有同侧听觉过敏。中枢性面神经麻痹表现为病变对侧下部面肌瘫痪，即鼻唇沟变浅，做示齿动作时更为明显。中枢性面神经麻痹提示病变位于脑实质内，且在脑桥面神经核水平以上。

六、位听神经（Ⅷ；acoustic nerve）

位听神经包括耳蜗神经及前庭神经两部分，前者主司听觉，后者对躯体的平衡作用提供反射性调节。检查方法：听觉和前庭功能需要分别进行检查。

1. 耳蜗神经检查

先了解外耳道有无阻塞，鼓膜有无穿孔，然后分别检查单耳听力。以耳语、手表声或音叉进行。

音叉（C 128～256 Hz）检查可鉴别传导性聋（外耳或中耳病变引起）和神经性聋（内耳或蜗神经引起）。常用的有以下两种方法。

（1）Rinne 试验，将震动的音叉放在耳后乳突上，患者听不到后再移至耳旁，如能听到，则为 Rinne 试验阳性。正常为气导（air conduction，AC）大于骨导（bone conduction）。神经性耳聋时，气导也大于骨导，但两者时间均缩短。检查时应两侧分别试验。如震动的音叉骨导声音消失，置于耳旁仍听不到，则应先试气导，再试骨导，若骨导大于气导，则为 Rinne 试验阴性，为传导性聋。

（2）Weber 试验，将震动的音叉放在患者的前额或颅顶正中。正常时两侧感受相同，传导性耳聋时感到病侧较响，是为 Weber 试验阳性，神经性耳聋时健侧较响，是为 Weber 试验阴性。

临床意义：单侧或双侧的传导性耳聋均非神经系统疾病引起。单侧神经性耳聋应注意内耳、小脑脑桥角部位的病变。双侧神经性耳聋常因药物如链霉素、庆大霉素、卡那霉素、奎宁等中毒所致。

2. 前庭神经检查

损害时主要产生眩晕、呕吐、眼球震颤和平衡失调。

（1）平衡障碍：主要表现为步态不稳，向患侧倾倒，Romberg 征和指鼻试验均向患侧偏倚等。此由于前庭与小脑有联系纤维之故。

（2）眼球震颤：眼球震颤多见于前庭及小脑病变。前庭性眼震的方向因病变部位、性质和病程而不同。急性迷路病变（如内耳炎症、出血）引起冲动性眼震慢相向病侧，快相向健侧，向健侧注视时重，向病侧注视时轻。中枢性前庭损害（如脑干病变）时眼震方向不一，可为水平、垂直或旋转性。两眼眼震也可不一致。

（3）前庭功能检查：①旋转试验，让受试者坐转椅中，头前倾30°，两眼闭合，将椅向左旋转10次（20 s 内）后急停。并请患者睁眼注视远处。正常时可见水平冲动性眼震，其快相和旋转方向相反。持续约30 s，少于15 s 时表示前庭功能障碍。②变温试验：以冷水（通常为15～20℃）灌洗外耳道，可产生眼球震颤，快相向对侧。眼球震颤停止后，可用温水（35℃左右）灌洗外耳道，也产生眼球震颤，但快相向同侧。眼球震颤在冷、温水灌洗后可持续1.5～2分钟。前庭受损后反应减弱或消失。

临床意义：小脑脑桥角肿瘤或粘连，链霉素等药物中毒等常导致单侧或双侧前庭功能丧失，梅尼埃病的患侧前庭功能常减退。

七、舌咽、迷走神经（Ⅸ、Ⅹ）

舌咽神经、迷走神经是感觉、运动混合神经，由于这两对神经在解剖部位及功能方面关系密切，故常合并检查。

检查方法：嘱患者张口以观察其悬雍垂在静止或运动时的位置，软腭在发音时的运动情况。当一侧软腭瘫痪时，发"啊"音时健侧软腭上提，悬雍垂也被拉向健侧。用压舌板轻触两侧咽后壁，正常时立即有恶心反应，此称为咽反射，舌咽神经麻痹则无此反应。另外，可让患者试做饮水及吞咽动作，吞咽障碍时将出现呛咳及咽下困难。要注意患者发音时是否嘶哑，必要时请咽喉科用喉镜检查声带运动

临床意义：凡有吞咽困难、咽反射消失、声音嘶哑及悬雍垂偏斜者应考虑为球（延髓）麻痹。常见的原因有小脑下后动脉病变、延髓肿瘤、延髓空洞症、寰枕畸形等。感染性多发性神经根神经炎常累及这两对神经，重症肌无力常累及这两对神经所支配的肌群而延髓性球麻痹的现象。

八、副神经（Ⅺ；accessory nerve）

副神经为单纯的运动神经，支配胸锁乳突肌和斜方肌。

检查方法：观察患者在扭转颈项或耸肩时胸锁乳突肌和斜方肌有无萎缩，并测试和比较两侧的肌力是否对称。

临床意义：单独的一侧副神经麻痹很少见，舌咽、迷走、副神经三条神经麻痹指示病变在同侧颈静脉孔附近或延髓的疑核附近。双侧胸锁乳突肌无力或萎缩可见于感染性多发性神经根神经炎、进行性脊肌萎缩等。重症肌无力患者可有双侧斜方肌无力，表现为不能伸直颈部，头易前倾。

九、舌下神经（Ⅻ；hypoglossal nerve）

舌下神经是运动神经，支配舌部肌肉活动。

检查方法：注意舌肌有无萎缩及肌纤维震颤，舌在口内或伸出口外时有无偏斜。

临床意义：周围性舌下神经麻痹舌在口内偏向健侧，伸出口外时偏向患侧。周围性舌下神经麻痹患者历时两周左右可出现舌肌萎缩及肌纤维震颤。中枢性舌下神经麻痹的患者伸舌时偏向脑部病灶对侧。不伴有舌肌萎缩。

第五节　运动系统功能检查

运动系统功能检查包括肌容积、肌力、肌张力、不自主运动、共济运动和步态等。

一、肌容积

观察比较双侧对称部位的肌肉的外形和体积。肌容积异常有两种形式，一种是肌萎缩，另一种是假肥大，通过视诊及触诊即可检出。

1. 肌萎缩

部分患者肌萎缩是下运动神经元疾病所致，如前角细胞或周围神经的病变。由于中枢原因引起的肌萎缩较多见于顶叶疾患，其他上运动神经元疾病所引起的肌萎缩多属于失用性萎缩，还有部分患者肌萎缩是由于肌肉本身的病变引起。

2. 假肥大

假肥大主要发生于肌病，多见于三角肌、臀大肌和腓肠肌等处。常与其他部位的肌萎缩并存。肥大处的肌肉触诊时硬如橡皮，但收缩时却很无力。

二、肌力

肌力是指肌肉主动收缩时力量的大小而言，它不是客观的检查指标，临床上常用肌力变化以观察某些病情的演变。对局限性周围神经或肌肉疾病只需检查受累肌组的肌力并与健侧作对比即可。如患者为中枢性或广泛性的周围神经疾病或肌病，则须从四肢远端依次向近端逐个关节地进行检查。主要肌肉的肌力检查方法如表3-3所示。

表3-3　主要肌肉肌力的检查方法

肌肉	节段	神经	功能	检查方法
三角肌	C_{5-6}	腋神经	上臂外展	上臂水平外展位，检查者将肘部向下压
肱二头肌	C_{5-6}	肌皮神经	前臂屈曲和外旋	屈肘并使旋后，检查者加阻力
肱桡肌	C_{5-6}	桡神经	前臂屈曲、内旋	前臂旋前，之后屈肘，检查者加阻力
肱三头肌	C_{6-7}	桡神经	前臂伸直	肘部做伸直动作，检查者加阻力
腕伸肌	C_{6-8}	桡神经	腕背屈、外展、内收	检查者对腕背曲、外展、内收施加阻力
腕屈肌	C_{6-8}	正中神经、尺神经	屈腕、外展、内收	检查者对腕屈肌、外展、内收施加阻力
指总伸肌	C_{6-8}	桡神经	2~5指掌关节伸直	屈曲末指节和中指节后，检查者在近端指节处加压
拇伸肌	C_{7-8}	桡神经	拇指关节伸直	伸拇指，检查者加阻力
拇屈肌	$C_7 \sim T_1$	正中神经、尺神经	拇指关节屈曲	屈拇指，检查者加阻力
指屈肌	$C_7 \sim T_1$	正中神经、尺神经	指关节屈曲	屈指，检查者于指节处上抬
髂腰肌	L_{2-4}	腰丛神经、股神经	髋关节屈曲	屈髋屈膝，检查者加阻力
股四头肌	L_{2-4}	股神经；	膝关节伸直	伸膝，检查者屈曲之
股内收肌群	L_{2-5}	闭孔神经、坐骨神经	大腿内收	仰卧，下肢伸直，两膝并拢，检查者分开之
股外展肌群	$L_4 \sim S_1$	臀上神经	大腿外展，并内旋	仰卧，下肢伸直，两膝外展，检查者并拢之
股二头肌	$L_4 \sim S_2$	坐骨神经	膝部屈曲	俯卧，维持膝部屈曲，检查者加阻力
臀大肌	$1_5 \sim S_2$	臀下神经	大腿伸直并外旋	仰卧，膝部屈曲90°，将膝部抬起，检查者加阻力
胫前肌	$L_4 \sim S_1$	腓深神经	足部背屈	足部背屈，检查者加阻力
腓肠肌	$L_5 \sim S_2$	胫神经	足部跖屈	膝部伸直，跖屈足部，检查者加阻力
拇长伸肌	$L_4 \sim S_1$	腓深神经	第2~5趾及足背背屈	中趾背屈，检查者加阻力
拇长屈肌	$L_5 \sim S_2$	胫神经	拇趾跖屈	拇趾跖屈，检查者加阻力

一般依肢体活动的程度粗略地将肌力分为0～Ⅴ级。0级指完全瘫痪；Ⅰ级指可见肌肉收缩但无肢体运动；Ⅱ级指肢体能在床面上移动但不能抵抗自身重力，不能抬离床面；Ⅲ级指可抵抗自身重力而抬离床面做主动运动；Ⅳ级指能做抵抗阻力的运动但未到正常；Ⅴ级指肌力正常。

三、肌张力

肌张力检查应在患者肢体放松的情况下，做被动运动以测其阻力，并注意伸肌与屈肌张力有无差别。肌张力异常有两种形式。

1. 肌张力增高

肌张力增高表现为肢体在被动运动时的阻力增高。锥体束损害引起者其阻力起初较大，但到一定程度后阻力突然降低，称为折刀式肌张力亢进；锥体外系损害引起者伸肌屈肌张力同时增高，被动运动时其阻力犹如弯曲铅管，称为铅管样僵直。如伸肌屈肌张力增高程度不等，当被动运动时有如拨动齿轮的感觉，称为齿轮样僵直。

2. 肌张力减低

肢体在被动运动时的阻力减低。触诊时感到肌肉松弛，常见于周围神经、脊髓后索、小脑或肌肉本身的疾病。

四、不自主运动

不自主运动病因比较复杂。可能由神经系统不同水平的功能障碍引起，可表现为局部的，也可能是全身的不随意运动。

1. 痉挛

痉挛是一组肌肉或一组肌束无定时的抽搐。如面肌痉挛，可由面神经核或面神经疾患引起。

2. 肌阵挛

肌阵挛可表现为个别或多个肌群的快速抖动。

3. 肌束震颤

肌束震颤指肌纤维群的无节律性收缩而言，可由寒冷或机械性刺激所激发，也可见于运动神经元病。

4. 肌张力障碍

肌张力障碍是一组由促动肌和拮抗肌不协调并间歇持续收缩，导致具有扭转性质的异常体位姿势和不自主变换动作的症状群，故亦称肌张力障碍综合征。

5. 舞蹈动作

舞蹈动作是一种累及面部、肢体、躯干肌肉的不受意识控制的过度运动，表现为极快的、跳动式的、无意义的、不规则、不刻板的肢体动作。其动作形式变幻不已，带有一定连续性，呈舞蹈样怪异动作。舞蹈动作的病变位于基底节或丘脑底核。

6. 抽动

抽动是固定或游走性、单处或多处肌群急速收缩所致的不随意动作。抽动无节奏、频度不等，但还是刻板性动作。可急速抬眉、皱眉、挤眼、撇嘴、晃头、耸肩、肢体抽动、躯干肌的急速收缩等，还可因发音肌不随意收缩而不随意发出种种怪声。

7. 震颤

震颤呈现为屈肌与伸肌不自主的节律性交替收缩，导致手指乃至肢体的不自主震颤动作，静止时加重的震颤称静止性震颤，在维持一定姿势（如双上肢平举）时出现的震颤称姿势性震颤，在做一定动作时出现的震颤称动作性震颤。患者呈现上肢的扑打动作，称为扑翼样震颤。

五、共济运动

共济运动指运动的稳定和协调而言。运动的不协调称为共济失调。这种障碍被认为是小脑不能调节神经系统各水平的易化及抑制作用所致，但有时也可由深感觉障碍引起。

1. 指鼻试验

嘱患者先后以左右示指指端从一定的距离触碰自己的鼻尖，可从不同方向以不同速度进行。注意其动作的平稳、协调以及准确性。左右两侧比较，睁眼闭眼比较。共济失调患者动作不稳、不准、笨拙、急促、震颤，且越临近目的物时震颤越明显，称意向性震颤。

2. 跟膝胫试验

患者平卧位，嘱其抬高一侧下肢，屈曲膝关节，并将该足跟准确地放在对侧膝盖处，然后沿胫骨前缘向下滑动。跟膝胫试验阳性者足跟放置不准不稳，沿胫骨前缘滑动时左右摇摆不定。

3. 轮替试验

嘱患者快速地做正、翻手掌的活动，或嘱其将示指、中指、无名指、小指轮流而反复地与拇指做对指运动，注意其动作的速度、协调、幅度和节奏。轮替障碍患者表现为动作慢、有顿挫、易疲劳中止。

4. Romberg 试验

嘱患者站立，双足并拢，观察其睁闭眼时的站立是否平稳。分别以单足站立时更易发现轻微的平衡障碍。

临床意义：单侧小脑半球或小脑脚病变时，同侧肢体呈现共济失调；小脑蚓部病变时共济失调主要呈现于躯干和下肢；小脑性共济失调不能由视觉代偿。

六、步态异常

观察患者站立和行走时有无步态（gait）的异常。临床常见的病理步态包括以下几种（图 3-5）。

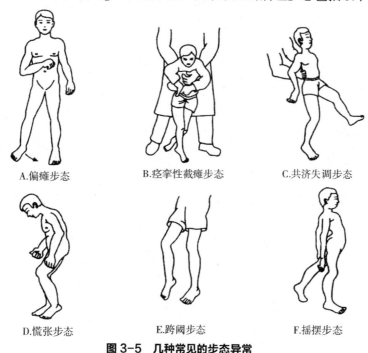

A.偏瘫步态　　B.痉挛性截瘫步态　　C.共济失调步态

D.慌张步态　　E.跨阈步态　　F.摇摆步态

图 3-5　几种常见的步态异常

1. 偏瘫步态

病侧上肢呈屈曲、内收、旋前，缺乏协同的摆动动作，下肢举步时常将患侧骨盆部提得较高，或将该下肢向外作半圆形划圈动作。此系一侧锥体束损害引起，多见于脑血管疾病后遗症。

2. 痉挛性截瘫步态

因下肢内收肌张力增高致髋关节明显内收，步行时，双下肢僵硬，向内交叉呈剪刀状。见于脑性瘫痪、遗传性痉挛性截瘫。

3. 共济失调步态

共济失调步态又称蹒跚步态，患者行走时两足分开，步基宽，称为"阔底步态"，因重心难以控制，故摇晃不稳，状如酒醉。多见于小脑病变。由深感觉障碍引起者抬腿过高，足落地沉重，睁眼时稍好，闭眼时不稳，甚至不能行走。

4. 慌张步态

行走时躯干僵硬前倾，双臂不动，起步困难，但一迈步即以极小的步伐向前冲去，且越走越快，不能及时停止或转弯，状似慌张，故称"慌张步态"，又称"前冲步态"。见于帕金森病患者。

5. 跨阈步态

腓总神经麻痹时足下垂，行走时为避免足趾碰撞地面，总是将患肢抬得很高，状如跨越门槛，称之"跨阈步态"。

6. 摇摆步态

进行性肌营养不良症患者，由于骨盆带肌群和腰肌无力，为维持身体重心平衡而脊柱前凸，行走时因不能固定骨盆，臀部左右摇摆，状如"鸭步"。

第四章
神经外科手术基础

第一节 手术主要器械设备

一、手术基本设备

神经外科手术设备包括可控手术床、头架、双极电凝器、手术显微镜、超声吸引器、手术用激光等。显微神经外科是现代神经外科的基础，显微手术器械包括显微手术剪刀、自动牵开器，显微针持（镊）等。随着高新技术的发展，现代神经外科在诊断和治疗上的方法和手段得到不断更新。

1. 多功能可控手术床

手术时术者最好坐在带扶手的专用手术椅操作，手术床的高度适应术者坐位时的双手高度。患者头被固定，为满足观察到各个角度的术野，需随时调整患者的头、体位。

2. 头架和脑牵开器

（1）头架：有不同类型，其中 Mayfield 头架有三个头钉，位置适宜。

（2）脑自动牵开器：由一组球面关节组成，内由一钢线穿连在一起，长 30 ~ 40 cm，一端固定不同规格的脑压板，另一端固定在头架或连接杆上。当扭紧钢线时，其臂硬挺，使前方脑板固定在所需位置。手术中牵开脑组织的时间不要过长，每 10 ~ 15 分钟后放松脑压板 3 ~ 5 分钟，间断抬压脑组织，牵开脑的压力低于 2 mmHg 比较安全。

3. 双极电凝器和冲洗器

（1）双极电凝器：是神经外科手术重要的止血基本设备。其长度要求 8 ~ 25 cm，尖端直径 0.25 ~ 1.5 mm。双极电凝镊还是一把良好的分离器，可用作分离组织。一般为枪状，不阻挡视线，增加了术野的可视范围。

（2）显微冲洗器：在电凝和使用高速钻时，需不断地冲生理盐水，以降低钻头温度和防止双极镊的尖端粘连。

4. 高速开颅钻

其动力有电和压缩气体两种，电钻的钻速不如气钻，但电钻可有正反两个方向旋转适用于临床。高速钻的优点是其运转时几乎无力矩。在启动、停止以及改变速度时钻头稳定，可确保手术安全。直径较小的钻头可用于钻孔，穿线固定骨瓣。磨钻头用于磨除蝶骨嵴、前床突、内耳道等部位颅骨。开颅器（铣刀）顶部的剥离端非常精细，可以把硬脑膜自颅骨内板分离，锯下骨瓣。术者应以右手持笔式握钻柄，并将腕部靠在手托上，以求稳定。

5. 吸引器管

手术的全过程都需使用，用于清除术野的积血、冲洗水和脑脊液，也可用来牵开组织及做钝性分离。其顶端必须光滑，以防损伤细小的血管和神经。其柄上有一侧孔，用于调节压力，在大出血的紧急情况下，堵住吸引器侧孔，使吸力最大，及时吸除积血，保证术野清洁，以利止血。手术者手持吸引器的姿势以持笔式为好，拇指或示指位于吸引器孔处，根据需要调节孔开放的大小。

6. 显微手术器械

（1）手术显微镜：主要由照明系统，以及可供升降、前后左右调节的多关节支架和底座三部分组成。除吻合血管外，一般显微神经外科手术，放大 5 ~ 10 倍可以满足手术的要求，物距 300 ~ 400 mm，另有冷光源照明、摄像系统等。

（2）显微镊：由钛合金制作，质量轻，外表光滑，不易腐蚀，不磁化，具备足够弹性。分离组织时，先将镊尖端并拢插入组织，然后靠其弹性自动分开，上述动作反复进行，达到分离组织的作用。

（3）显微剪和蛛网膜刀：显微剪刀应锋利，关闭和开启要灵活自如。用显微刀切开颅底蛛网膜下腔池的蛛网膜、分离神经和血管周围的组织粘连时，其刀尖不应插入刀刃的 1/3，免损伤下面组织结构。

（4）显微针持：为吻合血管和神经持针用，以直柄针持常用。针持应用应熟练准确，必须在实验室反复地练习。在小的、深部术野中完成缝合、打结等操作。显微手术外科使用的缝合线为 6-0 ~ 10-0 尼龙线。颅内大血管可用 7-0 ~ 8-0 尼龙线，小的血管可用 9-0 线。

（5）显微分离器：除双极电凝镊外，专用的显微分离器（也称剥离器），有铲式和球面式不同形状。镊尖端并拢插入被分离组织，依靠其自身弹性，镊尖端分开，反复动作即可达到分离组织的作用。

二、显微神经外科设备与技术

显微神经外科技术从 20 世纪 50 年代以来逐渐成熟。随着神经影像学突破性的发展，显微神经解剖和显微手术器械及手术技巧的提高，神经外科手术范围日益扩大。在显微神经解剖及特殊器械的辅助下使手术的精细程度达到新的高度。患者术后生存质量显著提高。显微神经外科是由大体神经外科向微侵袭神经外科发展的主线，它的方法和理论为微侵袭神经外科奠定了一定基础。在当前和可预见的将来仍然是治疗疾病的主要手段。在给患者带来巨大好处的同时，也延长了神经外科医师的手术生命。

显微神经外科理论认为：蛛网膜为间皮成分，这些结缔组织在脑池形成纤维及小梁，它们成为蛛网膜的支架并与蛛网膜下腔中血管外膜相连。显微镜提供了观察接近生理状况活体蛛网膜下腔的机会，同时可以观察神经血管的细致结构。蛛网膜对于神经外科手术的重要性在显微镜使用后被进一步认识，尤其是分离动脉瘤、动静脉畸形（ateriovenous malformation，AVM）和肿瘤的过程中蛛网膜及脑池的应用。

显微神经外科要求术者的手、眼在显微镜条件下建立反射，动作协调，具有特殊的操作技巧及难度，因此，对显微神经外科医师必须要有一定时间严格的实验室训练。

显微技术要求医师利用脑池的自然间隙解剖及暴露病变，手术过程要爱惜组织，尽其所能减少不必要的脑组织暴露和损伤。其操作原则为：①保持身体稳定：坐位手术，身体和术区保持自然的相对位置是减少疲劳保持操作稳定准确的最简单的办法，尽量减少或不参与外科操作肌肉群的活动，使其保持松弛，减少疲劳和颤抖、节省术者体力；②保持手的稳定性：手托的应用对保证手术精细操作的准确性非常重要，手托应尽可能靠近术野，术者手臂肩膀和后背肌肉放松；③移动视线，手眼协调：能通过自身本体觉和眼的余光来判断手和器械的位置；④减轻疲劳：术前避免剧烈活动。

三、神经内镜设备

神经内镜也被称为脑室镜，作为微创神经外科的重要技术手段，可明显减少手术创伤，改善深部术野照明，放大术野解剖结构图像，扩大视角以减少手术盲区。在神经外科各个领域得到广泛应用。

早在 1910 年 Lespinase 即用膀胱镜电灼侧脑室内的脉络丛以治疗脑积水，但由于设备简陋，死亡率高，故很难推广应用。1986 年，Giffith 提出了"内镜神经外科"概念，得益于照明系统、实时摄像监视、激光技术、硬和软的内镜、各种手术器械以及微球囊等的改进和应用，内镜在神经外科得到了广泛开展。神经内镜按质地分为硬质和软质（可屈曲性）两大类。按结构和功能又可分为两类：一类为具有操作孔道的内镜，可以通过其孔道对病灶进行切割、钳夹、烧灼和止血等操作，这类大多为硬质内镜；另一类为无操作孔道的内镜，可通过特殊设计的外加导管而实现前者的功能，常单纯地用于对脑深部病变的观察或进行治疗，该类内镜有硬质或软质的。由于手术全过程都在直径 < 8 mm 的内镜下操作，所以手术创伤极小，恢复快。内镜手术可用于止血、活检和肿瘤切除等。

单纯神经内镜术方面，已常用于脑积水、颅内囊性病变和脑室系统病变等。应用内镜定向穿刺进入侧脑室，再经室间孔进入第三脑室，用射频或激光在第三脑室底部开窗，再用球囊导管将其扩大而形成造瘘，脑脊液通过瘘口流入大脑脚间池，进入正常的脑脊液循环和吸收，形成内分流术，克服了以往脑室–腹腔（心房）分流术后常见分流管堵塞和感染的弊端；将颅内囊性病变（蛛网膜囊肿、脑实质内囊肿和透明隔囊肿等）与邻近的脑池或脑室穿通，使原来封闭的囊腔与蛛网膜下腔或脑室相通；对于脑室系统病变，囊性瘤可引流清除，实质性肿瘤也可活检和直接切除，如可完整摘除窄蒂的脉络丛乳头状瘤，可仅经钻孔穿刺达到清除和引流脑内血肿目的。

内镜辅助的显微外科手术方面，利用内镜的光源及监视系统，可对显微镜直视术野以外的区域进行观察，不但能增加术野的暴露，避免病灶的遗漏，同时亦减轻了正常脑组织牵拉的程度，从而降低手术并发症和减轻术后反应。用于动脉瘤夹闭术、三叉神经血管减压术、经鼻–蝶入路脑垂体瘤切除术等；对囊性脑瘤可行肿瘤活检、抽吸囊液减压，并可行肿瘤的内放射治疗；直视下用 CO_2 或 YAG 激光是治疗脑深部中线结构病变及脑室内、基底核、丘脑和脑干等部位肿瘤的良好方法。还可在立体定向指引下，用内镜直视下进行颅内占位病变的活检，可克服单纯立体定向活检的盲目性，尤其是大大降低了对位于颅底和颅内中线部位肿瘤活检的风险。

神经内镜可用于椎管内病变的检查和治疗。对脊髓空洞症患者，分离粘连与分离膜性间隔，并进行空洞分流术，可避免对脊髓的损伤并取得良好的疗效。还可用于对脊髓血管畸形、肿瘤以及椎间盘摘除术、脊髓拴系松解术、脊膜膨出等的诊断与治疗。

内镜手术亦存在一定的局限性：①受管径限制，视野狭小，难以观察手术部位全貌，若对周围组织的毗邻关系了解有限，易导致误判或操作上的失误；②需有一定空间才能观察和操作，在脑实质内无间隙可供操作，且图像显示不清，无法判断内镜所达到的位置，易误伤血管及脑组织，镜头接触血液等易致视野模糊；③目前可配套使用的手术器械有限，手术操作有一定困难；④内镜各种连接装置、配件多，操作过程中不易保持无菌条件，易致术后感染。

四、当代神经外科手术辅助设备

1. 超声吸引器

近年来，随着切割式超声手术刀的问世，超声外科吸引（CUSA）和超声驱动手术刀（UAS）已成为现代手术的新工具。CUSA 原理是利用超声高频机械振荡所产生的能量作用于软组织，使病变组织产生空化作用，将其碎裂成糊状或溶胶状，随即以负压吸引进行清除，从而逐渐地消除病变组织或除去多余的组织（如脂肪）等，而且不易破坏血管，在手术中可明显地减少出血，又无过热等缺点。因此，CUSA 是目前医学界公认的一种较为理想的外科手术切割器械。但因显微手术术野小，为防止视野的死角，需要弯柄超声吸引器，振动功率降低，影响对质地硬的病变的切除。

2. 氩氦刀

氩氦刀也称氩氦超导手术系统，是近年来研制成功的治疗脑肿瘤等病变的高精度仪器，属于目前唯一经皮冷冻治疗的设备。氩氦刀并非真正的手术刀，它采用计算机全程监控，对病变进行准确定位，并直接或经皮穿刺的微创方法治疗病变。应用于脑肿瘤（尤其是恶性肿瘤）的手术，可于短时间内损毁瘤细胞，又可让冷冻的瘤体以手术方式被切除，在切除脑动静脉畸形中应用也可很好地控制出血。

3. 手术用激光

Rosomoff 于 1966 年首先将激光引入脑肿瘤的手术切除。激光与手术显微镜、立体定向技术及神经内镜的有机结合，为神经系统肿瘤的治疗提供了更多的方法。激光是激光器产生的一种电磁波光电辐射，它既具有波的性质，有一定的波长和频率，又具备光子流现象，有一定能量的粒子。在谐振腔，工作物质与激励源相结合，形成了激光辐射，对照射组织在数毫秒内可产生数百甚至上千摄氏度的高温，从而引起生物组织的蛋白质变性、凝固性坏死，甚至出现炭化或汽化等物理性改变。激光集中能量瞬间作用，对肿瘤周围正常组织影响极少，距激光焦点 1 mm 以外的组织细胞都不会造成损伤。二氧化碳激光主要用于切除颅底脑膜瘤、神经纤维肿瘤、颅咽管瘤、椎管内脊髓外瘤和中枢神经系统脂肪瘤。还可用于切开蛛网膜。氩激光和二氧化碳激光适用神经切断性手术，如脊髓侧索切断术、后根神经节损毁术。氧激光等适于治疗血运丰富的肿瘤和中枢神经系统血管性疾病。

第二节 术前准备与术前评估

手术既是一个治疗过程，又是一个创伤过程。因此，手术前的准备，就是要采取各种措施，尽量使患者接近生理状态，以便使患者更好地耐受于术。

一、术前准备

术前准备工作主要包括两个方面：①心理方面的准备；②提高手术耐受力的准备。

一般性术前准备同普通外科。对神经外科比较特殊的术前准备，应注意：①若颅内压增高显著，应先行脱水治疗并尽早手术，若为第三脑室或颅后窝占位，头痛加剧，出现频繁呕吐或意识不清者，提示有严重颅内压增高，应行脑室穿刺外引流或脑室分流术，以缓解梗阻性脑积水，改善患者的病情，然后尽快手术；②脑疝患者除急行脱水利尿外，有脑积水者，应立即行脑室穿刺引流，使脑疝复位，缓解病情。如果效果不明显，而病变部位已明确，应考虑急诊开颅手术，解除危及生命的病变；③有些颅内血管性疾病，如颈动脉海绵窦段、颈内动脉床突上段动脉瘤，要在术前 2 ~ 3 周开始做颈内动脉压迫训练，以促进侧支循环的建立。对于鞍区病变，特别垂体功能低下者，术前 2 ~ 3 天开始应用肾上腺皮质激素类药物，以减少或防止术后发生垂体危象。

二、术前评估

（一）全身情况

1. 精神状态

（1）是否紧张和焦虑，估计合作程度。

（2）了解患者对手术及麻醉的要求与顾虑。

（3）精神症状者，应请精神科会诊。

2. 体温上升或低于正常，表示代谢紊乱，情况不佳，对麻醉耐受差。

3. 血压升高，明确原因、性质、波动范围，同时了解治疗及疗效，是否累及心、脑、肾等器官，是否要进行处理再行手术。

4. Hb $< 80\,g/L$ 或 $> 160\,g/L$，麻醉时患者易发生休克，栓塞等危险，需在术前给纠正。

5. 血细胞比容以保持在 30% ~ 35%，有利于 O_2 释放。

6. 中性粒细胞增高及 ESR 增快，提示体内存在急性炎症，越严重麻醉耐受越差，术前需纠正。

7. 血小板 $< 60 \times 10^9/L$，凝血异常者，术前给予诊断和纠正。

8. 尿糖阳性，应考虑有无糖尿病，需进一步检查。

9. 尿蛋白阳性，应考虑有无肾实质病变，产科结合血压，考虑是否有妊娠期高血压。

10. 少尿、尿闭，应考虑有严重肾衰竭，麻醉耐受极差，因很多药物需肾排出，术后易出现急性肾衰竭。

11. 基础代谢高，麻醉药用量大，氧耗大，麻醉不易平稳，反之，麻醉药用量小，麻醉耐受差，基础代谢率（%）= 0.75 ×（脉率 + 0.74 × 脉压）–72，正常范围为 –10% ~ 10%。

12. 凡全身情况异常或主要器官障碍，术前、中、后均可请相关学科会诊。

（二）呼吸系统

术前有呼吸系统感染较无感染者发生呼吸系统并发症高出 4 倍。

1. 急性呼吸系统感染（包括感冒），禁忌择期手术，一般感染得到充分控制 1 ~ 2 周后施行，临床上常以患者不发热、肺部无炎症而行手术，如急症手术，加强抗感染，同时麻醉医师避免吸入麻醉。

2. 肺结核（特别是空洞型），慢性肺脓肿，重症支气管扩张症，应警惕在麻醉中感染，沿支气管系统在肺内扩散或造成健侧支气管堵塞，或出现大出血而起窒息，麻醉时一般用双腔支气管插管分隔双肺。

3. 手术患者并存呼吸系统慢性感染和肺通气功能不全并不罕见，其中以哮喘和慢性支气管炎并存肺气肿为常见，为减少并发症，术前应充分准备：①肺功能试验；②戒烟2周以上；③应用抗生素，治疗肺部感染，④控制气管和支气管痉挛，如拟交感药及甲基黄嘌呤或应用色甘酸钠治疗哮喘及肾上腺皮质激素的应用，还应准备处理可能出现的危象；⑤胸部叩击和体位引流，雾化吸入，促使痰液排出；⑥纠正营养不良，逐步增加运动，提高肺的代偿能力；⑦治疗肺源性心脏病。

4. 术前一般需做肺功能试验的有：①每天吸烟＞1包；②慢性咳嗽，不论有痰无痰；③肥胖；④支气管哮喘；⑤支气管炎或肺气肿；⑥神经或肌肉疾病；⑦累及肋骨或胸椎的关节炎或骨骼畸形；⑧所有需要进行胸或腹部手术的患者，包括累及腹壁肌肉的手术，如腹壁或腹股沟的修补术。

（三）心血管系统

心脏病患者能否耐受手术，主要取决于心血管病变的严重度和患者的代偿能力，以及其他器官受累情况和需手术治疗的疾病等，术前应具有完整的病史，如体格检查，相应的特殊检查及心功能检查记录，同为心脏病，其严重程度不同，对麻醉和手术的耐受也各异（见表4-1）。如房间隔缺损或室间隔缺损未伴肺动脉高压，心功能较好（Ⅰ、Ⅱ级）者，其对麻醉和手术的耐受与无心脏病者并无明显差别。有些心脏病患者，难以耐受血流动力学的波动，非心脏手术，则须先行心脏手术，情况改善后再行非心脏手术为宜，如重度二尖瓣狭窄。

表 4-1　心功能分级及其意义

心功能	屏气试验	临床表现	临床意义	麻醉耐受力
Ⅰ级	＞30秒	普通体力劳动负重，快速步行，上下坡无心慌、气急	心功能正常	良好
Ⅱ级	20~30秒	能胜任正常活动，但不能跑步或做较用力的工作，否则出现心慌、气急	心功能较差	处理如果正确恰当，耐受力仍较好
Ⅲ级	10~20秒	需静坐或卧床休息，轻度体力活动后即出现心慌、气急	心功能不全	麻醉前充分准备，术中避免增加心脏负担
Ⅳ级	10秒	不能平卧、端坐呼吸，肺底可闻及啰音，任何轻微活动即出现心慌、气急	心功能衰竭	耐受力极差，手术须推迟

目前，临床上常用的一些主要指标都是反映左心功能的，如心指数（cardiac index，CI），左室射血分数（left ventricular ejection fraction，LVEF）和左室舒张末期压（left ven-tricular end-diastolic pressure，LVEDP）。

1. 心律失常

（1）窦性心律不齐：多见于儿童，一般无临床重要性，窦性心律不齐是由于自主神经对窦房结节奏点的张力强弱不匀所致。迷走神经张力较强时易出现心律不齐，当心律增速时，不齐则多转为规律。但如见于老年人可能与冠心病有关，或提示患者可能有冠心病。

（2）窦性心动过缓：注意有无药物（如β受体阻滞药，强心苷类药）影响。一般多见于迷走神经张力过高，如无症状，多不需处理。如为病态窦房结所致，则宜做好应用异丙肾上腺素和心脏起搏的准备。窦性心动过缓时出现室性期前收缩可在心率增快后消失，不需针对室性期前收缩进行处理。有主动脉关闭不全的患者如出现心动过缓则可增加血液反流量而加重心脏负担，宜保持窦性心律于适当水平。

（3）窦性心动过速：其临床意见决定于病因，如精神紧张、激动、体位改变、体温升高、血容量不足、体力活动、药物影响、心脏病变等，分析原因后评估和处理。对发热、血容量不足、药物和心脏病变引起者，主要应治疗病因，有明确指征时才采用降低心率的措施。

（4）室上性心动过速：多见于非器质性心脏病，亦可见于器质性心脏病、甲状腺功能亢进和药物毒性反应。对症状严重或有器质性心脏病或发作频繁者，除病因治疗外，在麻醉前控制其急性发作，控制后定时服药预防其发作。

（5）期前收缩：一过性或偶发性房性期前收缩或室性期前收缩不一定是病理，但如发生 40 岁以上的患者，尤其是发生和消失与体力活动量有密切关系者，则患者很可能有器质性心脏病，应注意对原发病的治疗，一般不影响麻醉的实施。室性期前收缩系频发（＞ 5 次 / 分钟）或呈二联律、三联律或成对出现，或是多源性，或室性期前收缩提前出现落在前一心搏的 T 波上（R-on-T）易演变成室性心动过速和室颤，需对其进行治疗，择期手术宜推迟。

（6）阵发性室性心动过速：一般为病理性质，常伴有器质性心脏病。如发作频繁且药物治疗不佳，手术需有电复律和电除颤准备。

（7）心房颤动：最常见于风湿性心脏病、冠心病、高血压性心脏病、肺源性心脏病等可致严重血流动力学紊乱，心绞痛、晕厥、体循环栓塞和心悸不适。如果不宜进行或尚未进行药物复律或电复律治疗，麻醉前宜将心室率控制在 80 次 / 分钟左右，至少不宜 ＞ 100 次 / 分钟。

（8）传导阻滞：①右束支传导阻滞多属良性，一般无心肌病，手术与麻醉可无顾虑。②左束支传导阻滞多提示有心肌损害，常见于动脉硬化高血压、冠心病患者，一般不致产生血流动力学紊乱。③双分支阻滞包括右束传导阻滞合并左前分支或左后分支阻滞、左束支传导阻滞，多为前者。左前分支较易阻滞，左后分支较粗，有双重血供，如出现阻滞多示病变重。双分支阻滞有可能出现三分支阻滞或发展为完全性房室传导阻滞。对这类患者宜有心脏起搏准备，不宜单纯依靠药物。④Ⅰ度房室传导阻滞一般不增加麻醉与手术的困难。⑤Ⅱ度房室传导阻滞Ⅰ型（莫氏Ⅰ型）HR ＜ 50 次 / 分，宜有心脏起搏的准备，Ⅱ度房室传导阻滞Ⅱ型（莫氏Ⅱ型），几乎属于器质性病变，易引起血流动力学紊乱和阿 - 斯综合征。宜有心脏起搏的准备。⑥Ⅲ度房室传导阻滞施行手术，应考虑安装起搏器或作心脏起搏的准备。

2. 先天性心脏病的术前估计和准备

（1）房缺、室缺如果心功能Ⅰ、Ⅱ级或无心力衰竭史，一般手术麻醉无特殊。

（2）房缺、室缺伴肺动脉高压，死亡率高，除急症手术外，一般手术应推迟。

（3）房缺、室缺并存主动脉缩窄或动脉导管未闭，应先治疗畸形，再择期手术。

（4）房缺、室缺、伴轻度肺动脉狭窄，不是择期手术的禁忌，但重度者术中易发生急性右心衰竭，禁忌择期手术。

（5）法洛四联症，择期手术危险性极大，禁忌择期手术。

3. 缺血性心脏病

患者若围术期发作心肌梗死，其死亡率高，故术前应明确：

（1）是否存在心绞痛及严重程度：

①病史中如有下列情况应高度怀疑并存缺血性心脏病，糖尿病、高血压病、肥胖、嗜烟、高血脂、左室肥厚（心电图示），周围动脉硬化，不明原因的，心动过速和疲劳。

②缺血心脏病的典型征象有：紧束性胸痛，并向臂内侧或颈部放射，运动、寒冷、排便或饮餐后出现呼吸困难，端坐呼吸，阵发性夜间呼吸困难，周围性水肿，家族中有冠状动脉病变史，有心肌梗死史和心脏扩大。

③对临床上高度怀疑有缺血性心脏病的患者，术前应根据患者具体情况做运动耐量试验超声心动图检查，或行冠状动脉造影等。

（2）是否发生心肌梗死，明确最近一次的发作时间。

①心肌梗死后 3 个月手术者再梗死发生率为 27%，6 个月内手术为 11%，而 6 个月后手术为 4% ~ 5%。

②对有心肌梗死的患者，择期手术应推迟到发生梗死 6 个月以后再进行。同时在麻醉前应尽可能做到：a. 心绞痛症状已消失；b. 充血性心力衰竭的症状已基本控制；c. 心电图无房性期前收缩或每分钟 ＞ 5 次的室性期前收缩；d. 尿素氮 ＜ 17.8 mmol/L，血钾 ＞ 3 mmol/L。

（3）心脏功能评级及代偿功能状况：随着疾病治疗水平的提高，并考虑到不同患者心肌梗死范围和对心功能影响不一，现认为不宜硬性规定一律间隔 6 个月。术前主要评价患者的心肌缺血和心功能情况，处理时要注意心功能的维护，尽可能保持氧供需平衡。

4. 对近期（2个月内）

有充血性心力衰竭以及正处于心衰中的患者不宜行择期手术，急症手术当属例外，有的急症手术本身即是为了改善患者的心衰而进行（如对有心衰的妊娠期高血压患者施行剖宫产手术）。

5. 心脏瓣膜患者的麻醉

危险主要取决于病变的性质及其心功能的损害程度。

（1）尽可能识别是以狭窄为主，还是以关闭不全为主，还是两者皆有，一般以狭窄为主的病变发展较关闭不全者迅速。

（2）重症主动脉瓣狭窄或二尖瓣狭窄极易并发严重心肌缺血，心律失常（房扑或房颤）和左心衰，易发生心腔血栓形成和栓子脱落，危险性极高，禁忌施行择期手术。

（3）心瓣膜关闭不全，对麻醉手术耐受力尚可，但易继发细菌性心内膜炎或缺血性心肌改变，且可能猝死。

（4）对各类心脏瓣膜患者术前常规用抗生素，以预防细菌性心内膜炎。

（5）心脏瓣膜病患者术前应给予抗凝治疗，以预防心脏内血栓脱落等并发症。如属急诊术前需用鱼精蛋白终止抗凝。

6. 高血压

高血压手术麻醉安危取决于是否并存继发性重要脏器损害及程度，包括大脑功能，冠状动脉供血，心肌功能和肾功能。如心、脑、肾等重要器官无受累的表现，功能良好，则手术与麻醉风险与一般人无异。高血压择期手术一般应血压得到控制后施行，现认为收缩压比舒张压升高危害更大，故更重视对收缩压的控制。对多年的高血压，不要很快降至正常，应缓慢平稳降压，舒张压力大于 110 mmHg 应延期手术；一般高血压患者，治疗目标为 < 140/90 mmHg，糖尿病或肾病者应 < 130/80 mmHg，未经治疗的高血压，术中血压不稳，波动大，急剧增高时可致卒中，伴左心室肥大的高血压患者本身已存在心肌缺血的基础，严重低血压易致心肌梗死。抗高血压药物，一般用至手术当日清晨。

（四）内分泌系统疾病

1. 糖尿病

若术前适当治疗，所有轻型和多数重型患者都可以控制血糖纠正代谢紊乱，改善或消除并发症，使麻醉和手术顺利进行。

择期手术术前控制标准：①无酮血病，尿酮阴性；②空腹血糖 8.3 mmol/L 以下，以 6.1 ~ 7.2 mmol/L 为准，最高勿超过 11.1 mmol/L；③尿糖为阳性或弱阳性；④纠正代谢紊乱，无"三多一少"；⑤合并酮症酸中毒患者绝对禁止麻醉手术，需紧急处理，待病情稳定数月后再行手术；⑥手术日晨不应使用口服降糖药，最好使用胰岛素将血糖维持至最佳水平。

急症手术术前控制标准：①尿酮消失；②空腹血糖控制和维持在 8.3 ~ 11.1 mmol/L；③酸中毒纠正。紧急手术术前检查、准备、治疗和麻醉手术同时进行。

术前胰岛素治疗指征：①除不影响进食的小手术，轻型糖尿病患者均应术前 2 ~ 3 天开始合理使用；②对术前使用长效或中效胰岛素的患者，术前 1 ~ 3 天应改用胰岛素；③酮症酸中毒患者。

2. 禁忌证

妇女月经期不宜此时行择期手术。

（五）肝功能

1. 麻醉物对肝功能影响

多数麻醉药物对肝功能都有暂时性影响，手术创伤和失血，低血压和低氧血症，长时间使用缩血管药等，均使肝血流量减少和供氧不足，严重可引起肝细胞功能损害，尤其对原已有肝病的患者其影响更加明显。

2. 肝功能不全评估分级见（表4-2）

表 4-2　肝功能不全评估分级

项目	肝功能不全		
	轻度	中度	重度
血清胆红素（mmol/L）	25	25~40	40
血清蛋白 (g/L)	35	28~35	28
凝血酶原时间（秒）	1~4	4~6	6
脑病分级	无	1~2	3~4
每项危险估计	小	中	大

（1）1 ~ 3分为轻度肝功能不全，4 ~ 8分为中度肝功能不全，9 ~ 12分为重度肝功能不全。

（2）肝病合并出血，或有出血倾向时，提示有多种凝血因子缺乏或不足。

（3）当凝血酶原时间延长，凝血酶时间延长，部分凝血活酶时间显著延长，纤维蛋白原和血小板明显减少提示 DIC，禁忌任何手术。

3. 肝病患者的麻醉手术耐受力估计

（1）轻度肝功能不全，影响不大。

（2）中度肝功能不全，耐受力减退，术中后易出现严重并发症，择期需做较长期的严格准备。

（3）重度肝功能不全，如肝硬化(晚期)，常并存严重营养不良、消瘦、贫血、低蛋白血症、大量腹水、凝血功能障碍、全身出血或肝性脑病，危险性极高，禁忌任何手术。

（4）急性肝炎，除紧急抢救手术外，禁忌施行手术。

4. 保肝治疗

（1）高碳水化合物，高蛋白饮食，以增加糖原储备和改善全身情况。

（2）间断给予清蛋白，以纠正低蛋白血症。

（3）小量多次输新鲜全血，纠正贫血和提供凝血因子。

（4）给予大剂量维生素 B、C、K。

（5）改善肺通气。

（6）限制钠盐，利尿或放出腹水，注意水、电解质平衡。

（六）肾功能

1. 对急、慢性肾病而言，任何麻醉药、手术创伤和失血、低血压、输血反应、脱水、感染和使用抗生素等因素，都可以导致肾血流明显减少，产生肾毒性物质，加重肾功能损害。

2. 慢性肾衰竭或急性肾病，禁忌行任何择期手术，慢性肾衰竭人工肾透后，可以手术，但对于麻醉手术的耐受仍差。

3. 慢性肾病合并其他疾病，术前应尽可能给予正确判断和治疗，如高血压或动脉硬化、心包炎或心脏压塞、贫血、凝血机制异常、代谢和内分泌紊乱。

4. 术前准备：原则是维持正常肾血流量和肾小球滤过率。具体如下：①补足血容量，防止低血容量性低血压引起的肾缺血。②避免用缩血管药，必要时可选多巴胺。③保持充分尿量，术前均需静脉补液，必要时并用利尿剂。④纠正酸碱电解质平衡紊乱。⑤避免用对肾有明显毒害的药物。⑥避免用通过肾排泄的药物。⑦有尿感，术前须控制。⑧有尿毒症，术前人工肾或腹膜透析，在术前最后一次透析后应行一次全面的血液和尿液检查。

（七）水、电解质和酸碱平衡

术前需了解水、电解质和酸碱平衡状态，如异常应适应纠正。

（八）特殊患者术前估计与准备

1. 慢性酒精中毒

（1）对疑有慢性酒精中毒，手术推迟。

（2）对酒精中毒，需全面了解重要器官的损害度，对正出现的戒断综合征及其疗效进行评估。

（3）在戒酒期间禁行择期手术。

（4）急诊手术前，可给予安定类药物，是目前治疗震颤谵妄的最佳药物，同时给予大量维生素 B 和补充营养。

（5）对偶然大量饮酒致急性酒精中毒患者，如急诊手术，对各种麻药的耐受性并不增加特异性，但对麻药的需要量可能明显减少。

2. 饱胃患者

（1）急诊手术，6 小时内摄入食物的成人不可进行麻醉，这是最低限度的时间。

（2）在紧急下（如威胁生命、肢体或器官的情况），若延缓手术的劝告不被患者接受，此时手术医师应在病史上注明其后果。

（3）只有很少的紧急情况需要立即手术，可以不考虑患者这一情况，其中包括气道梗阻，出血不能控制，颅内压迅速增高，主动脉瘤破裂和心脏压塞等。

第三节　神经外科麻醉

一、神经外科手术常用麻醉

（一）麻醉方法

1. 全身麻醉

气管内插管全身麻醉是神经外科手术首选的麻醉方法，麻醉诱导和气管插管期是关键步骤，要求诱导平稳无呛咳、插管应激反应小，避免颅内压增高和影响脑血流。麻醉维持期常采用静吸复合麻醉，间断给予非去极化肌肉松弛药，术中持续适度过度通气，维持 $PaCO_2$ 30 ~ 35 mmHg 之间。静脉容量治疗要求达到血流动力学和脑灌注压稳定目的，根据术中具体情况和实验室检查判断是否需要输血治疗。麻醉苏醒期要求做到快速平稳苏醒，以便于对手术患者神经功能的早期评估。需拔除气管导管时注意避免剧烈呛咳以免引起颅内出血，保留气管导管的患者也需要避免呛咳和躁动，可以给予适度镇静治疗。

2. 局部麻醉

在患者合作情况下，单纯局部麻醉可以用于钻孔引流术、简单颅脑外科手术、神经放射介入治疗、立体定向功能神经外科手术等。头皮的局部浸润麻醉是关键，目前推荐使用长效酰胺类局部麻醉药盐酸罗哌卡因，常用 0.5% 罗哌卡因 20 ~ 40 mL，起效时间 1 ~ 3 分钟，达峰值血浆浓度时间为 13 ~ 15 分钟，感觉阻滞时间达 4 ~ 6 小时，具有对心脏毒性和神经毒性低、镇痛效果确切和作用时间长的特点。

（二）麻醉药物

1. 静脉麻醉药

（1）咪达唑仑：具有抗焦虑、催眠、抗惊厥和顺行性遗忘等作用，常用于镇静或全麻诱导。全麻诱导经静脉给药，剂量为 0.1 ~ 0.4 mg/kg，呼吸暂停发生率 10% ~ 77%，需引起重视。临床剂量咪达唑仑可降低脑氧耗量、脑血流和颅内压，对脑缺氧有保护作用，不影响脑血流自动调节功能，可有效预防和控制癫痫大发作。咪达唑仑对脑电图也呈剂量相关性抑制。

（2）依托咪酯：为非巴比妥类静脉镇静药，具有中枢镇静催眠和遗忘作用，可以降低脑代谢率、脑血流量和颅内压，具有脑保护作用，由于其心血管效应小、血流动力学稳定，因此脑灌注压维持良好，尤其适用于心血管功能不全的神经外科手术患者。依托咪酯用于全麻诱导剂量为 0.15 ~ 0.3 mg/kg，长时间输注可抑制肾上腺皮质功能，故不宜连续静脉输注。

（3）丙泊酚：为一种高脂溶性的静脉麻醉药，具有起效快、代谢快、苏醒迅速完全、副作用少、持续输注后无蓄积作用等特点，用于全麻诱导和中到重度镇静维持。单次静脉诱导剂量为 2 ~ 2.5 mg/kg（复合其他镇静药、老年、体弱或颅内高压患者应减量），初始分布半衰期（2 ~ 8 分钟）非常短。麻醉维持需联合阿片类药物，一般采用静脉泵注 4 ~ 12 mg/（kg·h）或靶控输注 3 ~ 6 μg/mL。临床剂量的丙泊酚可降低颅内压、脑血流量和脑需氧量，增加脑缺血的耐受和减轻脑缺血再灌注脂质过氧化反应。同时丙泊酚具有明显的抗惊厥特性，可以用于癫痫患者控制癫痫发作。丙泊酚对脑电图也呈剂量相关性抑制，大剂量使脑电图呈等电位。

（4）右美托咪定：高选择性 α_2 肾上腺素能受体激动剂，具有中枢性抗交感作用，一定的镇痛、利尿和抗焦虑、抗唾液腺分泌作用，能产生近似自然睡眠的镇静作用，最大特点是临床剂量对呼吸无抑制，具有脑保护作用，可用于围术期麻醉合并用药，尤其是术中唤醒麻醉。麻醉诱导剂量经推注泵 $0.5 \sim 1.0\ \mu g[kg（10 \sim 15\ min）]$，麻醉维持剂量为 $0.2 \sim 0.4\ \mu g/（kg \cdot h）$。

2. 吸入麻醉药

所有吸入麻醉药呈浓度相关性脑血流量增加和降低脑氧消耗，由于毒性和麻醉效能原因，如安氟醚现已不再应用。

（1）异氟烷：对脑血流动力的影响呈剂量—效应相关，当浓度大于 1 MAC 时，异氟烷增加脑血流量和颅内压，这种作用可被过度通气抑制，但异氟烷能减少脑氧消耗，尤其在脑缺血时可提供一定程度的脑保护作用。

（2）七氟烷：具有起效快、清醒快和对呼吸道无刺激的优点，可用于儿童和成人快速吸入诱导。七氟烷对脑血流的影响与异氟烷相似，吸入 0.5 ~ 1.0 MAC（最低肺泡有效浓度）使脑血流和颅内压轻度增加，在大于 1.5 MAC 时出现暴发性抑制、影响脑血流自动调节功能。临床剂量的七氟烷未见引起异常的癫痫样脑电的报道。

（3）地氟烷：具有血气分配系数低、起效时间短和药效缓和的特点，可以直接扩张脑血管，增加脑血流量及颅内压，降低脑氧代谢率。吸入大于 2 MAC 地氟烷时，脑血管自身调节功能消失。

3. 麻醉性镇痛药

（1）芬太尼：临床最常用的麻醉性镇痛药，对脑血流、脑代谢率和颅内压影响较小。反复注射或大剂量注射易在用药后 3 ~ 4 小时发生延迟性呼吸抑制，不利于术后早期拔除气管导管。

（2）舒芬太尼：镇痛作用是芬太尼的 5 ~ 10 倍，作用时间是芬太尼的 2 倍。可使颅内压增高，作用影响强于芬太尼，机制可能是其降低血压反射性扩张脑血管，增加脑血流而增高颅内压。

（3）瑞芬太尼：超短效阿片类药，注射后起效迅速，代谢消除快，无蓄积，经体内非特异性酯酶水解，停药后没有镇痛效应。

4. 肌肉松弛药

绝大多数非去极化肌肉松弛药对脑组织没有直接作用，可以在神经外科手术应用，但高血压和组胺释放引起脑血管扩张可增高颅内压，而低血压（组胺释放和神经节阻滞）可降低脑灌注压。麻醉诱导时可选用罗库溴铵，起效快适于气管插管。维库溴铵和顺阿曲库铵组胺释放作用小，可优先考虑术中应用。有条件建议应用肌松监测仪指导肌松剂应用，但对一些特殊神经外科手术慎用或不用肌松药为佳。

（三）麻醉监测

神经外科手术常规监测与其他外科手术相同，但由于其自身疾病和手术的特殊性，术中有时需要做一些特殊监测。

1. 颅内压的监测

围术期监测颅内压有助于对颅内高压的发现和及时处理，通常由神经外科医生在术前行腰穿脑脊液测压或脑室脑脊液压，后者由于操作简单、监测可靠、更能被大多数患者选用，因此被视为颅内压监测的"金标准"。另外还有研究通过植入压力传感器测定颅内压，包括硬膜外压力、硬膜下压力、脑室压力和脑组织压力。

2. 尿量和水、电解质的监测

神经外科手术经常使用渗透性脱水剂和利尿剂降低颅内高压，手术时间较长，术前需置入尿管，术中应每半小时或一小时测定一次尿量，了解出量指导补液，同时掌握电解质的变化，维持内环境的平衡。

3. 神经电生理监测

神经电生理监测应用于神经外科手术可以及时发现手术对神经组织的影响，实时反馈手术信息，指导手术进程,提高患者术后生存质量。目前应用于临床的神经电生理监测技术有脑电图(electro encephalo gram,EEG),肌电图(electro myography,EMG),躯体感觉诱发电位(somatosensory evoked potential,SEP),运动诱发电位(motor evoked potential,MEP),脑干听觉诱发电位(brainstem auditory evoked potential,BAEP),视觉诱发电位(visual evoked potential,VEP)等。术中应用神经电生理监测技术不影响手术操作,受外界干扰小,通过术中监测并且可以预测、判断手术后神经功能,对于大脑功能区手术、颅后窝手术、脊髓手术、脑血管手术及微创神经外科手术有着重要意义,但影响因素较多,需要多方密切配合。

4. 近红外光谱脑氧监测

脑组织对缺氧缺血耐受性很差,长时间缺氧将导致神经系统并发症,导致患者生存质量下降。因此在神经外科手术有必要实时监测脑组织的氧合状况,以达到脑保护、防治脑缺氧的目的。近红外光谱(near infra red spectro scopy,NIRS)是近年发展起来的一种检测方法,可以直接实时无损的得到患者脑组织的氧饱和度(rScO$_2$),目前鉴于其具有一定技术要求还未能作为常规监测实施。

二、术前麻醉评估

1. 全身情况

麻醉医师术前应访视患者,了解患者的全身情况,结合病史资料、体格检查和实验室检查结果,综合评估患者的全身情况和麻醉风险。根据美国麻醉医师协会(American Society of Anesthesiologists,ASA)分级,将患者全身状况分为6级,即目前临床常用的ASA分级。

ASA分级:

Ⅰ级:正常健康。除局部病变外,无系统性疾病

Ⅱ级:轻度系统性疾病,无功能受限

Ⅲ级:重度系统性疾病,日常活动受限,但未丧失工作能力

Ⅳ级:重度系统性疾病,随时存在生命危险(丧失生活能力)

Ⅴ级:病情危重,生命难以维持的濒死患者

Ⅵ级:确证为脑死亡,其器官拟用于器官移植手术

Ⅰ、Ⅱ级患者一般可以较好耐受手术麻醉,Ⅲ级及以上的患者麻醉风险大,应谨慎评估,综合全身情况和手术指征,判断手术时机。

2. 颅内压

颅内高压的定义为颅内压力(intracranial pressure,ICP)持续大于15 mmHg,临床表现为头痛、恶心、呕吐、视神经盘水肿、神志意识状态改变等,严重时导致患者神经系统功能损伤和形成疝,危及生命。CT和MRI检查表现中线移位、脑室大小改变和脑水肿。临床上引起颅内高压的原因有很多,如脑脊液回流不畅、脑血流量增加、脑组织体积增大、体液增多、血 – 脑脊液屏障破坏(血管源性脑水肿)等。

3. 神经精神系统功能

神经外科手术患者术前评估还需记录患者的精神意识状态,是否呈嗜睡、昏迷或伴有癫痫状态,同时注意是否伴有缺氧、呼吸道是否通畅,术前体格检查应注意神经系统功能评估,是否伴有特定的神经功能减退,是否伴有偏瘫失语,是否伴有感觉运动障碍。

4. 术前用药评估

对伴有颅内高压患者术前多应用脱水、利尿治疗,应注意体液和电解质平衡紊乱;中枢介导的内分泌紊乱疾病如垂体瘤应注意有无应用皮质激素引起的血糖增高。对癫痫状态术前要使用抗癫痫药或镇静药控制发作,注意监测抗癫痫药的血药浓度。神经外科手术患者术前怀疑或已存在颅内高压避免应用术前用药,以免引起呼吸抑制,导致高碳酸血症,增高颅内压危及生命。而对于颅内动脉瘤、动静脉畸形的特殊患者术前需要镇静,有时需要持续镇静至麻醉诱导前。

三、常见疾病的麻醉管理

（一）颅内占位手术的麻醉管理

颅内占位病变的原因是多种性的，病变部位可位于颞部、额部、顶枕部等，临床表现主要取决于病变的位置、生长速度和颅内压变化，多表现为头痛、抽搐、认知功能减退、部分神经功能减退。

1. 术前处理及用药

术前访视患者重点评估是否有颅内高压及神经系统病变，颅内压正常患者可给予苯二氮䓬类药物（口服或肌内注射咪达唑仑）。特殊用药如皮质激素或抗癫痫药应持续至术前。

2. 术中监测

除一般气管内插管全身麻醉常规监测外，必要时应监测有创动脉血压和中心静脉压，便于动态观察血压变化、采集动脉血样做血气分析指导调节 $PaCO_2$，以及通过中心静脉通路输注液体，必要时泵注血管活性药物。位于特殊部位的占位应进行神经电生理监测，精确切除病变部位，减少手术造成的中枢损伤，如巨大垂体瘤切除应监测视觉诱发电位，可以有效避免视神经损伤。

3. 麻醉特点

颅内占位手术的麻醉重点在于调控脑血流量、预防低氧血症，维持脑功能，麻醉用药选择不升高颅内压的药物。

（1）避免颅内压进一步升高进而影响脑血流，尤其在麻醉诱导和气管插管阶段。诱导前可以应用渗透性利尿剂、激素或脑室穿刺，引流脑脊液，改变颅内顺应性，诱导时可以配合适当的过度通气来降低颅内压，保持一定的麻醉深度，减少应激反应，可以选用丙泊酚、芬太尼配合非去极化肌松剂插管，对于循环不稳定患者可以应用依托咪酯替代丙泊酚。

（2）维持适当的动脉血压，血压过高使脑血流增加，加重脑水肿，导致颅内压增高；血压过低也会影响脑灌注压，进而造成脑功能受损。

（3）根据血气分析结果指导 $PaCO_2$，维持 $PaCO_2$ 在 30 ~ 35 mmHg 之间。过低的 $PaCO_2$ 可能引起脑缺血和血红蛋白释放氧气障碍。

（4）严重脑水肿和颅内高压的患者术中液体入量应控制，避免应用含糖溶液造成脑缺血损害。术中应用了渗透性利尿剂、高渗性脱水药的患者注意电解质的变化，根据术中实际出血情况决定是否输血。

（5）根据手术进程合理选择停药时机，没有发生神经系统并发症的患者清醒、自主呼吸恢复良好可以拔除气管导管，避免呛咳引起颅内出血或脑水肿。保留气管导管患者注意给予镇静避免躁动。

（二）颅内血管疾病手术的麻醉管理

1. 动静脉畸形

颅内动静脉畸形是先天性血管异常，临床出现症状时往往是在畸形血管破裂后，表现为蛛网膜下腔出血或颅内血肿，严重的伴有脑水肿、颅内高压甚至脑疝。疾病的严重程度取决于血管破裂后出血量、血肿部位、脑疝程度以及抢救是否及时。目前治疗方式有血管内栓塞治疗、放射治疗以及手术切除畸形血管。

麻醉多选用气管内插管全身麻醉，由于术中手术时间较长、出血量较多，麻醉管理比较复杂，重点在于循环管理和脑保护。

（1）术前建立多条大静脉通路，对血管畸形范围大、病变程度严重的手术患者术前需准备血液制品和术中应用血液回收机，还可以术前先行栓塞治疗以减少术中出血，这类患者术中要求建立中心静脉通路和有创动脉血压监测，动态观察血压变化，利于及时处理血压波动。

（2）术中根据手术进程和需要施行中度控制性降压，降低畸形血管壁张力和脑血流，减少术中出血。常用药物有钙通道阻滞剂尼莫地平、血管扩张剂硝酸甘油或硝普钠等，应用控制性降压时需注意降压幅度不宜超过基础血压30%，降压时间不宜过长，尽量在短时间将血压降至所需水平，恢复正常血压后要观察防止颅内压反跳升高、脑出血和脑水肿。

（3）避免颅内压进一步升高，术中给予甘露醇和行适当的过度通气，维持 $PaCO_2$ 在 25 ~ 30 mmHg，有利于减轻脑水肿、降低颅内压，过度地降低 $PaCO_2$ 进一步加重畸形血管周围脑组织缺氧，加重脑损害。

（4）病变范围大、手术时间长注意施行脑保护措施，必要时给予低温治疗。

2. 动脉瘤

颅内动脉瘤多发生在大脑 Willis 动脉环的前部，临床上大多数患者因为发生动脉瘤破裂，出现急性蛛网膜下腔出血而发现，典型的症状表现为突发头痛伴有恶心、呕吐，容易致残或死亡，治疗后也有发生再次出血和血管痉挛的可能，再次出血破裂的死亡率高达 60%。

（1）术前处理及用药：术前评估重点是了解患者动脉瘤是否破裂、是否伴有颅内高压，根据临床症状及 CT 扫描结果可以做出判断。在没有颅内高压而神志正常的患者，在避免抑制呼吸循环的前提下，为了消除患者紧张情绪，防止发生动脉瘤破裂或再出血，可以给予镇静至麻醉诱导前，常用口服或肌内注咪达唑仑。

（2）术中监测：动脉瘤手术中可能发生动脉瘤破裂或再出血，使血液丢失过多，因此术中需备血液回收机及开放多条粗大静脉通道，建立中心静脉压监测和有创动脉血压监测，指导液体入量和动态观察血压变化，视手术需要做控制性降压处理减少出血，维持适当低的平均动脉压或收缩压，但平均动脉压不应低于 50 mmHg 避免脑灌注压过低发生脑功能障碍。术中 $PaCO_2$ 维持在 25 ~ 30 mmHg，过度通气引起颅内压过度降低会增加动脉瘤的跨壁压和壁应力，增高瘤体破裂风险。

（3）麻醉特点：动脉瘤手术麻醉重点在于避免瘤体破裂或再出血、避免加重脑缺血或脑血管痉挛。

①麻醉诱导过程应平稳，在不过度降低血压的同时适当加深麻醉深度，避免发生呛咳、体动等气管插管反应，必要时可联合应用小剂量的 β 受体阻滞剂或钙通道阻滞剂。

②麻醉维持过程中，在分离瘤体时行控制性降压是有益的，可以减少出血、良好暴露手术野，利于夹闭动脉瘤。可以通过加深麻醉深度、应用血管扩张剂如硝普钠、钙通道阻滞剂如佩尔地平等做控制性降压，维持适当较低的平均动脉压。注意低血压时间不宜过长，避免发生脑功能障碍，期间可以给予轻度低温措施（冰袋、冰帽）保护脑功能。

③术前应备好血液回收机及血液制品，术中根据中心静脉压、出血量和尿量指导液体入量，为防止脑血管痉挛，适当扩充容量，保持中心静脉压（central venous pressure，CVP）大于 5 cmH$_2$O、血细胞比容（haematocrit，HCT）约 30% ~ 35%。避免输注葡萄糖溶液，其代谢产生水分引起脑水肿。可以选用平衡盐溶液和代血浆制品。

④做好控制性呼吸管理，适当地降低 $PaCO_2$ 有利于降低颅内压，术中维持在 25 ~ 30 mmHg，且发生脑血管痉挛就不必做过度通气。

⑤术中一旦发生动脉瘤破裂，主动施行控制性降压，利于及时阻断供血动脉或暴露瘤颈夹闭，同时积极快速输血、输液，维持血容量，维持基本生命体征平稳，必要时给予血管活性药物处理。

⑥手术结束根据患者神经功能状况决定是否拔除气管导管，拔除气管导管时注意保持患者安静、不躁动，避免再出血。

（三）颅后窝手术的麻醉管理

颅后窝手术具有特殊性，常累及脑干、延髓，手术可能损伤脑干生命中枢，同时支配颅面的周围神经集中于此，因此手术较为复杂。常见的颅后窝疾病包括小脑半球肿瘤、小脑蚓部肿瘤、第四脑室肿瘤、脑桥小脑角肿瘤及脑干肿瘤。手术需要特殊体位，多为侧卧位或俯卧位，部分采用坐位，坐位对颅后窝双侧病变手术有突出优势，但给麻醉管理和监测带来困难，增加了气颅、静脉空气栓塞发生的风险。

1. 术前处理

术前访视患者重点在于评估全身情况，尤其是发病以来的循环和呼吸功能状况，同时应注意有无强迫头位及颈部活动受累，这些评估对选择手术入路和手术体位具有重要意义，另外还需了解病变的位置、大小及对周围组织的压迫情况。术前循环、呼吸功能不稳定、脑脊液梗阻、颅内高压等情况需重视，患者处于危象，麻醉风险较大需做特殊处理。

2. 术中监测

除常规标准监测外，有创动脉压和中心静脉压的监测对术中发生并发症的判断和处理具有重要意义。

另外 $PaCO_2$ 的变化对监测静脉空气栓塞的发生也具有重要价值，术中维持适当的过度通气，维持 $PaCO_2$ 在 30 ～ 35 mmHg 之间。术中应用脑神经监测技术，可以最大限度地切除病变，同时保护神经功能，降低神经病理学损害。

3. 麻醉特点

（1）麻醉诱导要求平稳，避免血压波动过大、呛咳及屏气等影响颅内压和脑灌注压不良因素，选择丙泊酚等具有脑保护作用的麻醉药物；插管过程中不宜过度后仰头部，避免延髓过度受压。

（2）麻醉深度维持适当，保持血流动力学稳定，选择麻醉效能好、易于调控及具有降低脑代谢的麻醉药物，避免进一步增加颅内压，可以应用丙泊酚联合七氟烷平衡麻醉方法。

（3）术中液体入量根据中心静脉压、尿量指导，适当补液，首选平衡盐溶液，也可输注代血浆制品，维持尿量 2 mL/（kg·h）。

（4）手术体位不论是侧卧位、俯卧位或坐位，要注意体位摆放不当对患者造成损伤，尽量保持患者舒适，术前应在患者清醒状态下施行体位试验，取得患者配合。

（5）颅后窝手术发生空气栓塞的风险较大，尤其是坐位手术发生概率增加，由于头高于心脏水平，重力作用使开放的静脉压力低于大气压，空气易从损伤的静脉口、静脉血窦进入静脉系统形成气栓，严重者可引起急性肺动脉气体栓塞症甚至肺动脉梗死、死亡。全身麻醉下，往往首先表现为 $PaCO_2$ 急速降低，但也可伴血流动力学改变症状，如突然的低血压、心率增快、心律失常等。一般只有较大量气体进入静脉才会有明显临床表现。一旦判断发生空气栓塞，应及时处理，维持血流动力学稳定，及早关闭颅腔、中断气源，通过中心静脉通路回抽出进入的空气，如果持续的循环停止应立即将患者置于平卧位进行高级生命支持步骤复苏。

（四）垂体腺瘤手术的麻醉管理

垂体腺瘤多具有分泌激素功能，临床表现依据肿瘤压迫正常垂体组织产生进行性不同内分泌功能紊乱，常见的分泌激素的垂体腺瘤有 ACTH 腺瘤、TSH 腺瘤、GH 腺瘤、PRL 腺瘤等。直径在 10 mm 以下的肿瘤通常在显微镜下经蝶骨入路手术，这类手术方式常见；直径大于 20 mm 的肿瘤通常行双额开颅手术。

1. 术前处理及用药

术前访视注意不同患者内分泌功能变化，详查激素水平，功能低下者应注意补充，这类患者手术麻醉耐受差，而腺垂体功能亢进者如肢端肥大症等具有特殊面容，可能有困难插管，术前应做好评估。术前用药没有特殊要求，可以给予咪达唑仑稳定患者情绪，减小心理应激。

2. 术中监测

常规气管内插管全身麻醉监测，根据血气分析结果调节麻醉机参数，尽量保持患者呼吸参数符合正常生理水平；特殊患者围术期需进行激素水平动态监测，如 ACTH 和皮质醇水平，当肿瘤切除后可能发生 ACTH 水平降低，应及时补充。合并糖代谢紊乱的患者注意监测血糖和尿糖变化，及时纠正。

3. 麻醉特点

经颅手术入路同一般开颅手术，经蝶入路微创手术具有手术时间短、刺激强度大的特点，因此麻醉用药选择短效、镇痛强度大的药物为宜。

（1）术前评估患者是否有困难插管，判断有困难插管患者可以应用纤支镜插管或表面麻醉加清醒插管。

（2）气管导管选用 U 形异型导管或加强型气管导管，避让开患者口唇及其上方空间，配合显微外科手术特点，创造良好手术条件；气管导管需带有气囊，防止围术期各种分泌物流入口腔后进入气道，保障呼吸道管理安全。

（3）麻醉应用全凭静脉麻醉方法，选用丙泊酚联合瑞芬太尼，麻醉可控性强，术毕患者清醒快、恢复质量高，利于早期拔管。拔除气管导管前需吸引干净口腔内分泌物。为预防术后恶心呕吐，可给予止吐药。

（五）脊柱手术的麻醉管理

施行脊柱手术的疾病原因有多种，常见的有先天性畸形如脊柱侧弯、创伤、退行性病变引起的神经根或脊髓压迫症、肿瘤及感染等，通过脊柱手术可以解除畸形、解除脊髓压迫以及切除肿瘤或引流脓肿、血肿等。

1. 术前处理及用药

术前访视患者重点在于评估是否存在心肺功能障碍和通气障碍，伴有高位截瘫的患者首先评估生命体征，记录神经功能障碍情况。了解手术方式，术中需要做唤醒麻醉的手术如脊柱侧弯矫形手术术前需与患者进行良好沟通；创伤患者明确诊断后与外科医生沟通手术时机，尽可能恢复神经功能；仔细评估患者的头颈部情况，做好特殊插管准备。术前诊断为退行性病变的患者多有明显疼痛，术前用药可以考虑给予阿片类镇痛药，但术前伴有通气障碍或困难气道的患者应避免给予阿片类药物。

2. 术中监测

除了常规监测外，对一些特殊手术需要做特殊监测，如有创动脉血压监测和中心静脉压监测等，需要做控制性降压处理时利于动态观察血压和容量变化。术中需要做唤醒麻醉的患者，麻醉方法选择短效药物为主的全凭静脉麻醉，为避免术中知晓发生及更好调节麻醉深度，应做麻醉深度监测，如脑电双频指数监测或熵指数监测等。术中如果需要监测脊髓功能，可行躯体感觉诱发电位和运动诱发电位监测，避免手术损伤和功能测定。

3. 麻醉特点

脊柱手术多在俯卧位下手术，手术涉及脊柱多个节段，手术方式复杂、风险较大，对麻醉管理要求较高。

①麻醉诱导前评估好患者的气道情况和麻醉耐受性，做好困难插管的准备，采取必要的特殊插管方式。

②术中需要俯卧位的手术患者，在摆放体位之前注意气管导管妥善固定，建议选择加强型气管导管，避免导管受压、滑脱。俯卧位时应保护患者头面部、胸部、生殖器等部位压迫性坏死，应用软垫等支撑装置尽量使患者舒适，同时避免关节过度外展造成神经损伤。俯卧位下眼睛受压引起眼压增高以及术中低血压发生时间过长会造成视网膜缺血而失明。

③预计术中血液丢失过多，术前需准备血液回收装置及备血液制品，术中根据患者情况和手术需要做控制性降压处理减少手术出血，将平均动脉压控制在 55 ~ 65 mmHg 范围内，掌握好控制性降压指征和明确风险，避免重要脏器灌注不良和失明。

④术中出血过多、创面渗血严重时，应注意凝血功能纠正，必要时输注血小板、新鲜冰冻血浆和冷沉淀物。

⑤了解手术方式，术前与术者和患者沟通，术中需要做脊髓功能监测及采用唤醒麻醉方式的手术，麻醉维持用药选择短效麻醉药物，尽可能减少麻醉药物对脊髓功能监测影响及令患者术中按需清醒配合指令性动作，判断脊髓功能状况。

（六）脑外伤手术的麻醉管理

脑外伤可分为开放性和闭合性两类，外伤的严重性与受伤时神经损伤的不可逆程度以及有无继发性损伤有关。常见的脑外伤有颅骨骨折、硬膜下硬膜外血肿、脑挫裂伤、穿通伤等，多数为急症手术，伴有不同程度意识障碍甚至昏迷，若合并其他脏器损伤增加死亡率。一般采取手术治疗，术前 CT 检查可以明确诊断。

1. 术前处理及急救

迅速评估患者呼吸及气道情况、循环状态、神经系统状态，了解有无复合伤及既往慢性病史，对这类外伤患者尤其是重型颅脑损伤患者，应采取有效措施控制呼吸道、保证有效的通气和氧合、及时纠正低血压。

2. 麻醉管理

（1）所有患者应按饱食状态处理，麻醉诱导前尽可能安置胃管，抽出胃内容物，气管插管前正压通气时压迫环状软骨。诱导用药选用起效迅速药物，如丙泊酚、罗库溴铵，伴有循环不稳定患者减少丙泊酚用量或改用依托咪酯。

（2）严重脑外伤患者尽快建立有创动脉血压监测和中心静脉通路，积极纠正低血压，动脉血压过低影响脑灌注压继发脑功能损伤，动脉血压应维持在正常水平，过高血压加剧脑出血而且升高颅内压，处理上可以通过加深麻醉或者给予抗高血压药物。

（3）避免颅内压进一步增高，取头高位15°，适当地过度通气，维持 $PaCO_2$ 在30～35 mmHg之间，去骨瓣前快速给予甘露醇控制脑水肿、降低颅内压。

（4）术中根据中心静脉压指导液体入量，适当限制液体入量避免加重术后脑水肿的发生。但伴有大出血、低血压时应积极输液输血。脑外伤患者多伴有血糖升高，可进一步加重脑损害，因此术中需监测血糖，对于高血糖可以给予胰岛素治疗。

（5）严重脑外伤患者可能伴有凝血功能异常，对这类患者凝血功能的及时监测和维持也是成功治疗该类患者的关键环节，应监测国际标准化比值、激活凝血酶原时间、血小板计数等以及D-二聚体，凝血功能异常发生与脑损伤程度相关，可以通过输注血小板、新鲜冰冻血浆和冷沉淀物甚至重组激活Ⅶ因子治疗。

（6）手术结束根据患者神经系统功能情况、术前外伤严重程度、是否有复合伤等判断能否拔除气管导管。术前意识清楚、手术顺利的患者应清醒尽快拔管，尽早评估神经系统功能；严重脑外伤、持续颅内高压患者术后需保留气管导管，镇静带机。

四、术中唤醒麻醉

术中唤醒麻醉指在手术过程中的某个阶段要求患者在清醒状态下配合完成某些神经测试及指令动作的麻醉技术，主要包括局部麻醉联合镇静或真正的术中唤醒全麻（asleep-awake-asleep）技术。通过唤醒麻醉的实施，可以保持患者在唤醒状态下进行脑组织定位和脑功能监测，尽可能合理切除脑功能区病变，同时最大范围保留正常脑组织，减少术后并发症，提高患者生活质量。

唤醒麻醉技术目前广泛应用于脑功能区手术，其具体实施的过程即麻醉-清醒-麻醉三个阶段，要求麻醉医生根据手术不同阶段做出不同麻醉深度调节，确保患者在唤醒时达到完全清醒配合脑功能区监测，避免术中发生麻醉相关并发症。

1. 术前访视

麻醉医师术前访视时首先要注意患者的合作程度，通过与患者良好的谈话沟通，消除患者的紧张、焦虑情绪，详细解释麻醉具体过程以及可能产生的不适，取得患者的理解配合。同时还应注意患者的神经功能状态以及在此期间的用药情况。术前避免应用镇静药，减少对皮层脑电描记的影响。

术中唤醒麻醉的禁忌证包括术前意识不清、精神障碍、交流理解困难、术前严重颅内高压、低位枕部肿瘤、与硬脑膜有明显粘连的病灶及无经验的神经外科和麻醉科医师。

2. 麻醉方法与麻醉药物选择

术中唤醒麻醉目前多选用局部浸润麻醉联合全身麻醉，局麻药物采用长效酰胺类药物盐酸罗哌卡因，心脏毒性和中枢神经系统毒性小，以0.5%罗哌卡因用于头皮切口20 mL和颅钉处浸润5 mL；还可以根据不同切口部位通过做选择性三叉神经感觉支阻滞，包括耳颞神经、颞浅神经、眶上神经、滑车神经、枕大神经、枕小神经，做头皮局部麻醉，每支神经0.5%罗哌卡因2～5 mL，效果更好。神经外科医师局部麻醉技术是关键，完善良好的局部麻醉效果可以减少全身麻醉用药、控制血流动力学稳定，唤醒阶段患者没有疼痛刺激减少躁动发生。

全身麻醉方法多选用全凭静脉麻醉，短效麻醉药物可控性更好，丙泊酚和瑞芬太尼是常用选择，多采用静脉泵注或靶控输注模式。近年来右美托咪定（Dex）的临床应用得到关注，由于其没有呼吸抑制副作用，提高了在唤醒手术应用的安全性。

3. 术中麻醉管理

术中唤醒手术体位多为仰卧位或侧卧位，应注意在麻醉前给予患者体位固定尽量保持患者舒适，在腋下、背部、双腿等放置垫枕，四肢留有一定活动空间，避免唤醒阶段患者因体位不适发生躁动。

术中常规监测生命体征，应有呼气末二氧化碳分压（$PetCO_2$）监测，视手术需要决定是否给予有创动脉监测，癫痫患者的有创动脉置管需在发作肢体的对侧。术中联合与麻醉深度密切相关的脑电生理监测指标，如脑电双频指数（bispectralindex，BIS）、听觉诱发电位（auditory evoked potentials，AEPi）、麻醉熵（entropy）、麻醉意识深度指数（cerebral stateindex，CSI）等，可以指导麻醉深度的判断和麻醉药物的输注，有助于提高唤醒的可控性。

头皮和头钉处的长效局麻药做局部浸润麻醉可以减少全身麻醉药物用量，在唤醒期间兼具有镇痛作用减轻患者的疼痛和不适。常用 0.5% 罗哌卡因，起效 1 ~ 3 分钟，感觉阻滞时间可达 4 ~ 6 小时。全身麻醉药物采用靶控输注丙泊酚和瑞芬太尼，在开、关颅期间疼痛刺激较大，适当地加大麻醉深度，一般给予丙泊酚 3 ~ 6 μg/mL、瑞芬太尼 4 ~ 6 ng/mL，在临近唤醒期间逐渐减浅麻醉深度，适当给予镇痛药如曲马多 2 mg/kg 避免唤醒期间疼痛刺激。唤醒期间以丙泊酚 0.8 ~ 1.0 μg/mL、瑞芬太尼 1 ng/mL 维持。术中应给予格拉司琼或苯海拉明等止吐药，避免因恶心呕吐给患者带来不适发生躁动、颅内压升高。右美托咪定由于具有镇静、镇痛作用且没有呼吸抑制副作用，可以联合瑞芬太尼和 / 或丙泊酚进行术中唤醒麻醉，常用右美托嘧啶 0.1 ~ 0.3 μg/（kg·h）输注。

唤醒麻醉术中气道管理是难点和关键。早期应用面罩、口咽 / 鼻咽通气道等保持患者自主呼吸，术中易出现脉搏血氧饱和度下降、高碳酸血症。以后应用气管内插管，但由于气管导管对呼吸道的刺激较强，在唤醒阶段患者难以忍受气管导管的刺激容易发生躁动、呛咳，升高颅内压。目前多推荐应用喉罩，喉罩是介于气管内插管和面罩之间的通气工具，可以保持患者自主呼吸，也可实施机械通气。尤其是第三代双管喉罩即食管引流型喉罩（PLMA）具有较大的杯罩和双罩囊与咽部更加匹配，与呼吸道的密封性更好，其呼吸道密封压比传统的喉罩高 8 ~ 11 cmH$_2$O，在设计上增加了食管引流管，沿引流管放入胃管，及时排出胃内容，防止误吸的发生。喉罩的应用加强了呼吸道的管理，但在使用 PLMA 时应密切观察置入后气道压力的变化，避免位置不当、过浅过深、弯曲打折，影响通气效果。

4. 术中及术后并发症

术中唤醒麻醉为脑功能区手术定位提供了良好的条件，一方面保持术中合适麻醉深度、血流动力学稳定，另一方面通过患者清醒状态配合完成神经功能评估，为手术成功提供了保障，但术中唤醒麻醉仍然可能出现一些并发症，危害性巨大，包括呼吸抑制、癫痫发作、疼痛、烦躁不安、呼吸道梗阻、恶心呕吐、颅内压增高、低血压或高血压、低温寒战、空气栓塞等，其中呼吸系统并发症最为常见，虽然应用喉罩有效地管理了气道，仍应警惕喉痉挛的发生，整个围术期间应注意保持呼吸道的通畅，减少分泌物。对于癫痫发作的患者仅是短暂轻微发作可暂不处理，发生惊厥或全身性发作必须立即处理，包括保持呼吸道通畅、镇静、避免刺激、维持生命功能，可以给予丙泊酚静脉注射或地西泮控制惊厥。术中预防性应用止吐药可以有效减少唤醒期间和术后恶心呕吐，避免因尿潴留、尿管刺激等不良刺激和疼痛导致患者烦躁不安，提倡完善的镇痛、适度保温以及稳定血流动力学，尽量减少术中术后并发症。同时要注重患者的心理状态，避免导致唤醒手术后引起的严重的创伤后心理障碍（posttraumatic stress disorder，PTSD），术前良好的沟通、术后情绪调节、认知行为治疗等有利于这类手术患者心理治疗。

五、术后麻醉管理

神经外科手术患者术后早清醒、早拔管有利于患者神经系统功能早期评估和恢复，这类手术患者术后麻醉管理重点在于合理选择气管导管拔除时机和相关并发症的预防和处理。

1. 气管导管拔除

神经外科手术患者气管导管拔除时机一般选择在较深麻醉状态（意识未完全清醒）、生命体征平稳、自主呼吸恢复良好、吸入空气 5 分钟脉搏血氧饱和度（SPO$_2$）≥ 95%，拔管前仔细清理呼吸道分泌物，同时准备好口咽、鼻咽通气道及插管器具，以备再次插管。但对于术前评估气道困难的患者，以及行经鼻蝶垂体腺瘤切除手术的患者，要求患者必须意识恢复清楚再拔除气管导管。拔除气管导管动作轻柔，避免患者发生剧烈呛咳引起颅内出血、颅内压增高，可以静脉给予小剂量丙泊酚 20 ~ 30 mg 或利多卡因 1.5 mg/kg。

2. 神经外科手术麻醉后常见并发症及处理

（1）呼吸道梗阻、低氧血症：分泌物增多、舌后坠、声门水肿等是常见的呼吸道梗阻原因，严重呼吸道梗阻可以引起急性肺水肿，通过充分吸引分泌物、托下颌、放置口咽或鼻咽通气道可以改善呼吸道通畅。低氧血症发生多见于麻醉药和肌肉松弛剂蓄积、残余作用以及循环不稳定的患者。处理上予以吸氧、呼吸通气支持，适当给予催醒药物、肌肉松弛剂拮抗药物。如果是因为循环不稳定原因，应同时改善循环支持，必要时给予输液输血或血管活性药物。

（2）高血压或低血压：术后高血压多见于患者术前有高血压病史、疼痛、尿管刺激不适、缺氧、二氧化碳蓄积等，应仔细分析判断原因，对因治疗处理。如是术前即高血压正规服药降压患者，可以给予其术前同类降压静脉制剂予以降压处理；因疼痛刺激引起血压增高，可以给予阿片类药物镇痛处理。术后低血压警惕手术部位出血、术中体液丢失容量不足，注意观察引流管中引流物的颜色和引流量。

（3）躁动：术后躁动多由于各种有害刺激诱发或加重，常见原因包括疼痛、气管导管刺激、导尿管刺激等，处理上可给予镇痛药物舒芬太尼、芬太尼或小剂量镇静药物咪达唑仑、丙泊酚等，但要警惕药物过量引起的呼吸、循环抑制。

（4）恶心、呕吐：神经外科手术后恶心、呕吐发生较常见，可静脉给予止吐药物5-羟色胺受体阻滞剂如恩丹司琼、格拉司琼等，也可联合应用地塞米松、氟哌利多增强止吐效果。

（5）寒战：神经外科手术一般时间较长，术中室温较低、失血失液、大量未加温液体输注引起体温降低、寒战发生。可以通过加强保温措施、减少体热丢失及静脉给予曲马多 1 ~ 2 mg/kg 缓解寒战发生。

微信扫码
◆临床科研
◆医学前沿
◆临床资讯
◆临床笔记

第五章
神经外科疾病的治疗

第一节　高压氧治疗

高压氧医学是临床医学中的一门新兴学科，有其独特效果和广泛的发展前途。一个标准大气压等于101.3 kPa，即相当于每平方厘米面积上承受1 kg压力。一个大气压又称为常压，凡超过一个大气压力称为高压。通过特殊设备（高压氧舱），将患者置于高于一个大气压环境中吸收纯氧对某些疾病进行治疗的方法称为高压氧疗法。所吸氧的浓度为85%～99%，血氧含量是常压下吸氧的数倍乃至数十倍，能有效地提高血氧张力，增加血氧含量，这对于治疗某些急性缺氧性疾病如一氧化碳中毒等有特殊疗效。高压氧疗法还能提高组织氧含量和储氧量，增加组织内氧的有效弥散距离，向缺氧组织提供充足的氧，这可促进侧支循环的建立，因此可以有效地治疗断肢再植、心肌缺血和脑缺血疾病。细菌的生长和繁殖与周围的氧浓度有很大关系，高压氧状态下厌氧细菌生长受到明显抑制，因此专家们认为手术切除和高压氧结合是治疗气性坏疽的首选方法。加压可使气泡体积缩小，氧又可把气泡内气体置换出来，从而使气泡消失，因此高压氧也是治疗气栓症和减压病的有效方法。有生命就必须有生物氧化，氧是人体新陈代谢中的必需物质，而高压氧可向人体更快地提供更多的有效氧，这是治疗多种疾病的基础。

高压氧舱内压力由压力表上所显示读数表示，称"附加压"或"表压"，附加压加常压（1个大气压）等于绝对压（ATA），临床上应用高压氧治疗时，治疗压力一般用"绝对压"表示。

一、适应证

1. 急性脑缺氧：如急性一氧化碳及其他有害气体（氯、氨、硫化氢等）中毒。

2. 神经内、外科疾病：如脑血栓形成、脑梗死、缺血性脑血管病、非特异性脑炎、重度神经衰弱、神经性头痛、颅脑损伤后遗症、颅脑手术后脑功能障碍等。

3. 骨科疾病：断指再植、植皮手术后及股骨头无菌性坏死、骨愈合不良、顽固性骨髓炎。

4. 五官科疾病：突发性耳聋、神经性耳聋、梅尼埃综合征、急性视网膜动脉栓塞、口腔炎症。

5. 其他：急性气栓症、减压病、气性坏疽、药物中毒、呼吸与心跳复苏后、冠心病、血栓闭塞性脉管炎、脊髓或周围神经损伤后的肌营养不良、重症肌无力、冻伤、破伤风、牛皮癣、神经性皮炎、带状疱疹等。

二、禁忌证

1. 未经处理的气胸（自发性或创伤性），严重的肺气肿，肺部感染。

2. 急性上呼吸道感染，卡他性或化脓性中耳炎，咽鼓管阻塞，急、慢性鼻窦炎，青光眼，视网膜剥离。

3. 颅内、椎管内活动性出血以及其他部位出血性疾病，高血压 > 21.3/12.0 kPa，全身衰竭不能入舱者。

4. 脑脊液漏未经手术修补或仍未停止者。

5. 原因不明的高热，孕妇，妇女月经期。

适应证和禁忌证均是相对而言，并非绝对，应根据具体情况具体分析，合理使用。

三、治疗方法

1. 一般治疗

高压氧临床治疗范围为 2～3 ATA，面罩或气管插管间歇吸氧（即呼吸纯氧 20～50 分钟，呼吸空气 5～15 分钟，反复数次），总共吸氧时间为 90～100 分钟，每日 1 次，10 次为 1 个疗程。高压氧治疗方案（如压力高低、吸氧方式、吸氧时间等）应根据病情、个体差异、治疗后反应等具体情况考虑决定。

2. 抢救治疗

通常开始治疗时压力较高（3 ATA），待病情改善或相对稳定后减低压力（2～2.5 ATA），在高压下应用气管插管或面罩间歇吸氧。如患者因病情危重，暂时不能脱离纯氧吸入时，其吸氧时间可适当延长，但不宜超过总的安全时限，即在 2 ATA 连续吸氧不超过 2～3 小时，在 2.5 ATA 下吸氧不超过 90 分钟，在 3 ATA 下吸氧不超过 1 小时。若用间歇吸氧，则可延长安全时限，每日 1～2 次，一般 3～5 次可判定转归如何，决定是否继续治疗。

3. 配合手术中治疗

可以先手术后加压，也可以先加压后手术。前者一般待手术接近关键时刻再开始加压，使机体充分氧合后再阻断循环，这样既可保证手术的效果和安全，又可防止或减少使用高压氧的不良反应。后者是先加压，在高压下待充分氧合后施行手术。患者一般情况好转后减压出舱。

第二节　血管内神经外科技术

血管内神经外科技术属于介入放射学范畴，也称介入神经放射学、神经外科血管内治疗学，是在 X 线的监视下通过导管，对中枢神经系统的某些疾患进行直接治疗的一门新型技术。20 世纪 60 年代末、70 年代初，Dichiro、Doppman、Newton 等对脊髓血管畸形进行了开创性栓塞治疗，Lussenhop 首先对脑血管畸形进行栓塞治疗。我国神经外科血管内治疗主要是神经外科医师在放射科的大力支持和配合下开展起来的。1983 年，马廉亭等首先应用弹簧圈血管内栓塞治疗外伤性颈动脉-海绵窦瘘，1987 年，凌锋等首先用微导管技术栓塞治疗颅内动静脉畸形。随着导管技术和栓塞剂的发展，神经外科血管内治疗技术发展迅速，为以前不能手术或手术困难的疾病提供了新的有效治疗方法，从而推动了神经外科的发展。

神经外科血管内治疗方法主要有栓塞、区域性灌注和血管成形等。

一、血管内栓塞疗法

血管内栓塞治疗是将导管（一般用 Seldinger 法经股动脉插管），或通过导引管将微导管送至病变部位，注入栓塞剂栓塞病变。基本原则是正确选用栓塞剂，掌握好栓塞技术、防止误栓，达到消除病变保留正常功能的目的。

（一）适应证

脑动静脉畸形、脑动脉瘤、颈动脉-海绵窦瘘、椎动静脉瘘、硬脑膜动静脉瘘、Galen 静脉瘤、脊髓动静脉畸形及动静脉瘘、颈外动脉系统血管畸形的栓塞治疗以及脑膜瘤术前栓塞等。

（二）血管内治疗材料

常用的栓塞剂有：①微粒，如冻干硬脑膜、聚己烯泡沫醇、吸收性明胶海绵、真丝微粒或线段。②弹簧圈、微弹簧圈，如游离钨丝弹簧圈、机械解脱钨丝微弹簧圈、电解铂金微弹簧圈、游离铂金弹簧圈。③球囊，如可脱球囊、开孔球囊。④液体栓塞剂，如 IBCA 即氰基丙烯酸异丁酯、NBCA 即蓝色组织胶、EVAI，即聚乙烯醇、HEMA 即甲基丙烯酸-2 羟基乙酯等。⑤支架常用的有形状记忆合金支架、自胀式内支架、球囊膨胀式内支架、Medtroni-wiktor 支架器等。

二、区域性灌注疗法

用 Seldinger 法经皮穿刺股动脉将导管或微导管选择性插至靶动脉，通过导管把药物注入靶点，用于肿瘤的化疗和溶栓。

（一）脑胶质瘤超选择动脉内化疗

将微导管送至患侧颈内动脉眼动脉开口以远，将卡莫司汀（BCNU）100 mg 或尼莫司汀（ACNU）100 mg 以 10% 葡萄糖液 50 mL 稀释。用自动注射器缓慢注入，1 ~ 2 mL/min，30 ~ 60 分钟注完。

（二）急性脑血栓形成动脉内溶栓

急性脑血栓形成后 48 小时以内，最好在 6 小时以内对其进行溶栓治疗。将 3 F/1.8 微导管通过导引管送至接近血栓形成部位后，注入溶栓剂：①尿激酶。50 000 U 溶于 250 mL 等渗盐水中，用手或自动注射器缓慢输注，60 分钟注完，如一个剂量不够，可再追加。②链激酶。4 000 U/15 分钟动脉内推注 1 次，直至血浆纤维蛋白原水平降至原来的一半时，改为 2 000 U/15 分钟，可持续 12 ~ 14 小时。

三、血管成形术

经皮血管成形术（PTA）于 1964 年由 Dotter 提出，称为 Dotter 技术，1974 年，Guntzig 发明的球囊导管技术逐步取代了 Dotter 技术。球囊 PTA 导管有以下几种：锁骨下动脉、椎动脉 PTA 导管，颈动脉扩张管，脑血管痉挛扩张导管。用于相应血管的扩张形成术。

操作方法：在神经安定加局麻下，Seldinger 技术行股动脉或腋动脉穿刺，经导管注入 5 000 U 肝素，球囊位置一般放在狭窄的中央部，向球囊内注入造影剂，使球囊膨胀后的直径与狭窄前后端管径相仿，扩张时间 15 s，可分段、分次扩张，扩张后立即造影，以便了解血管的扩张情况。

第三节　脑室穿刺引流木

一、脑室穿刺术

（一）适应证

1. 当患者因颅内压增高而威胁生命，出现昏迷、一侧或双侧瞳孔散大、呼吸障碍等时。

2. 因颅内压增高须做脑室引流以缓解颅内压增高，或颅内感染需经脑室内注药者。

3. 开颅手术时，为降低颅内压，以利于手术操作，或手术后为解除脑水肿引起的颅内压增高等。

4. 对婴儿先天性脑积水，通过脑室穿刺可抽取脑脊液标本或注入染料以判断脑积水为阻塞性或交通性。

（二）术前准备

1. 备皮。

2. 除紧急情况外，一般需术前禁食 6 小时。

3. 术前 1 小时，苯巴比妥钠 0.1 g（儿童酌减），肌内注射。

4. 准备好穿刺物品。

（三）麻醉

一般采用普鲁卡因或利多卡因局部浸润麻醉，儿童或不能合作者可做基础麻醉或全身麻醉。

（四）穿刺途径与操作方法

1. 前角穿刺

仰卧，眉间中点向后 10 ~ 12 cm（或发际后 2.5 cm），中线旁 2.5 cm 处矢状切开头皮直至颅骨（紧急情况下以颅锥直接钻孔），用手摇钻钻孔，切开硬脑膜，先以脑室穿刺针与大脑镰平行，向双侧外耳道假想连线穿刺，深达 4 ~ 5 cm 即到脑室前角。拔出穿刺针，置入硅胶引流管。

2. 侧脑室三角区穿刺

俯卧或侧卧，枕外粗隆上 7 cm，中线旁开 3 cm 处切开皮肤，钻通颅骨，切开硬脑膜，穿刺针头指向同侧眼眶进入侧脑室三角区。

3. 侧脑室枕角穿刺

枕外粗隆上 4 cm，中线旁开 3 cm 处切开头皮并钻孔，切开硬脑膜，穿刺针头指向同侧眼眶外缘，穿刺深达 4 ~ 5 cm 即进入侧脑室后角。

4. 侧脑室颞角穿刺

在耳轮最高点以上 1 cm 处做皮肤小切口，钻孔并切开硬脑膜后，穿刺针垂直刺入 4 ~ 5 cm 即进入侧脑室颞角。

5. 婴幼儿脑室穿刺

在前囟两外角（距中线 1.5 ~ 2 cm），针头垂直刺入，深入 3 ~ 4 cm 即可穿入到脑室。

上述穿刺方法，以侧脑室前角及三角区穿刺较为常用。

（五）注意事项

1. 脑室穿刺具有一定的危险性和容易产生并发症，应严格掌握适应证。

2. 一般选择非优势侧半球穿刺。

3. 穿刺必须遵循一定方向，当针头刺入脑实质以后，切勿更改方向，穿刺宜缓慢进行，掌握好深度，过深可能误伤脑干或脉络丛，针头如遇阻力可稍加捻转，不可强行刺入。

4. 穿刺点或穿刺方向不对，脑室移位可能导致穿刺困难，当多次将穿刺针退出，更改方向后仍未能刺中脑室时，应放弃或做对侧脑室穿刺。

5. 穿刺成功后，放出脑脊液要慢，一次放出不宜过多，减压太快可引起脑室内渗血。

二、脑室引流术

穿刺成功后，如需持续引流者，缝合头皮，丝线固定引流管，接上引流瓶。注意事项具体如下。

1. 将引流瓶悬挂在床头，引流瓶入口高度应适当（高于脑室 15 ~ 20 cm），过高达不到减压目的，过低则脑脊液流出速度过快，可导致低颅压性头痛、呕吐，一般置放高度应低于脑脊液初压水平。

2. 保持脑脊液引流通畅，缓慢持续滴出，注意无菌，防止感染。

3. 严密观察患者的生命体征。

4. 每日记录脑脊液量，定期做脑脊液常规检查。

5. 持续引流一般不宜超过 1 周。

第四节　神经传导阻滞封闭疗法

在神经干周围注射局部麻醉药或适当的药物，阻断对中枢神经的外来或内在刺激，打断恶性循环的疗法，称为神经（传导）阻滞封闭疗法，简称为神经阻滞法。短期效果肯定，但易复发。由于其方法简单，痛苦较小，为临床普遍采用。

一、三叉神经阻滞法

（一）适应证

1. 发作较频，疼痛严重以致营养情况极差者，可先做阻滞术使疼痛缓解，全身情况改善，为手术治疗创造条件。

2. 药物治疗效果不佳或无效而患者暂时不愿或不宜手术者。

（二）术前准备

1. 向患者解释操作的全过程及注射时可能出现的剧痛，以取得患者的合作。

2. 疼痛有时并非立即消失，偶尔须经过 7 ~ 10 天才逐渐消失。少数患者注射乙醇后可能有恶心、呕吐。

（三）操作方法

1. 第一支（眼支）

在眶上孔行眶上神经阻滞术，步骤如下。

（1）患侧眼眶周围皮肤消毒，将眉毛上推，摸清眶上孔或切迹（距鼻根外侧约 2.5 cm）。

（2）用 2 mL 注射器，配以 22 号针头，刺入眶上孔或切迹，深入 1 ~ 3 mm。

（3）刺中神经即产生疼痛，先注射 2% 普鲁卡因溶液 0.1 mL，如果分布区有麻木，再缓慢注入 98% 无水乙醇 0.2 ~ 0.4 mL。

（4）注意点：①注射后可能产生眼睑肿胀或瘀斑。②滑车上神经较细，封闭时不易同时刺中，故额部疼痛消失不完全。

2. 第二支（上颌支）

在眶下孔行眶下神经阻滞术，步骤如下。

（1）皮肤消毒。

（2）眶下孔位于眼眶下缘中点下方 0.5 ~ 1.0 cm，用 22 号针头从孔的下方向后上方刺入，略向外倾斜，入孔后再刺入 0.2 ~ 0.3 cm，此时患者有剧痛感觉。

（3）先注入 2% 普鲁卡因溶液少许，如局部产生麻木后再缓慢注入无水乙醇 0.5 mL，为使药液分布均匀，注射时可将针头在孔内略进出转动，拔针后压迫并观察片刻。

（4）注意点：①由于眶下管较短，故针头刺入不宜过深，乙醇用量不应过多，以免溢入眶内，引起下睑水肿，结合膜水肿和充血，眼外肌麻痹或失明等，②因上颌骨较薄，故在寻找眶下孔时，切勿强行穿刺，以免刺入上颌窦（可抽出空气）。

在蝶腭窝行三叉神经第二支阻滞术，步骤如下。

（1）侧卧位，患侧面部向上。

（2）局部皮肤消毒。

（3）穿刺经路有以下两种：①外耳孔与眶外缘连线中点，颧弓下方即下颌骨关节突与喙突之间进针，局麻后用 20 号针头，做好深度标记，向外眼角方向刺入。在针达到上颌骨侧壁后退出少许，再向前上方向以达蝶腭窝抵圆孔，注意深度一般不超过 5 cm。②颧弓中点下前 1 cm 处刺入，先达翼板，然后拔出少许，将针改向前上方抵达蝶腭窝。

（4）刺中后，将针头固定，先注入 2% 普鲁卡因溶液 0.2 ~ 0.5 mL，在支配区出现麻木后，再缓慢注入无水乙醇 0.5 ~ 1 mL。

（5）注意点：①穿刺进入皮下如有阻力，可能系碰到下颌骨喙突，可让患者稍张口，针头即可通过。②进针深达 4.5 ~ 5 cm 有阻力，可能是触及翼外板或颅底。③一般刺入深度为 4.5 ~ 5 cm。不宜超过 5.5 cm，穿刺过深可能经眶上裂入颅腔，误伤血管，甚至将乙醇注入蛛网膜下隙，均应注意避免，更应注意避免损伤眶内眼球运动神经或视神经。④过多穿刺，可致局部出血或血肿。⑤如乙醇未注入神经干内而在其周围，则无效或效果差，且可引起局部组织反应，瘢痕粘连，若疼痛复发则影响下次封闭。

3. 第三支（下颌支）

（1）在颅底卵圆孔行第三支阻滞术：①侧卧位，患侧面部在上。②进针点在外耳道前 2 ~ 3 cm，颧弓下缘下方 0.5 ~ 1 cm，用 20 ~ 21 号针头先垂直刺达翼突根部，深 4 ~ 5 cm，然后将针退出少许，略向后上刺入 0.5 cm 左右，即可刺中卵圆孔。③先注入 2% 普鲁卡因溶液 0.1 mL，待麻木后，再注入无水乙醇 0.2 ~ 0.4 mL。

（2）在下颌角处行第三支阻滞术：①体位同上所述。②在下颌角前 1.5 ~ 2 cm 下颌骨缘进针，针沿下颌角内侧面并与冠状突平面平行刺入，至 4 ~ 5 cm 深度，即达下颌孔，注射方法同上。

注意点：上述第一法如穿刺角度过分向后，可能刺伤耳咽管引起耳部疼痛，如针进入卵圆孔，则可致三叉神经麻痹。乙醇也可沿神经根进入颅后窝脑池，造成眩晕、恶心、呕吐、眼震甚至影响脑干造成死亡或误伤血管。注射前应先抽吸观察有无脑脊液或血液。

二、枕大神经阻滞法

（一）适应证

该法适用于枕大神经痛。

（二）操作方法

1. 寻找枕大神经压痛点，通常位于枕外粗隆下 3 cm 的水平线上，离中线 2 ~ 4 cm 处。

2. 常规局部消毒。

3. 维生素 B_{12} 500 ~ 1 000 μg，2% 普鲁卡因溶液 4 mL，加等渗盐水至 10 mL，注入压痛处。注药液以前须先抽吸观察有无血液，穿刺不必过深。

三、交感神经阻滞法

（一）星状神经节阻滞法

1. 适应证

（1）颈总动脉及颅内血管痉挛、栓塞或血栓形成。

（2）上肢灼性神经痛，残肢痛。

（3）神经性头痛。

（4）术前做阻滞术以预测手术效果。

2. 操作方法

（1）术前 30 分钟服巴比妥类药物。

（2）仰卧位，头稍向后仰。

（3）局部皮肤常规消毒。

（4）在胸锁乳突肌前缘，锁骨上 3 cm，气管、食管之外侧，相当于第 6 颈椎横突平面（星状神经节位于第 7 颈椎横突与第 1 肋骨起点处之间）进针。

（5）于标记点垂直刺入 3 ~ 5 cm（穿刺时可将颈动脉推向外侧）即达第 6 颈椎横突处，将针退出少许，再向内下方徐徐刺入直达椎体，然后将针拔出 2 mm 抽吸无血、脑脊液或气体后即注入 1% 普鲁卡因溶液 10 ~ 15 mL，5 分钟左右即出现同侧霍纳综合征，并见同侧结合膜充血，同侧上肢血管扩张，皮肤温度升高，电阻反应消失，证实阻滞术成功。

3. 注意点

（1）易刺伤胸腔圆顶导致气胸，因此，在操作时应使患者在呼气时刺入，注意穿刺方向，注药以前须先行抽吸有无空气。

（2）易误刺入血管（椎动脉在星状神经节的背侧）或椎管，因此注药前须先行抽吸观察有无血液或脑脊液。

（3）注意勿误伤喉返神经、膈神经和臂丛神经。

（二）腰交感神经阻滞法

1. 适应证

（1）下肢疼痛及血管疾患。

（2）预测腰交感神经切除后疗效。

2. 操作方法

（1）取俯卧或侧卧位（患侧在上）。

（2）局部皮肤常规消毒。

（3）于第 2、3、4 棘突旁 3 ~ 4 cm 选一处做标志点，局麻后用细腰穿针垂直刺入约 5 cm，针尖触及相应椎体横突后，将针退出少许，向内上方再刺入而达椎体外侧面，然后沿椎体旁滑过再进入 1 ~ 2 cm，以达椎体前外侧缘（深度离横突不超过 4 cm），用 X 线摄片或透视定位更为准确。

（4）抽吸无血液或脑脊液后，即可注入 1% 普鲁卡因溶液 15 ~ 20 mL 或 1% 利多卡因溶液 10 ~ 20 mL，注射后可出现下肢温度上升，血管扩张。

四、肋间神经阻滞法

（一）适应证

1. 胸背部带状疱疹所致的局部疼痛。

2. 胸椎病变（如外伤、关节炎、结核、肿瘤等）压迫神经根所致的根性疼痛。

3. 脊髓肿瘤所致根痛，可暂时缓解症状。

（二）封闭部位

1. 根据疼痛部位的神经分布阻滞相应的肋间神经。

2. 常从肋骨下缘与腋前线、腋中线或腋后线的交点为进针点；或于肩胛骨下缘至各棘突连线之间的中线与肋骨下缘的交点进针。此法患者应取坐位，伏在椅背上，两臂交叉抱住对侧肋部，使肩胛骨外展，选择所需进针点。

3. 每一根肋间神经一般与其上下的肋间神经有分支相连，故阻滞每一根肋间神经时必须同时阻滞其上下的肋间神经才能获得满意效果。

（三）操作方法

1. 选准部位。

2. 局部皮肤常规消毒。

3. 先做局麻皮丘，然后用 25 号针头通过皮丘自肋骨下缘垂直刺入，遇骨质后略退出少许后略向下到肋骨下缘，此时如针尖触及肋间神经，患者有酸痛感，抽吸无血液或空气后，即注入 1% 普鲁卡因溶液 2 mL 或 1% 利多卡因溶液 1 ~ 3 mL。

4. 治疗后应观察患者呼吸，并注意有无气胸征象。

（四）注意点

1. 进针不可过深，以免刺伤胸膜，阻滞时宜暂时屏住呼吸。

2. 针尖刺到胸膜偶可引起胸膜反应性休克，轻者只需平卧休息，重者可皮下注射 1 ∶ 1 000 肾上腺素溶液 0.3 ~ 0.5 mL，并密切观察。

3. 肋间神经封闭后，部分患者可引起肋间神经炎。

第六章
颅骨疾病

第一节　颅骨损伤

颅骨骨折是指颅骨受暴力作用导致颅骨的连续性中断，一般来讲，凡有颅骨骨折存在，提示外力作用均较重，合并脑损伤的概率较高。

1. 规律性

暴力作用的面积小而速度快时，多以颅骨局部变形为主，常致洞性骨折；打击面积大而速度快时，多引起局部粉碎凹陷骨折；作用点面积较小而速度较缓时，则常引起通过着力点的线状骨折。

2. 分类

根据骨折部位可将颅骨骨折分为颅盖及颅底骨折；又可根据骨折端形态分为线形和凹陷骨折，如因暴力范围较大与头部接触面积广，形成多条骨折线，分隔成多个骨折碎片者则称粉碎性骨折；而颅盖骨骨折端的头皮破裂称开放性骨折，颅底骨折端附近的硬膜破裂则称内开放性颅骨骨折。开放性骨折和累及气窦的颅底骨折易合并骨髓炎、颅内感染、脑脊液漏、气颅等。

一、颅盖骨折

（一）线状骨折

1. 诊断

颅骨线形骨折与正常颅骨平片鉴别诊断内容见（表6-1）。

（1）病史：有明确的头部受力史。

（2）头皮血肿：着力部位可见头皮挫伤及头皮血肿。

（3）头颅 X 线摄片，包括正位、侧位平片。

（4）必要时可考虑行头颅 CT，以除外颅内异常并经 CT 骨窗可精确骨折部位。

表 6-1　颅骨线形骨折与正常颅骨平片的鉴别诊断

特点	颅骨线性骨折	颅骨血管沟	颅缝
密度	深黑	灰	灰
走行	直	弯曲	与已知颅缝相同
分支	一般无	经常分支	与其他颅缝相连
分支	一般无	经常分支	与其他颅缝相连
宽度	骨折线很细	比骨折线宽	宽，锯齿状

2. 治疗

单纯性颅盖骨线状骨折本身无须特殊处理，但应警惕是否合并脑损伤，如脑内血肿或骨膜下血肿，骨折线通过硬脑膜血管沟或静脉窦所在部位时，要警惕硬脑膜外血肿发生的可能。需严密观察及CT复查。内开放骨折可导致颅内积气，应预防感染和癫痫。如在清创时发现骨折缝中有明显的污染，应将污染的骨折边缘咬除，每边约 0.5 cm，避免引起颅骨骨髓炎。

3. 儿童生长性骨折

儿童生长性骨折好发于额顶部，是小儿颅盖骨线性骨折中的特殊类型，婴幼儿多见。小儿硬脑膜较薄且与颅骨内板贴附较紧，当颅骨骨折的裂缝较宽时，硬脑膜亦可同时撕裂、分离，以致局部脑组织、软脑膜及蛛网膜凸向骨折的裂隙。由于脑搏动的长期不断冲击，使骨折裂缝逐渐加宽，以致脑组织继续凸出，最终形成局部搏动性囊性脑膨出，患儿常伴发癫痫或局限性神经缺损。治疗应以早期手术修补硬脑膜缺损为宜。手术方法应视患儿有无癫痫而定；对伴发癫痫者需连同致痫灶一并切除，然后修补硬脑膜。

（二）凹陷骨折

1. 诊断

（1）多见于额、顶部，着力点多有擦伤、挫伤或裂伤。

（2）大多为颅骨全层陷入颅内，偶尔仅内板破裂下凹。

（3）伴有慢性头痛，局灶压迫的症状和体征或脑脊液漏。

（4）儿童多为闭合性凹陷骨折。

（5）余同线状骨折。

2. 治疗

（1）凹陷骨折的复位手术，属于开放性者，只要病情稳定，宜尽早进行；如为闭合性者，根据伤情酌定，但一般不超过 1 周。

（2）儿童多见闭合性凹陷骨折，由于颅骨弹性较好，可行钻孔将陷入骨片撬起复位。而成年人多采用摘除陷入骨片。

（3）手术适应证：凹陷深度 > 8 ~ 10 mm 或深度超过颅骨厚度；骨折片刺破硬膜或开放性凹陷骨折，造成出血、脑脊液漏或脑组织损伤；凹陷骨折忙于功能区。引起压迫症状，如偏瘫、失语和局限性癫痫等脑功能障碍；位于额面部影响美观。

（4）手术禁忌证：非功能区的轻度凹陷骨折；无受压症状，深度不足 0.5 cm 的静脉窦区骨折；年龄较小的婴幼儿，有自行恢复的可能。如无明显局灶症状，可暂不手术。

（5）静脉窦部凹陷骨折处理：一般不考虑手术，但若造成急性颅内压增高、颅内血肿或开放伤出血不易控制时，则需急诊手术，术前充分备血。

二、颅底骨折

颅底部的线形骨折多为颅盖骨骨折线的延伸，也可为邻近颅底的间接暴力所致。根据发生的部位可分为前颅窝、中颅窝和后颅窝骨折。由于硬脑膜与前、中颅窝底粘连紧密，故该部位不易形成硬脑膜外血肿。又由于颅底接近气窦、脑底大血管和脑神经，因此，颅底骨折时容易产生脑脊液漏、脑神经损伤和颈内动脉 – 海绵窦瘘等并发症，后颅窝骨折可伴有原发性脑干损伤。

（一）临床表现

1. 前颅窝骨折

前颅窝骨折累及眶顶和筛骨，可伴有鼻出血、眶周广泛瘀血（称"眼镜"征或"熊猫眼"征）以及广泛球结膜下瘀血。如硬脑膜及骨膜均破裂，则伴有脑脊液鼻漏（脑脊液经额窦或筛窦由鼻孔流出）若骨折线通过筛板或视神经管，可合并嗅神经或视神经损伤。

2. 中颅窝骨折

中颅窝骨折累及蝶骨，可有鼻出血或合并脑脊液鼻漏（脑脊液经蝶窦由鼻孔流出）。如累及颞骨岩部，硬脑膜、骨膜及鼓膜均破裂时，则合并脑脊液耳漏（脑脊液经中耳由外耳道流出）；如鼓膜完整，脑脊液则经咽鼓管流向鼻咽部而误认为鼻漏。骨折时常合并有Ⅶ，Ⅷ脑神经损伤。如骨折线通过蝶骨和颞骨的内侧面，尚能伤及垂体或第Ⅱ、Ⅲ、Ⅳ、Ⅴ、Ⅵ脑神经，如骨折端伤及颈动脉海绵窦段，可因颈内动脉 – 海绵窦瘘的形成而出现搏动性突眼及颅内杂音。破裂孔或颈内动脉管处的破裂，可发生致命性鼻出血或耳出血。

3. 后颅窝骨折

骨折线通过颞骨岩部后外侧时，多在伤后数小时至 2 天内出现乳突部皮下瘀血（称 Battle 征）。骨折线通过枕骨鳞部和基底部，可在伤后数小时出现枕下部头皮肿胀，骨折线尚可经过颞骨岩部向前达中颅窝底，骨折线累及斜坡时，可于咽后壁出现黏膜下瘀血。枕骨大孔或岩骨后部骨折，可合并后组脑神经（Ⅸ～Ⅻ）损伤症状。

（二）颅底骨折的诊断与定位

该病主要根据上述临床表现来定位。瘀血斑的特定部位、迟发性损伤以及除外暴力直接作用点等，可用来与单纯软组织损伤相鉴别。

（三）辅助诊断

1. 实验室检查

对疑为脑脊液漏的病例，可收集耳、鼻流出液进行葡萄糖定量测定。

2. X 线片

检查的确诊率仅占 50％。摄颏顶位，有利于确诊；疑为枕部骨折时摄汤（Towne）氏位；如额部受力，伤后一侧视力障碍时，摄柯（Cald-well）氏位。

3. 头颅 CT

对颅底骨折的诊断价值更大，不但可了解视神经管、眶内有无骨折，尚可了解有无脑损伤、气颅等情况。

4. 脑脊液漏明显

可行腰穿注入造影剂（如伊维显），然后行 CT 检查（一般冠扫，脑脊液鼻漏常用），寻找漏口。

（四）治疗

1. 非手术治疗

单纯性颅底骨折无须特殊治疗，主要观察有无脑损伤及处理脑脊液漏、脑神经损伤等合并症。当合并有脑脊液漏时，应防止颅内感染，禁忌填塞或冲洗，禁忌腰椎穿刺。取头高体位休息或半坐卧位，尽量避免用力咳嗽、打喷嚏和擤鼻涕，静脉或肌内注射抗生素。多数漏口在伤后 1～2 周内自行愈合。超过 1 个月仍漏液者，可考虑手术。

2. 手术治疗颅底骨折引起的合并症

（1）脑脊液漏不愈达 1 个月以上者，或反复引发脑膜炎及脑脊液大量漏出的患者，在抗感染前提下，开颅手术修补硬脑膜，以封闭漏口。

（2）对伤后出现视力减退，疑为碎骨片挫伤或血肿压迫视神经者，应在 12 小时内行视神经管减压术。

（3）需要特殊处理的情况如下：创伤性动脉瘤、外伤性颈内动脉海绵窦漏、面部畸形、外伤后面神经麻痹。

第二节　颅骨骨髓炎

颅骨骨髓炎是开放性或火器性（也偶可是闭合性）颅脑损伤的重要并发症之一。引起这类病变的常见原因有：在开放性损伤过程中颅骨直接被污染，而伤后清创又不够及时或在处理中不够恰当；头皮损伤合并伤口感染经导血管蔓延至颅骨，或是头皮缺损使颅骨长期外露坏死而感染；开放性颅骨骨折，累及鼻窦，中耳腔和乳突。

一、开放性损伤后颅骨骨体炎

（一）局限性颅骨骨髓炎

病变通常限于原伤口的范围内，其中一种是因为头皮伤口感染经导血管蔓延至颅骨，或头皮下脓肿侵及骨膜引起感染延及颅骨。另一种是颅骨直接被污染，虽经清创处理，但往往因就诊时间过晚或清创不够彻底所引起的颅骨感染。无论是上述哪一种情况，在急性炎症期后，这类伤口可形成窦道或瘘管长期不能愈合，或呈假性愈合，但反复溃破，窦道或瘘管内有少量脓液，亦可有小碎死骨和异物排出。在早期颅骨 X 线平片上可无异常表现。在急性炎症期以后，平片可显示受累颅骨的外板粗糙，典型的颅骨骨髓炎改变为局部钙化、死骨形成、骨质缺损或残缺不齐等；如原来为粉碎性骨折，可见有游离的骨折片，呈死骨样改变；如系线形骨折，则骨折线可增宽，并在其周围发生炎症变化；若原来有较广泛的骨质缺损，病变则主要限于缺损的边缘，经久未愈者则出现边缘硬化，增殖现象。这类患者多无严重的全身症状。对局部有伤口长期不愈或形成瘘管者均应考虑到有慢性颅骨骨髓炎的可能。

在治疗中急性感染期主要是应用大剂量抗生素以抗感染。已形成慢性骨髓炎者对药物治疗已无效，因此常需手术治疗，手术的目的是要达到清除伤口中的感染源，去除游离的死骨和异物，咬除无出血的坏死骨组织，直至正常骨质部位为止，再换上一把干净咬骨钳，咬除一圈正常骨质，或在坏死骨质周围正常骨组织处钻成一骨瓣，去除坏死骨。同时清除肉芽组织，消灭感染区无效腔，切除瘘管，反复冲洗后缝合头皮并作皮下引流。若无明显指征表明硬脑膜下有感染，则不应切开硬脑膜，以免导致硬脑膜下感染。

（二）骨瓣感染后颅骨骨髓炎

骨瓣感染后颅骨骨髓炎常发生在因颅脑损伤所行的开颅术后，其原因可能是：对开放伤清创不及时或不彻底；不恰当地在污染或感染的部位施行了骨瓣成形开颅术；在发生长期不愈的伤口处手术时使感染接种波及骨瓣及骨窗边缘；在手术时过于广泛地剥离掉骨膜，使外板侧的营养动脉遭到破坏，也可能造成骨质坏死和感染扩散。

上述感染常见有两种情况，一种是局限于骨瓣边缘的某一块；另一种是整个骨瓣都被感染，全部成为死骨。前者常在局部造成经久不愈的瘘口，断断续续地排脓；后者发生时，最初常使整个皮瓣红肿，继之在切口沿线发生多个瘘管，常可引起全身症状，如寒战、高热等。对这类病例有时需要多次摄取头颅 X 线平片，才能发现有典型的骨髓炎改变。在早期急性期仍以药物控制感染为主，但往往单凭药物很难治愈。对病变局限者可咬除局部病变骨组织及其相对的骨窗缘，有的甚至需要多次手术清除继续发生的死骨。对不整个骨瓣感染者，则须将整个骨瓣去除，同时还要清除骨瓣下的肉芽组织和脓肿。在彻底清创术后方可将皮瓣做一层全部或部分缝合。

（三）颅底骨折后颅骨骨髓炎

颅底骨折后很少发生颅骨骨髓炎，这是由于颅底骨板障层不发达的原因，但当骨折线累及鼻窦，中耳腔或乳突，而这些部位在伤前就已有慢性炎症存在时，则在局部引起骨髓炎、其中较多见的是额骨骨髓炎。因为额窦前壁的板障层较发达，而额窦炎又较常见。对额骨骨髓炎可采用手术治疗，其余则多无明显症状，只有在出现颅内合并症时才可能被发现。

关于治疗方面，主要是预防感染及清除硬脑膜外、硬脑膜下或脑内形成的脓肿。

（四）大块头皮撕脱伤后颅骨骨髓炎

这种情况常发生在大片颅骨长期外露，颅骨外膜则又因随头皮被撕脱而发生了颅骨坏死和骨髓炎。这种病例诊断较易。在治疗方面，早期除进行抗感染治疗外，应采用显微手术带蒂转移皮瓣或大网膜植皮修补缺损处，覆盖颅骨，以免颅骨坏死。而无颅骨骨髓炎者可采取将颅骨外板凿除，在颅骨上钻许多骨孔，深达板障层，待肉芽组织长出后，再行植皮治疗；已有颅骨骨髓炎者，应清除坏死颅骨，再行皮瓣或大网膜移植治疗。

（五）电灼伤后颅骨骨髓炎

此类损伤常伴有头皮、颅骨、硬脑膜和脑组织的局部坏死。在早期颅骨只有浅在的灼伤裂纹，数天后可见明显的分界线，最后在分界线内出现骨坏死。坏死部位的外板呈灰黄色，与正常骨质的界线非常清楚。颅骨的灼伤通常比头皮的范围小，但可深达内板，受累部位很久以后才逐渐变成死骨，当死骨脱落后头皮才能逐渐愈合。若发生了感染，其临床表现与其他颅骨骨髓炎相似。

因此，对这种损伤的治疗，要把预防感染放在首位。早期彻底清创尤为重要。整个骨瓣感染者，则须将整个骨瓣去除，同时还要清除骨瓣下的肉芽组织和脓肿。在彻底清创术后方可将皮瓣做一层全部或部分缝合。

二、闭合性损伤后颅骨骨髓炎

在闭合性颅脑损伤的情况下，也偶可发生颅骨骨髓炎，这可能是由于头皮毛囊感染或因闭合性颅脑损伤发生头皮血肿，尤其是骨膜下血肿。这种血肿可能被感染的毛囊所感染，或因反复抽吸血肿过程中被污染所致。起病时首先在头皮局部发生红肿、疼痛，继之形成脓肿，自行破溃后可经久不愈，有时可在脓液中发现死骨碎屑。头颅 X 线平片至少需在发病后 2 周以上才能看出骨质的改变。

第三节　颅骨结核

颅骨结核是继发于身体其他部位的结核病灶。其感染径路几乎都是通过血行传播，少数则是邻近病灶直接蔓延而来。

一、病理

基本上与骨结核相同。病变先从板障中核结点开始，逐渐扩大，再累及内、外颅骨内外板全部受到破坏并形成结核者，称为穿孔性颅骨结核。多数只破且在内板和硬膜之间有大面积的结核性肉芽组织增生，称为弥漫性进行性颅骨结核。

二、临床表现

1. 多见于青年和儿童。
2. 好发于额骨和顶骨。
3. 局部可有压痛或瘘管形成。
4. 可有低热、贫血、消瘦、颈淋巴结肿大和血沉加快等。

三、辅助检查

颅骨 X 线片：①可见界限清楚且边缘整齐的透光区，常为圆形或椭圆形，其四周有密度增大的骨质增生。②病灶中可见有形态不规则、大小不一的死骨，密度较低，常与正常颅骨分离。③弥漫性病变则为虫蚀样广泛骨质破坏。

四、诊断

根据临床表现和颅骨 X 线片所见，本病一般不难诊断。

五、治疗

1. 对有结核性脓肿形成和 / 或死骨者，应及早切开排脓，清除死骨，刮除肉芽组织，彻底咬除病骨直至正常颅骨为止。
2. 抗结核治疗。手术前后均应用全身抗结核药物并选择恰当的抗生素以控制感染。
3. 改善营养状况，增强体质。

微信扫码
◆ 临床科研
◆ 医学前沿
◆ 临床资讯
◆ 临床笔记

第七章

血管性疾病

第一节　缺血性脑血管疾病

缺血性脑血管疾病是一种常见病，其致残率和病死率很高，居人口死亡原因中的前 3 位。各种原因的脑血管疾病在急性发作之前为一慢性发展过程，一旦急性发作即称为卒中或中风。卒中包括出血性卒中和缺血性卒中两大类，其中缺血性卒中占 75% ~ 90%。

一、病理生理

脑的功能和代谢的维持依赖于足够的供氧。正常人脑只占全身体重的 2%，却接受心排出量 15% 的血液，占全身耗氧量的 20%，足见脑对供血和供氧的需求量之大。正常体温下，脑的能量消耗为 33.6 J/（100 g·min）（1 cal ≈ 4.2 J）。如果完全阻断脑血流，脑内储存的能量只有 84 J/100 g，仅能维持正常功能 3 分钟。为了节省能量消耗，脑皮质即停止活动，即便如此，能量将在 5 分钟内耗尽。在麻醉条件下脑的氧耗量稍低，但也只能维持功能 10 分钟。脑由 4 条动脉供血，即两侧颈动脉和两侧椎动脉，这 4 条动脉进入颅内后组成大脑动脉环（Willis 环），互相沟通组成丰富的侧支循环网。颈动脉供应全部脑灌注的 80%，两条椎动脉供应 20%。立即完全阻断脑血流后，意识将在 10 s 之内丧失。

为了维持脑的正常功能，必须保持稳定的血液供应。正常成人在休息状态下脑的血流量（cerebral blood flow，CBF）为每分钟每 100 g 脑 50 ~ 55 mL[50 ~ 55 mL/（100 g·min）]。脑的各个区域血流量并不均匀，脑白质的血流量为 25 mL/（100 g·min），而灰质的血流量为 75 mL/（100 g·min）。某一区域的血流量称为该区域的局部脑血流量（regional cerebral blood flow，rCBF）。全脑和局部脑血流量可以在一定的范围内波动，低于这一范围并持续一定时间将会引起不同的脑功能障碍，甚至发生梗死。

影响脑血流量稳定的因素有全身血压的变动、动脉血中的二氧化碳分压（$PaCO_2$）和氧分压（PaO_2）、代谢状态和神经因素等。

（一）血压的影响

在一定范围内的血压波动不影响 CBF 的稳定，但超过这种特定范围，则 CBF 随全身血压的升降而增高或减少。这种在一定限度的血压波动时能将 CBF 调节在正常水平的生理功能称为脑血管的自动调节（autoregulation）功能。当全身动脉压升高时，脑血管即发生收缩而使血管阻力增加；反之，当血压下降时脑血管即扩张，使血管阻力减小，最终结果是保持 CBF 稳定，这种脑血管舒缩调节脑血流量的现象称为裴立斯效应（Bayliss effect）。脑血管自动调节功能有一定限度，其上限为 20 ~ 21.3 kPa（150 ~ 160 mmHg），下限为 8.0 ~ 9.3 kPa（60 ~ 70 mmHg）。当全身平均动脉压的变动超出此一限度，脑血管的舒缩能力超出极限，CBF 即随血压的升降而增减。很多病理情况都可影响脑血管的自动调节功能的上限和下限，例如慢性高血压症、脑血管痉挛、脑损伤、脑水肿、脑缺氧、麻醉和高碳酸血症等都可影响 CBF 的自动调节。有的病理情况下，平均动脉压只降低 30%，也可引起 CBF 减少。

（二）$PaCO_2$ 的影响

$PaCO_2$ 增高可使血管扩张，脑血管阻力减小，CBF 即增加，反之，CBF 即减少。当 $PaCO_2$ 在 3.3 ~ 8 kPa

（25 ～ 60 mmHg）时，$PaCO_2$ 每变化 0.1 kPa（1 mmHg），CBF 即变化 4%。当 $PaCO_2$ 超过或低于时即不再随之而发生变化。严重的 $PaCO_2$ 降低可导致脑缺血。

（三）代谢的调节

局部脑血流量受局部神经活动的影响。在局部神经活动兴奋时代谢率增加，其代谢需求和代谢产物积聚，改变了血管外环境，增加局部脑血流量。

（四）神经的调节

脑的大血管同时受交感神经和副交感神经支配，受刺激时，交感神经释放去甲肾上腺素，使血管收缩，而副交感神经兴奋时释放乙酰胆碱，使血管扩张。刺激交感神经虽可使血管收缩，但对 CBF 无明显影响，刺激副交感神经影响则更为微弱。

决定缺血后果有两个关键因素：一是缺血的程度，二是缺血持续时间。在 CBF 降低到 18 mL/（100 g·min）以下，经过一定的时间即可发生不可逆转的脑梗死，CBF 水平愈低，脑梗死发生愈快，在 CBF 为 12 mL/（100 g·min）时，仍可维持 2 小时以上不致发生梗死。在 25 mL/（100 g·min）时，虽然神经功能不良，但仍可长时间不致发生梗死。在缺血性梗死中心的周边地带，由于邻近侧支循环的灌注，存在一个虽无神经功能但神经细胞仍然存活的缺血区，称为缺血半暗区，如果在一定的时限内提高此区的 CBF，则有可能使神经功能恢复。

二、病因

脑缺血的病因可归纳为以下几类：①颅内、外动脉狭窄或闭塞。②脑动脉栓塞。③血流动力学因素。④血液学因素等。⑤脑血管痉挛。

（一）脑动脉狭窄或闭塞

脑由 4 条动脉供血，并在颅底形成 Willis 环，当动脉发生狭窄或闭塞，侧支循环不良，影响脑血流量，导致局部或全脑的 CBF 减少到发生脑缺血的临界水平，即 18 ～ 20 mL/（100 g·min）以下时，就会产生脑缺血症状。一般认为动脉内径狭窄超过其原有管径的 50%，相当于管腔面积缩窄 75% 时，将会使血流量减少。认为此时才具有外科手术意义。

多条脑动脉狭窄或闭塞可使全脑血流量处于缺血的边缘状态，即 CBF 为 31 mL/（100 g·min）时，此时如有全身性血压波动，即可引发脑缺血。造成脑动脉狭窄或闭塞的主要原因是动脉粥样硬化，而且绝大多数（93%）累及颅外段大动脉和颅内的中等动脉，其中以颈内动脉和椎动脉起始部受累的机会最多。

（二）脑动脉栓塞

动脉粥样硬化斑块除可造成动脉管腔狭窄以外，在斑块上的溃疡面上常附有血小板凝块、附壁血栓和胆固醇碎片。这些附着物被血流冲刷脱落后形成栓子，被血流带入颅内动脉，堵塞远侧动脉造成脑栓塞，使供血区缺血。最常见的栓子来源是颈内动脉起始部的动脉粥样硬化斑块，被认为是引起短暂性脑缺血发作最常见的原因。大多数（3/4）颈内动脉内的栓子随血液的主流进入并堵塞大脑中动脉的分支，引起相应的临床症状。另一个常见原因是心源性栓子。多见于患有风湿性心瓣膜病、亚急性细菌性心内膜炎、先天性心脏病等患者。少见的栓子如脓毒性栓子、脂肪栓子、空气栓子等。

（三）血流动力学因素

短暂的低血压可引发脑缺血，如果已有脑血管的严重狭窄或多条脑动脉狭窄，使脑血流处于少血（oli-ge-mia）状态时，轻度的血压降低即可引发脑缺血。例如心肌梗死、严重心律失常、休克、颈动脉窦过敏、直立性低血压、锁骨下动脉盗血综合征（subclavian steal syndrone）等。

（四）血液学因素

口服避孕药物、妊娠、产妇、手术后或血小板增多症引起的血液高凝状态；红细胞增多症、镰状细胞贫血、巨球蛋白血症引起的血黏稠度增高均可发生脑缺血。

（五）脑血管痉挛

蛛网膜下隙出血、开颅手术、脑血管造影等均可引起血管痉挛，造成脑缺血。

三、类型和临床表现

根据脑缺血后脑损害的程度，其临床表现可分为短暂性脑缺血发作（transient ischemic attack，TIA）、可逆性缺血性神经功能缺失（reversible ischemic neurological deficit，RIND）（又称可逆性脑缺血发作）、进行性卒中（progressive stroke，PS）和完全性卒中（complete stoke，CS）。

（一）短暂性脑缺血发作（TIA）

TIA 为缺血引起的短暂性神经功能缺失，在 24 小时内完全恢复。TIA 一般是突然发作，持续时间超过 10 ～ 15 分钟，有的可持续数小时，90% 的 TIA 持续时间不超过 6 小时。引起 TIA 的主要原因是动脉狭窄和微栓塞。

1. 颈动脉系统 TIA

颈动脉系统 TIA 表现为颈动脉供血区神经功能缺失。患者突然发作一侧肢体无力或瘫痪、感觉障碍，可伴有失语和偏盲，有的发生一过性黑蒙，表现为突然单眼失明，持续 2 ～ 3 分钟，很少超过 5 分钟，然后视力恢复。黑蒙有时单独发生，有时伴有对侧肢体运动和感觉障碍。

2. 椎 – 基底动脉系统 TIA

眩晕是最常见的症状，但当眩晕单独发生时，必须与其他原因引起的眩晕相鉴别。此外，可出现复视、同向偏盲、皮质性失明、构音困难、吞咽困难、共济失调、两侧交替出现的偏瘫和感觉障碍、面部麻木等。有的患者还可发生"跌倒发作"（drop attack），表现为没有任何先兆的突然跌倒，但无意识丧失，患者可很快自行站起来，是脑干短暂性缺血所致。跌倒发作也见于椎动脉型颈椎病患者，但后者常于特定头位时发作，转离该头位后，脑干恢复供血，症状消失。

（二）可逆性缺血性神经功能缺失（RIND）

RIND 又称为可逆性脑缺血发作（reversible ischemic attack），是一种局限性神经功能缺失，持续时间超过 24 小时，但在 3 周内完全恢复，神经系统检查可发现阳性局灶性神经缺失体征。RIND 患者可能有小范围的脑梗死存在。

（三）进行性卒中（PS）

脑缺血症状逐渐发展和加重，超过 6 小时才达到高峰，有的在 1 ～ 2 天才完成其发展过程，脑内有梗死灶存在。进行性卒中较多地发生于椎 – 基底动脉系统。

（四）完全性卒中（CS）

脑缺血症状发展迅速，在发病后数分钟至 1 小时内达到高峰，至迟不超过 6 小时。

区分 TIA 和 RIND 的时间界限为 24 小时，在此时限之前恢复者为 TIA，在此时限以后恢复者为 RIND，在文献中大体趋于一致。但对 PS 和 CS 发展到高峰的时间界限则不一致，有人定为 2 小时，但更常用的时限为 6 小时。

四、检查和诊断分析

（一）脑血管造影

直接穿刺颈总动脉造影对颈总动脉分叉部显影清晰，简单易行，但直接穿刺有病变的动脉有危险性。穿刺处应距分叉部稍远，操作力求轻柔，以免造成栓子脱落。经股动脉插管选择性脑血管造影可进行 4 条脑动脉造影，是最常用的造影方法，但当股动脉和主动脉弓有狭窄时插管困难，颈总动脉或椎动脉起始处有病变时，插管也较困难并有一定危险性。经腋动脉选择性脑血管造影较少采用，腋动脉较少发生粥样硬化，且管径较粗并有较丰富的侧支循环，不像肱动脉那样容易造成上臂缺血，但穿刺时易伤及臂丛神经。经右侧腋动脉插管时不能显示左颈总动脉、左锁骨下动脉和左椎动脉，遇此情况不得不辅以其他途径的造影。经股动脉或腋动脉插管到主动脉弓，用高压注射大剂量造影剂，可显示从主动脉弓分出的所有脑动脉的全程，但清晰度不及选择性插管或直接穿刺造影。

脑血管造影可显示动脉的狭窄程度、粥样斑块和溃疡。如管径狭窄程度达到 50%，表示管腔横断面积减少 75%，管径狭窄程度达到 75%，管腔面积已减少 90%。如狭窄处呈现"细线征"（string sign），则管腔面积已减少90%～99%。在造影片上溃疡的形态可表现为：①动脉壁上有边缘锐利的下陷。②突出的斑块中有基底不规则的凹陷。③当造影剂流空后在不规则的基底中有造影剂残留。但有时相邻两个斑块中的凹陷可误认为是溃疡，也有时溃疡被血栓填满而被忽略。

脑动脉粥样硬化病变可发生于脑血管系统的多个部位，但最多见于从主动脉弓发出的头-臂动脉和脑动脉的起始部，在脑动脉中则多见于颈内动脉和椎动脉的起始部。有时在一条动脉上可发生多处病变，例如在颈内动脉起始部和虹吸部都有病变，称为串列病变。故为了全面了解病情，应进行尽可能充分的脑血管造影。脑血管造影目前仍然是诊断脑血管病变的最佳方法，但可能造成栓子脱落形成栓塞，这种危险虽然并不多见，但后果严重。

（二）超声检查

超声检查是一种非侵袭性检查方法。B型超声二维成像可观察管腔是否有狭窄、斑块和溃疡；波段脉冲多普勒超声探测可测定颈部动脉内的峰值频率和血流速度，可借以判断颈内动脉狭窄的程度。残余管腔愈小其峰值频率愈高，血流速度也愈快。经颅多普勒超声（transcranial Doppler sonography，TCD）可探测颅内动脉的狭窄，如颈内动脉颅内段、大脑中动脉、大脑前动脉和大脑后动脉主干的狭窄。

多普勒超声还可探测眶上动脉血流的方向，借以判断颈内动脉的狭窄程度或闭塞。眶上动脉和滑车上动脉是从颈内动脉的分支眼动脉分出的，正常时其血流方向是向上的，当颈内动脉狭窄或闭塞时，眶上动脉和滑车上动脉的血流可明显减低或消失。如眼动脉发出点近侧的颈内动脉闭塞时，颈外动脉的血可通过这两条动脉逆流入眼动脉，供应闭塞处远侧的颈内动脉，用方向性多普勒（directional Doppler）探测此两条动脉的血流方向，可判断颈内动脉的狭窄或闭塞。但这种方法假阴性很多，因此只能作为参考。

（三）磁共振血管造影（magnetic resonanceangiography，MRA）

MRA也是一种非侵袭性检查方法。可显示颅内外脑血管影像，根据"北美症状性颈动脉内膜切除试验研究"（North American symptomatic carotid end-arterectomy trial，NASCET）的分级标准，管腔狭窄10%～69%者为轻度和中度狭窄，此时MRA片上显示动脉管腔虽然缩小，但血流柱的连续性依然存在。管腔狭窄70%～95%者为重度狭窄，血流柱的信号有局限性中断，称为"跳跃征"（skip sign）。管腔狭窄95%～99%者为极度狭窄，在信号局限性中断以上，血流柱很纤细甚至不能显示，称为"纤细征"（slimsign）。目前在MRA像中尚难可靠地区分极度狭窄和闭塞，MRA的另一缺点是难以显示粥样硬化的溃疡。

文献报道MRA在诊断颈总动脉分叉部重度狭窄（＞70%）的可靠性为85%～92%。与脑血管造影相比，MRA对狭窄的严重性常估计过度，由于有这样的缺点，故最好与超声探测结合起来分析，这样与脑血管造影的符合率可大为提高。如果MRA与超声探测的结果不相符，则应行脑血管造影。

（四）CT脑血管造影（CTA）

静脉注入100～150 mL含碘造影剂，然后用螺旋CT扫描和三维重建，可用以检查颈动脉的病变，与常规脑血管造影的诊断符合率可达89%。其缺点是难以区分血管腔内的造影剂与血管壁的钙化，因而对狭窄程度的估计不够准确。

（五）眼球气体体积扫描法

眼球气体体积扫描法(oculo pneumopl ethysmo graphy，OPE-Gee)是一种间接测量眼动脉收缩压的技术。眼动脉的收缩压反映颈内动脉远侧段的血压。当眼动脉发出点近侧的颈内动脉管径狭窄程度达到75%时，其远侧颈内动脉血压即下降，而该侧的眼动脉压也随之下降。同时测量双侧的眼动脉压可以发现病侧颈内动脉的严重狭窄。如果两侧眼动脉压相差在0.7 kPa（5 mmHg）以上，表示病侧眼动脉压已有下降。

（六）局部脑血流量测定

测定rCBF的方法有吸入法、静脉法和动脉内注入法，以颈内动脉注入法较为准确。将2 mCi（1 Ci = 3.7×10^{10} Bq）的133氙（^{133}Xe）溶于3～5 mL生理盐水内，直接注入颈内动脉，然后用16个闪烁计数器探头放在注射侧的头部不同部位，每5分钟记录1次，根据测得的数据，就可计算出各部位的局部脑血流量。吸入法和静脉注入法因核素"污染"颅外组织而影响其准确性。

rCBF检查可提供两方面的资料：①可确定脑的低灌注区的精确部位，有助于选择供应该区的动脉作

为颅外 – 颅内动脉吻合术的受血动脉。②测定低灌注区的 rCBF 水平，可以估计该区的脑组织功能是否可以通过提高 rCBF 而得以改善。有助于选择可行血管重建术的患者和估计手术的效果。

五、治疗要领

治疗脑动脉闭塞性疾病的外科方法很多，包括球囊血管成形术、狭窄处补片管腔扩大术、动脉内膜切除术、头 – 臂动脉架桥术、颅外 – 颅内动脉吻合术、大网膜移植术以及几种方法的联合等。现就其主要方法作简要介绍。

（一）头 – 臂动脉架桥术

适合颈胸部大动脉的狭窄或闭塞引起的脑缺血。架桥的方式有多种，应根据动脉闭塞的不同部位来设计。常用术式包括：颈总 – 颈内动脉架桥、锁骨下 – 颈内动脉架桥、主动脉 – 颈总动脉架桥、椎动脉 – 颈总动脉架桥、主动脉 – 颈内和锁骨下动脉架桥、主动脉 – 颈总和颈内动脉架桥、锁骨下 – 颈总动脉架桥、锁骨下 – 锁骨下动脉架桥等。架桥所用的材料为涤纶（dacron）或聚四氟乙烯（teflon）制成的人造血管，较小的动脉之间也可用大隐静脉架桥。

（二）颈动脉内膜切除术

动脉内膜切除术（endarterectomy）可切除粥样硬化斑块而扩大管腔，同时可消除产生栓子的来源，经 40 多年的考验，证明是治疗脑缺血疾病有效的外科方法，其预防意义大于治疗意义。1986 年 Quest 估计，美国每年约进行 85 000 例颈动脉内膜切除术。但我国文献中关于颈动脉内膜切除术的资料很少，可能与对此病的认识不足与检查不够充分有关。颈部动脉内膜切除术适用于治疗颅外手术"可以达到"的病变，包括乳突下颌线（从乳突尖端到下颌角的连线）以下的各条脑动脉，其中主要为颈总动脉分叉部。

1. 适应证

手术对象的选择应结合血管病变和临床情况。血管病变：①症状性颈动脉粥样硬化性狭窄大于 70％。②对有卒中高危因素的患者，有症状者狭窄大于 50％，无症状者狭窄大于 60％的应积极行 CEA。③检查发现颈动脉分叉部粥样硬化斑不规则或有溃疡者。

临床情况：①有 TIA 发作，尤其近期内多次发作者。②完全性卒中患者伴有轻度神经功能缺失者，为改善症状和防止再次卒中。③慢性脑缺血患者，为改善脑缺血和防止发生卒中。④患者有较重的颈动脉狭窄但无症状，因其他疾病需行胸、腹部大手术，为防止术中发生低血压引发脑缺血，术前可行预防性颈内动脉内膜切除术。⑤无症状性血管杂音（asymptomatic bruit）患者，经检查证明颈内动脉管腔狭窄严重（＞80％），而手术医师如能做到将手术死亡率 + 致残率保持在 3％以下，则应行内膜切除术。正常颈动脉管径为 5 ~ 6 mm，狭窄超过 50％时即可出现血管杂音，超过 85％或直径 < 1 ~ 1.5 mm 时杂音消失。杂音突然消失提示管径极度狭窄，颈内动脉高度狭窄而又不产生症状，有赖于对侧颈动脉和椎动脉的侧支循环，该类患者虽无症状但卒中的危险性却很大。

2. 多发性病变的处理原则

多发性病变指一条动脉有两处以上的病变，或两条以上的动脉上都有病变。多发性病变存在手术指征时，应遵循以下原则：①双侧颈动脉狭窄，仅一侧发生 TIA，不管该侧颈动脉狭窄程度如何，先行该侧手术。②双侧颈动脉狭窄，而 TIA 发作无定侧症状，一般归因于后循环供血不足；如一侧颈动脉狭窄 > 50％，先行该侧手术，以便通过 Willis 环增加椎 – 基底动脉的供血，如一侧手术后仍有 TIA 发作，再考虑对侧手术，两次手术至少间隔 4 周。③一侧颈动脉狭窄，对侧闭塞者，TIA 往往与狭窄侧有关，只做狭窄侧手术。④颈内动脉颅内、颅外段均狭窄，先处理近侧的病变，若术后症状持续存在，或颅内段狭窄严重，可考虑颅内—颅外架桥。⑤颈动脉、椎动脉均有狭窄，先处理颈动脉的病变，若术后无效，再考虑做椎动脉内膜切除术，或其他改善椎动脉供血的手术。⑥双侧颈动脉狭窄，先处理狭窄较重侧，视脑供血改善情况决定是否处理对侧。⑦两侧颈动脉狭窄程度相等时，先"非主侧"，后"主侧"。"主侧"血流量大，可通过前交通动脉供应对侧。先做非优势半球侧，可增加优势半球的侧支供血，以便下次做优势半球侧时增加阻断血流的安全性。两侧手术应分期进行，相隔时间至少 1 周。⑧颈内动脉闭塞同时有颈外动脉狭窄，疏通颈外动脉后可通过眼动脉增加颈内动脉颅内段的供血。当颈外动脉狭窄超过 50％

时，即有手术指征。

3. 手术禁忌证

（1）脑梗死的急性期，因重建血流后可加重脑水肿，甚至发生脑内出血。

（2）慢性颈内动脉完全闭塞超过2周者，手术使血管再通的成功率和长期通畅率很低。

（3）严重全身性疾病不能耐受手术者，例如心脏病、严重肺部疾病、糖尿病、肾脏病、感染、恶性肿瘤和估计手术后寿命不长者。

4. 手术并发症及防治

（1）心血管并发症：颈动脉狭窄患者多为高龄患者，常合并有冠心病、高血压等心血管疾病。术前应严格筛选，术后严格监测血压、心电图，发现问题，及时处理。

（2）神经系统并发症：术后近期卒中的原因多见于术中术后的微小动脉粥样硬化斑块栓子栓塞、术中阻断颈动脉或术后颈动脉血栓形成而致脑缺血，最严重的为术后脑出血。因而术后应严密观察血压等生命征变化，如有神经症状发生，应立即进行CT扫描或脑血管造影，如果是脑内出血或颈动脉闭塞须立即进行手术处理。绝大多数（>80%）神经系统并发症发生于手术后的1~7天，多因脑栓塞或脑缺血所致。如脑血管造影显示手术部位有阻塞或大的充盈缺损，需再次手术加以清除。如动脉基本正常，则多因脑栓塞所致，应给予抗凝治疗。

（3）切口部血肿：出血来源有软组织渗血及动脉切口缝合不严密漏血，大的血肿可压迫气管，须立即进行止血，紧急情况下可在床边打开切口以减压。

（4）脑神经损伤：手术入路中可能损伤喉上神经、舌下神经、迷走神经、喉返神经或面神经的下颌支，特别是当颈动脉分叉部较高位时，损伤交感神经链可发生Horner综合征；手术前应熟悉解剖，手术中分离、电凝、牵拉时应注意避免损伤神经。

（5）补片破裂：多发生于术后2~7天，突然颈部肿胀、呼吸困难。破裂的补片多取自下肢踝前的大隐静脉.而取自大腿或腹股沟部的静脉补片则很少破裂。静脉补片不宜过宽，在未牵张状态下其宽度不要超过3~4 mm。

（6）高灌注综合征：长期缺血使脑血管极度扩张，内膜切除后血流量突然增加而脑血管的自动调节功能尚未恢复，以致rCBF和血流速度急骤增高，可出现各种神经症状，少数发生脑内血肿，多见于颈动脉严重狭窄的患者，发生率约为12%。对高度狭窄的患者应行术后TCD或rCBF监测，如发现高灌注状态，应适当降低血压。

（三）颅外颅内动脉吻合术

颅外颅内动脉吻合术（extracranial-intracranial arterial bypass，EIAB）的理论根据是，当颈内动脉或椎-基底动脉发生狭窄或闭塞而致脑的血流量减少时，运用颅外-颅内动脉吻合技术，使较少发生狭窄或闭塞的颅外动脉（颈外动脉系统）直接向脑内供血，使处于脑梗死灶周围的缺血半暗区和处于所谓艰难灌注区的脑组织得到额外的供血，从而可以改善神经功能，增强脑血管的储备能力，可以增强对再次发生脑栓塞的耐受力。

1. EIAB的手术适应证

（1）血流动力学因素引起的脑缺血：颈动脉狭窄或闭塞患者，有15%的病变位于颅外手术不可到达的部位，即位于乳突尖端与下颌角的连线以上的部位，这样的病变不能行颈动脉内膜切除术，但可以造成脑的低灌注状态。此外，多发性动脉狭窄或闭塞也是低灌注状态的原因。低灌注状态经内科治疗无效者是EIAB的手术指征。

（2）颅底肿瘤累及颈内动脉，切除肿瘤时不得不牺牲动脉以求完全切除肿瘤者，可在术前或术中行动脉架桥术以免发生脑缺血。

（3）梭形或巨大动脉瘤不能夹闭，需行载瘤动脉结扎或动脉瘤孤立术者。

2. EIAB的手术方式

常用的手术方式有颞浅动脉-大脑中动脉吻合术（STA-MCA）和脑膜中动脉-大脑中动脉吻合术（MMA-MCA）等。

第二节　颅内血管畸形

颅内血管畸形是脑血管先天发育异常性病变。由于胚胎期脑血管胚芽发育障碍形成的畸形血管团，造成脑局部血管的数量和结构异常，并影响正常脑血流。可发生在任何年龄，多见于40岁以前的青年人，占60%～72%。可见于任何部位，但大脑半球发生率最高，为45%～80%，8%～18%在内囊、基底节或脑室；也有国外学者报道脑室内及其周围的血管畸形占所有血管畸形的8%，发生于颅后窝的血管畸形占10%～32%。有6%为存在两个以上同一种病理或不同种病理的多发性颅内血管畸形，有的甚至同时存在十多个互不相连的海绵状血管瘤。

由于颅内血管畸形的临床和病变的多样化，其分类意见亦不同，目前临床主要采用 Russell 和 Rubin-stein 分类方法将颅内血管畸形分为4类：①脑动静脉畸形。②海绵状血管瘤。③毛细血管扩张。④脑静脉畸形。这些血管畸形的组成及血管间的脑实质不同。

一、脑动静脉畸形

脑动静脉畸形又称脑血管瘤、血管性错构瘤、脑动静脉瘘等。在畸形的血管团两端有明显的供血输入动脉和回流血的输出静脉。虽然该病为先天性疾病，但大多数患者在若干年后才表现出临床症状，通常50%～68%可发生颅内出血，其自然出血率每年为2%～4%，首次出血的病死率近10%，致残率更高。其发病率报道不一，美国约为0.14%，有学者回顾一般尸检和神经病理尸检资料，发现其发病率为0.35%～1.1%，回顾4 069例脑解剖，脑动静脉畸形占4%。与动脉瘤发病率比较，国外的资料显示脑动静脉畸形比脑动脉瘤少见，综合英美两国24个医疗中心收治的脑动静脉畸形和动脉瘤患者的比率是1 : 6.5。

（一）病因及发病机制

在胚胎早期原始脑血管内膜胚芽逐渐形成管道，构成原始血管网，分化出动脉和静脉且相互交通，若按正常发育，动静脉之间应形成毛细血管网，如若发育异常，这种原始的动静脉的直接交通就遗留下来而其间无毛细血管网相隔，因无正常的毛细管阻力，血液直接由动脉流入静脉，使动脉内压大幅度下降，可由正常体循环平均动脉压的90%降至45%～62%，静脉因压力增大而扩张，动脉因供血增多而变粗，又有侧支血管的形成和扩大，逐渐形成迂曲缠绕、粗细不等的畸形血管团，血管壁薄弱处扩大成囊状。因畸形血管管壁无正常动静脉的完整性而十分薄弱，在病变部位可有反复的小出血；也由于邻近的脑组织可有小的出血性梗死软化，使病变缺乏支持也容易发生出血，血块发生机化和液化，再出血时使血液又流入此腔内，形成更大的囊腔，病变体积逐渐增大；由于病变内的动静脉畸形管壁的缺欠和薄弱，长期经受增大的血流压力而扩大曲张，甚至形成动脉瘤样改变。这些均构成了动静脉畸形破裂出血的因素。

（二）病理

1. 分布

脑动静脉畸形位于幕上者约占90%，幕下者约10%，左右半球的发病率相同。幕上的动静脉畸形大多数累及大脑皮质，以顶叶受累为最多，约占30%，其次是颞叶约占22%，额叶约占21%，顶叶约占10%。脑室、基底节等深部结构受累约占10%，胼胝体及其他中线受累者占4%～5%。幕上病变多由大脑中动脉和大脑前动脉供血，幕下者多由小脑上动脉供血或小脑前下动脉或后下动脉供血。

2. 大小和形状

脑动静脉畸形的大小差别很大，巨大者直径可达10 cm以上，可累及整个大脑半球，甚至跨越中线；微小者直径在1 cm以下，甚至肉眼难以发现，脑血管造影不能显示。畸形血管团的形状不规则，血管管径粗细不等，有时细小，有时极度扩张、扭曲，甚至走行迂曲呈螺旋状。大多数表现为卵圆形、球形或葡萄状，约有40%的病例表现出典型形状，为圆锥形或楔形。畸形的血管团一般成楔形分布，尖端指向脑室壁。

3. 形态学

脑动静脉畸形是一团发育异常的，由动脉、静脉及动脉化的静脉组成的血管团，无毛细血管存在，病变区内存在胶质样变的脑组织是其病理特征之一。镜下见血管壁厚薄不等，偶有平滑肌纤维多无弹力层。血管内常有血栓形成或机化及钙化，并可伴有炎性反应。血管内膜增生肥厚，有的突向管腔内，使之部分堵塞。内弹力层十分薄弱甚至缺失，中层厚薄不一。血管壁上常有动脉硬化样斑块及机化的血凝块，有的血管可扩张成囊状。静脉可有纤维变或玻璃样变而增厚，但动静脉常难以区别。

病变血管破裂可发生蛛网膜下隙出血、脑内或脑室内出血，常形成脑内血肿，偶可形成硬膜下血肿。因多次反复的小出血，病变周围有含铁血黄素沉积使局部脑组织发黄，邻近的甚至较远的脑组织因缺血营养不良可有萎缩，局部脑室可扩大；颅后窝病变可致导水管或第四脑室阻塞产生梗阻性脑积水。

（三）临床分级

脑动静脉畸形差异很大，其大小、部位、深浅及供血动脉和引流静脉均各不相同。为便于选择手术对象、手术方式、估计预后及比较手术治疗的优劣，临床上将动静脉畸形进行分级，常用的分级方法有以下几种：

Spetzler 分级法从 3 个方面对脑动静脉畸形评分，共分 5 级：①根据畸形团大小评分。②根据畸形团所在部位评分。③根据引流静脉的引流方式评分。将 3 个方面的评分相加即为相应级别，（表 7-1）。

表 7-1　Spetzler-Martin 的脑动静脉畸形的分级记分表

AVM 的大小	计分	AVM 部位	计分	引流静脉	计分
小型 (最大径 < 3 cm)	1	非功能区	0	仅浅静脉	0
中型 (最大径 3~6 cm)	2	功能区	1	仅保静脉	1
大型 (最大径 > 6 cm)	3				

（四）临床表现

绝大多数脑动静脉畸形患者可表现出头痛、癫痫和出血的症状，也有根据血管畸形所在的部位表现出相应的神经功能障碍者；少数患者因血管畸形较小或是隐性而不表现出任何症状，往往是在颅内出血后被诊断，也有是在查找癫痫原因时被发现。

1. 颅内出血

颅内出血是脑动静脉畸形最常见的症状，约 50% 的患者为首发症状，一般多发生在 30 岁以下年龄较轻的患者，高峰年龄较动脉瘤早，为 15 ~ 20 岁。为突然发病，多在体力活动或情绪激动时发生，也有在日常活动及睡眠中发生者。表现为剧烈头痛、呕吐，甚至意识不清，有脑膜刺激症状，大脑半球病变常有偏瘫或偏侧感觉障碍、偏盲或失语；颅后窝病变可表现有共济失调、眼球震颤、眼球运动障碍及长传导束受累现象。颅内出血除表现为蛛网膜下隙出血外，可有脑内出血、脑室内出血，少数可形成硬膜下血肿。较大的脑动静脉畸形出血量多时可引起颅压升高导致脑疝而死亡。出血可反复发生，约 50% 以上患者出血 2 次，30% 以上出血 3 次，20 以上% 出血 4 次以上，最多者可出血十余次，再出血的病死率为 12% ~ 20%。再出血时间的间隔，少数患者在数周或数月，多数在 1 年以上，有者可在十几年以后发生，平均为 4 ~ 6 年。有报道 13% 的患者在 6 周以内发生再出血。小型、隐匿型、位置深在和向深部引流的脑动静脉畸形极易出血，动静脉畸形越小，其阻力越大，易出血；位于深部的动静脉畸形的供血动脉较短，病灶内的压力大，也易出血。

与颅内动脉瘤比较，脑动静脉畸形出血的特点是出血年龄早、出血程度轻、早期再出血发生率低，出血后发生脑血管痉挛较一般动脉瘤轻，出血危险程度与年龄、畸形血管团大小及部位有关。

2. 癫痫

癫痫也是脑动静脉畸形的常见症状，发生率为 28% ~ 64%，其发生率与脑动静脉畸形的大小、位置及类型有关，位于皮质的大型脑动静脉畸形及呈广泛毛细血管扩张型脑动静脉畸形的发生率高。癫痫常见于 30 岁以上年龄较大的患者，约有半数患者为首发症状，在一部分患者为唯一症状。癫痫也可发生在出血时，以额、顶叶动静脉畸形多见。病程长者抽搐侧的肢体逐渐出现轻瘫并短小细瘦。癫痫的发作形式以部分性发作为主,有时具有 Jackson 型癫痫的特征。动静脉畸形位于前额叶者常发生癫痫大发作,位于中央区及顶叶者表现为局灶性发作或继发性全身大发作,颞叶病灶表现为复杂性、部分性发作,位于外侧裂者常出现精神运动性发作。癫痫发生的原因主要是由于脑动静脉畸形的动静脉短路,畸形血管团周围严重盗血,使脑局部出现淤血性缺血,脑组织缺血乏氧所引起;另外,动静脉短路血流对大脑皮质的冲击造成皮质异常放电,也可发生癫痫;由于出血或含铁血黄素沉着使病变周围神经胶质增生形成致病灶;畸形血管的点燃作用尤其是颞叶可伴有远隔处癫痫病灶。

3. 头痛

约60%的患者有长期头痛的病史,16% ~ 40%为首发症状,可表现为偏头痛局灶性头痛和全头痛,头痛的部位与病灶无明显关系,头痛的原因与畸形血管扩张有关。当动静脉畸形破裂时头痛变得剧烈且伴有呕吐。

4. 神经功能障碍

约40%的患者可出现进行性神经功能障碍,其中10%者为首发症状。表现的症状由血管畸形部位、血肿压迫、脑血循环障碍及脑萎缩区域而定。主要表现为运动或感觉性障碍,位于额叶者可有偏侧肢体及颜面肌力减弱,优势半球可发生语言障碍;位于颞叶者可有幻视、幻嗅、听觉性失语等;顶枕叶者可有皮质性感觉障碍、失读、失用、偏盲和空间定向障碍等;位于基底结者常见有震颤、不自主运动、肢体笨拙,出血后可发生偏瘫等;位于脑桥及延髓的动静脉畸形可有锥体束征、共济失调、听力减退、吞咽障碍等脑神经麻痹症状,出血严重者可造成四肢瘫、角弓反张、呼吸障碍等。神经功能障碍的原因主要与下列因素有关:①脑溢血(动静脉畸形部位邻近脑区的动脉血流向低压的畸形区,引起局部脑缺血称为脑溢血)引起短暂脑缺血发作,多见于较大的动静脉畸形,往往在活动时发作,其历时短暂,但随着发作次数的增加,持续时间加长,瘫痪程度也加重。②由于脑溢血或血液灌注不充分所致的缺氧性神经细胞死亡,以及伴有的脑水肿或脑萎缩引起的神经功能障碍,见于较大的动静脉畸形,尤其当病变有部分血栓形成时,这种瘫痪持续存在并进行性加重,有时疑为颅内肿瘤。③出血引起的神经功能障碍症状,可因血肿的逐渐吸收而减轻甚至完全恢复正常。

5. 颅内杂音

颅内血管吹风样杂音占脑动静脉畸形患者的 2.4% ~ 38%,患者感觉自己脑内及头皮上有颤动及杂音,但别人听不到,只有动静脉畸形体积较大且部位较浅时,才能在颅骨上听到收缩期增强的连续性杂音。横窦及乙状窦的动静脉畸形可有颅内血管杂音。主要发生在颈外动脉系统供血的硬脑膜动静脉畸形,压迫同侧颈动脉杂音减弱,压迫对侧颈动脉杂音增强。

6. 智力减退

智力减退可呈现进行性智力减退,尤其在巨大型动静脉畸形患者,因严重的脑溢血导致脑的弥漫性缺血和脑的发育障碍。也有因频繁的癫痫发作使患者受到癫痫放电及抗癫痫药物的双重抑制造成智力减退。轻度的智力减退在切除动静脉畸形后可逆转,较重者不易恢复。

7. 眼球突出

眼球突出位于额叶或颞叶、眶内及海绵窦者可有眼球突出。

8. 其他症状

动静脉畸形引流静脉的扩张或其破裂造成的血肿、蛛网膜下隙或脑室内出血,均可阻塞脑脊液循环通路而引起脑水肿,出现颅内压增高的表现。脑干动静脉畸形可引起复视。在婴儿及儿童中,因颅内血循环短路,可有心力衰竭,尤其是病变累及大脑大静脉者,心衰甚至可能是唯一的临床症状。

(五)实验室检查

1. 脑脊液

出血前多无明显改变,出血后颅内压大多在 144 ~ 28.8 mmHg,脑脊液呈血性。

2. 脑电图

多数患者有脑电图异常,发生在病变同侧者占70% ~ 80%,如对侧血流紊乱缺血时,也可表现异常;因盗血现象,有时一侧大脑半球的动静脉畸形可表现出双侧脑电图异常;深部小的血管畸形所致的癫痫用立体脑电图可描记出准确的癫痫灶。脑电图异常主要表现为局限性的不正常活动，包括 α 节律的减少或消失，波率减慢，波幅降低，有时出现弥漫性 θ 波，与脑萎缩或脑退行性改变的脑电图相似；脑内血肿者可出现局灶性 β 波；幕下动静脉畸形可表现为不规则的慢波；约一半有癫痫病史的患者表现有癫痫波形。

3. 核素扫描

一般用 ^{99m}Tc 或 Hg 做闪烁扫描连续摄像，90%～95%的幕上动静脉畸形出现阳性结果，可做定位诊断。直径在 2 mm 以下的动静脉畸形不易发现。

（六）影像学检查

1. 头颅 X 线平片

有异常发现者占 22%～40%，表现为病灶部位钙化斑、颅骨血管沟变深加宽等，颅底平片有时可见破裂孔或棘孔扩大。颅后窝动静脉畸形致梗阻性脑积水者可显示有颅内压增高的现象。出血后可见松果体钙化移位。

2. 脑血管造影

蛛网膜下隙出血或自发性脑内血肿应进行脑血管造影或磁共振血管造影（MRA），顽固性癫痫及头痛提示有颅内动静脉畸形的可能，也应行脑血管造影或 MRA。通过造影可显示畸形血管团的部位、大小及其供血动脉有无动脉瘤和引流静脉数量、方向及有无静脉瘤样扩张，畸形团内有否伴有动静脉瘘及瘘口的大小，对血管畸形的诊断和治疗具有决定性的作用，但仍有约 11%的患者因其病变为小型或隐型，或已被血肿破坏或为血栓所闭塞而不能被脑血管造影发现。

一般小的动静脉畸形进行一侧颈动脉造影或一侧椎动脉造影，可显示出其全部供血动脉及引流静脉；大的动静脉畸形应行双侧颈动脉及椎动脉造影，可以了解全部供血动脉、引流静脉和盗血情况，必要时可进行超选择性供血动脉造影以了解其血管结构和硬脑膜动脉供血情况。颞部动静脉畸形常接受大脑中动脉、后动脉及脉络膜前的供血，故该处的动静脉畸形应同时做颈动脉及椎动脉造影。额叶动静脉畸形常为双侧颈内动脉供血；顶叶者多为双侧颈内动脉及椎动脉系统供血，故应行全脑血管造影。实际上为了显示脑动静脉畸形的血流动力学改变，发现多发病灶或其他共存血管性病变，对脑动静脉畸形患者均应进行全脑血管造影。三维脑血管造影能更清楚地显示动脉与回流静脉的位置，对指导术中夹闭病灶血管十分有利；数字减影血管造影可消除颅骨对脑血管的遮盖，能更清楚地显示出供血动脉与引流静脉及动静脉畸形的细微结构。三维数字减影血管造影能进行水平方向的旋转，具有较好的立体感，有利于周密地设计手术切除方案。该方法尤其适用于椎－基底动脉系统和硬脑膜动静脉畸形的观察，也可用于检查术后的血管分布情况及手术切除的程度。

脑动静脉畸形的脑动脉造影影像是最具特征性的。在动脉期摄片上可见到一团不规则的扭曲的血管团，有一根或数根粗大的供血动脉，引流静脉早期出现于动脉期摄片上，扭曲扩张导入颅内静脉窦。半数以上的动静脉畸形还可显示出深静脉和浅静脉的双向引流。病变远侧的脑动脉不充盈或充盈不良。如不伴有较大的脑内血肿，一般脑动静脉畸形不引起正常脑血管移位。因脑动静脉畸形的动脉血不经过毛细血管网而直接进入静脉系统，故经动脉注射造影剂后立刻就能见到引流静脉。由于大量的动静脉分流，使上矢状窦、直窦或横窦内血流大量淤积而使皮质静脉淤滞，造影剂可向两侧横窦或主要向一侧横窦引流。大的动静脉畸形常有一侧或两侧横窦管径的扩大；脑膜或脑膜脑动静脉畸形，横窦扩大甚至可扩大几倍；脑动静脉畸形的血管管壁薄，在血流的压力下易于扩张，引流静脉扩张最明显，甚至局部可形成静脉瘤，静脉窦也有极度扩大。

在超选择性血管造影见到畸形血管的结构是：①动脉直接输入血管团。②动脉发出分支输入病灶。③与血流有关的动脉扩张形成动脉瘤。④不在动静脉畸形供血动脉上的动脉瘤。⑤动静脉瘘。⑥病灶内的动脉扩张形成动脉瘤。⑦病灶内的静脉扩张形成静脉瘤。⑧引流静脉扩张。

3. CT 扫描

虽然不像血管造影能显示病变的全貌，但可同时显示脑组织和脑室的改变，亦可显示血肿的情况，有利于发现较小的病灶和定位诊断。无血肿者 CT 平扫表现出团状聚集或弥漫分布的蜿蜒状及点状密度增高影，其间为正常脑密度或小囊状低密度灶，增强后轻度密度增高的影像则更清楚；病灶中高密度处通常是局灶性胶质增生、新近的出血、血管内血栓形成或钙化所引起；病灶中的低密度表示小的血肿吸收或脑梗死后所遗留的空腔、含铁血黄素沉积等；病灶周围可有脑沟扩大等局限性脑萎缩的表现，颅后窝可有脑积水现象。有血肿者脑室可受压移位，如出血破入脑室则脑室内呈高密度影像；新鲜血肿可掩盖血管畸形的影像而难以辨认，应注意观察血肿旁的病变影像与血肿的均匀高密度影像不同，有时血肿附近呈现蜿蜒状轻微高密度影，提示可能有动静脉畸形；也有报道血肿边缘呈弧形凹入或尖角形为动静脉畸形血肿的特征。血肿周围表现出程度不同的脑水肿；动静脉畸形引起的蛛网膜下隙出血，血液通常聚集在病灶附近的脑池。如不行手术清除血肿，经 1 ～ 2 个月后血肿自行吸收而形成低密度的囊腔。

4. MRI 及 MRA

MRI对动静脉畸形的诊断具有绝对的准确性，对畸形的供血动脉、血管团、引流静脉、出血、占位效应、病灶与功能区的关系均能明确显示，即使是隐性脑动静脉畸形往往也能显示出来。主要表现是圆形曲线状、蜂窝状或葡萄状血管流空低信号影，即动静脉畸形中的快速血流在 MRI 影像中显示为无信号影，而病变的血管团、供血动脉和引流静脉清楚地显示为黑色。

动静脉畸形的高速血流血管在磁共振影像的 T_1 加权像和 T_2 加权像上都表现为黑色，回流静脉因血流缓慢在 T_1 加权像表现为低信号，在 T_2 加权像表现为高信号；畸形血管内有血栓形成时，T_1 和 T_2 加权像都表现为白色的高信号，有颅内出血时也表现为高信号，随着出血时间的延长 T_1 加权像上信号逐渐变成等或低信号，T_2 加权像上仍为高信号；钙化部位 T_1 和 T_2 加权像上看不到或是低信号。磁共振血管造影不用任何血管造影剂便能显示脑的正常和异常血管、出血及缺血等，能通过电子计算机组合出全脑立体化的血管影像，对蛛网膜下隙出血的患者是否进行脑血管造影提供了方便。

5. 经颅多普勒超声（TCD）

经颅多普勒超声是运用定向微调脉冲式多普勒探头直接记录颅内一定深度血管内血流的脉波，经微机分析处理后计算出相应血管血流波形及收缩期血流速度、舒张期血流速度、平均血流速度及脉搏指数。通过颞部探测大脑中动脉、颈内动脉末端、大脑前动脉及大脑后动脉；通过枕骨大孔探测椎动脉、基底动脉和小脑后下动脉；通过眼部探测眼动脉及颈内动脉虹吸部。正常人脑动脉血流速度从快到慢的排列顺序是大脑中动脉、大脑前动脉、颈内动脉、基底动脉、大脑后动脉、椎动脉、眼动脉、小脑后下动脉。随着年龄的增长血流速度减慢；脑的一侧半球有病变则两个半球的血流速度有明显差异，血管痉挛时血流速度加快，血管闭塞时血流速度减慢，动静脉畸形时供血动脉的血流速度加快。术中利用多普勒超声帮助确定血流方向和动静脉畸形血管结构类型，区分动静脉畸形的流入和流出血管，深部动静脉畸形的定位，动态监测动静脉畸形输入动脉的阻断效果和其血流动力学变化，有助于避免术中因血流动力学变化所引起的正常灌注压突破综合征等并发症。经颅多普勒超声与 CT 扫描或磁共振影像结合有助于脑动静脉畸形的诊断。

（七）诊断与鉴别诊断

1. 诊断

年轻人有突然自发性颅内出血者多应考虑此病，尤其具有反复发作性头痛和癫痫病史者更应高度怀疑脑动静脉畸形的可能；听到颅内血管杂音而无颈内动脉海绵窦瘘症状者，大多可确定为此病。CT 扫描和经颅多普勒超声可提示此病，协助确诊和分类，而选择性全脑血管造影和磁共振成像是明确诊断和研究本病的最可靠依据。

2. 应注意与下列疾病相鉴别

（1）海绵状血管瘤：是年轻人反复发生蛛网膜下隙出血的常见原因之一，出血前无任何症状和体征，出血后脑血管造影也无异常影像，CT 扫描图像可显示有蜂窝状的不同密度区，其间杂有钙化灶，增强后病变区密度可略有增高，周围组织有轻度水肿，但较少有占位征象，见不到增粗的供血动脉或扩大而早期显影的引流静脉。磁共振影像的典型表现为 T_2 加权像上病灶呈现网状或斑点状混杂信号或高信号，其周围有一均匀的为含铁血黄素沉积所致的环形低信号区，可与脑动静脉畸形做出鉴别。

（2）血供丰富的胶质瘤：因可并发颅内出血，故须与脑动静脉畸形鉴别。该病为恶性病变，病情发展快、病程短，出血前已有神经功能缺失和颅内压增高的症状；出血后症状迅速加重，即使在出血不明显的情况下，神经功能障碍的症状也很明显，并日趋恶化。脑血管造影中虽可见有动静脉之间的交通与早期出现的静脉，但异常血管染色淡、管径粗细不等，没有增粗的供血动脉，引流静脉也不扩张迂曲，有较明显的占位征象。

（3）转移癌：绒毛膜上皮癌、黑色素瘤等常有蛛网膜下隙出血，脑血管造影中可见有丰富的血管团，有时也可见早期静脉，易与脑动静脉畸形混淆。但血管团常不如动静脉畸形那么成熟，多呈不规则的血窦样，病灶周围水肿明显且常伴有血管移位等占位征象。转移癌患者多数年龄较大，病程进展快。常可在身体其他部位找到原发肿瘤，以做鉴别。

（4）脑膜瘤：有丰富血供的血管母细胞性脑膜瘤的患者，有抽搐、头痛及颅内压增高的症状。脑血管造影可见不正常的血管团，其中夹杂有早期的静脉及动静脉瘘成分，但脑膜瘤占位迹象明显，一般没有增粗的供血动脉及迂曲扩张的引流静脉，供血动脉呈环状包绕于瘤的周围。CT扫描图像可显示明显增强的肿瘤，边界清楚，紧贴于颅骨内面，与硬脑膜黏着，表面颅骨有被侵蚀现象。

（5）血管网状细胞瘤：好发于颅后窝、小脑半球内，其血供丰富易出血，须与颅后窝动静脉畸形鉴别。血管网状细胞瘤多呈囊性，瘤结节较小位于囊壁上。脑血管造影中有时可见扩张的供血动脉和扩大的引流静脉，但较少见动静脉畸形那样明显的血管团。供血动脉多围绕在瘤的周围。CT扫描图像可显示有低密度的囊性病变，增强的肿瘤结节位于囊壁的一侧，可与动静脉畸形区别。但巨大的实质性的血管网状细胞瘤鉴别有时比较困难。血管网状细胞瘤有时可伴有血红细胞增多症及血红蛋白的异常增高，在动静脉畸形中从不见此种情况。

（6）颅内动脉瘤：是引起蛛网膜下隙出血的常见原因，其严重程度大于动静脉畸形的出血，发病年龄较大，从影像学上很容易鉴别。应注意有时动静脉畸形和颅内动脉瘤常并存。

（7）静脉性脑血管畸形：常引起蛛网膜下隙出血或脑室出血，有时有颅内压增高的征象。有时在四叠体部位或第四脑室附近可阻塞导水管或第四脑室而引起阻塞性脑积水。在脑血管造影中没有明显的畸形血管团显示，仅可见一根增粗的静脉带有若干分支，状似伞形样。CT扫描图像可显示能增强的低密度病变，结合脑血管造影可做出鉴别诊断。

（8）Moyamoya病：症状与动静脉畸形类似。脑血管造影的特点是可见颈内动脉和大脑前、中动脉起始部有狭窄或闭塞，大脑前、后动脉有逆流现象，脑底部有异常血管网，有时椎-基底动脉系统也可出现类似现象，没有早期显影的扩大的回流静脉，可与动静脉畸形鉴别。

（八）治疗

脑动静脉畸形的治疗目标是使动静脉畸形完全消失并保留神经功能。治疗方法有显微手术、血管内栓塞、放射治疗，各有其特定的适应证，相互结合可以弥补各自的不足，综合治疗是治疗动静脉畸形的趋势。综合治疗可分为：①栓塞（或放疗）＋手术。②栓塞（或手术）＋放疗。③栓塞＋手术＋放疗。不适合手术者可行非手术疗法。

1. 手术治疗

（1）脑动静脉畸形全切除术：仍是最合理的根治方法，即杜绝了出血的后患，又除去了脑溢血的根源，应作为首选的治疗方案。适用于1～3级的脑动静脉畸形，对于4级者因切除的危险性太大，不宜采用，3级与4级间的病例应根据具体情况决定。

（2）供血动脉结扎术：适用于3～4级和4级脑动静脉畸形及其他不能手术切除但经常反复出血者。可使供血减少，脑动静脉畸形内的血流减慢，增加自行血栓形成的机会，并减少盗血量。但因这种手术方式没有完全消除动静脉之间的沟通点，所以在防止出血及减少盗血方面的疗效不如手术切除方式，只能作为一种姑息性手术或作为巨大脑动静脉畸形切除术中的前驱性手术时应用。

2. 血管内栓塞

由于栓塞材料的完善及介入神经放射学的不断发展，血管内栓塞已成为治疗动静脉畸形的重要手段。对于大型高血流量的脑动静脉畸形；部分深在的重要功能区的脑动静脉畸形；供血动脉伴有动脉瘤；畸形团引流静脉细小屈曲使引流不畅，出血可能性大；高血流量动静脉畸形伴有静脉瘘，且瘘口较多或较大者，均可实施血管内栓塞的治疗。栓塞方法可以单独应用，也可与手术切除及其他方法合用。

3. 立体定向放射治疗

立体定向放射治疗是在立体定向手术基础上发展起来的一种新的治疗方法。该方法利用先进的立体定向技术和计算机系统，对颅内靶点使用1次大剂量窄束电离射线，从多方向、多角度精确的聚集于靶点上，引起放射生物学反应而达到治疗疾病的目的。因不用开颅，又称为非侵入性治疗方法。常用的方法有 γ–刀、X–刀和直线加速器。立体定向放射治疗适用于：①年老体弱合并有心、肝、肺、肾等其他脏器疾病，凝血机制障碍，不能耐受全麻开颅手术。②动静脉畸形直径 < 3 cm。③病变位于丘脑、基底节、边缘系统和脑干等重要功能区不宜手术，或位于脑深部难以手术的小型动静脉畸形。④仅有癫痫、头痛或无症状的动静脉畸形。⑤手术切除后残留的小部分畸形血管。⑥栓塞治疗失败或栓塞后的残余部分。

4. 综合治疗

（1）血管内栓塞治疗后的显微手术治疗（栓塞＋手术）：手术前进行血管内栓塞有如下优点：①可使畸形团范围缩小，血流减少，盗血程度减轻，术中出血少，易分离，利于手术切除。②可消除动静脉畸形深部供血动脉和在手术中较难控制的深穿支动脉，使一部分认为难以手术的病例能进行手术治疗。③对并发畸形团内动脉瘤反复出血者，能闭塞动脉瘤，防止再出血。④对大型动静脉畸形伴有顽固性癫痫或进行性神经功能障碍者有较好的控制作用。⑤术前分次栓塞可预防术中及术后发生正常灌注压突破（NPPB）。采用术前栓塞可明显提高治愈率，降低致残率和病死率。一般认为栓塞后最佳手术时机是最后一次栓塞后1～2周，也有报道对大型动静脉畸形采用分次栓塞并且在最后一次栓塞的同时开始手术。

（2）放射治疗后的显微手术治疗（放疗＋手术）：术前进行放疗的优点：①放疗后可形成血栓，体积缩小，使残余动静脉畸形易于切除。②放疗后动静脉畸形血管减少，术中出血少，易于操作，改善手术预后。③放疗后可把大型复杂的动静脉畸形转化成较简单的动静脉畸形，易于手术，提高成功率。④放疗可闭塞难以栓塞的小血管，留下大的动静脉瘘可采用手术和/或栓塞治疗。

（3）血管内治疗后的放射治疗（栓塞＋放疗）：放疗前栓塞的优点：①使动静脉畸形范围缩小，从而减少放射剂量，减轻放疗的边缘效应且不增加出血的危险。②可闭塞并发的动脉瘤，减少了放疗观察期间和动静脉畸形血栓形成期间再出血的概率。③可闭塞对放疗不敏感的动静脉畸形伴发的大动静脉瘘。

（4）显微手术后的放射治疗（手术＋放疗）：对大型复杂的动静脉畸形可先行手术切除位于浅表的动静脉畸形，然后再对深部、功能区的动静脉畸形进行放疗，可提高其治愈率，并可防止一次性切除巨大动静脉畸形发生的正常灌注压突破。

（5）栓塞＋手术＋放疗的联合治疗：对依靠栓塞和/或手术不能治愈的动静脉畸形可用联合治疗的方法。

5. 自然发展

如对动静脉畸形不给予治疗，其发展趋势有以下几种。

（1）自行消失或缩小：该情况极为罕见，多因自发血栓形成使动静脉畸形逐渐缩小。主要见于年龄大、病灶小、单支或少数动脉供血的动静脉畸形，但无法预测哪一个病例能有此归宿，故仍须施行适合的治疗方法。

（2）保持相对稳定：动静脉畸形在一段时间内不增大也不缩小，临床上亦无症状，但在若干年后仍破裂出血。

（3）不再显影：第一次出血恢复后不再发生出血，脑血管造影也不显影。主要由于动静脉畸形小，出血引起局部组织坏死使动静脉畸形本身破坏，或是颅内血肿压迫使畸形区血流减少，导致广泛性血栓形成而致。

（4）增大并反复破裂出血：这是最常见的一种结局。随着脑溢血量的不断增多，动静脉畸形逐渐增大并反复出血，增加致残率和病死率。一般认为30岁以下年轻患者的动静脉畸形易于增大，故应手术切除，一方面可预防动静脉畸形破裂，另一方面可预防其进行性增大所导致的神经功能损害，更重要的是不会失去手术治疗的机会，因为病灶增大使那些原本能手术切除的动静脉畸形变得不能切除了。

二、硬脑膜动静脉畸形

硬脑膜动静脉畸形是指单纯硬脑膜血管，包括供血动脉、畸形团和引流静脉异常，多与硬脑膜动静脉瘘同时存在，常侵犯侧窦（横窦及乙状窦）和海绵窦，也有位于直窦区者。约占颅内动静脉畸形的12%。硬脑膜动静脉畸形可分为两种，即静脉窦内动静脉畸形和静脉窦外动静脉畸形，以第一种多见。

（一）病因及发病机制

可能与以下因素有关：①体内雌激素水平改变：致使血管弹性降低，脆性增加，扩张迂曲，由于血流的冲击而容易形成畸形血管团，所以女性发病率高。②静脉窦炎及血栓形成。正常情况下脑膜动脉终止于窦壁附近，发出许多极细的分支营养窦壁硬膜并与静脉有极为丰富的网状交通，当发生静脉窦炎和形成血栓时，静脉回流受阻，窦内压力增高，可促使网状交通开放而形成硬脑膜动静脉畸形。③外伤、创伤、感染：颅脑外伤、开颅手术创伤、颅内感染等，可致静脉窦内血栓形成，发展成硬脑膜动静脉畸形或是损伤静脉窦附近的动脉及静脉，造成动静脉瘘。④先天性因素：血管肌纤维发育不良，血管弹性低易扩张屈曲形成畸形团。有学者报道，在妊娠 5 ～ 7 周时子宫内环境出现损害性改变，可致结缔组织退变造成起源血管异常而发生硬脑膜动静脉畸形。

（二）临床表现

1. 搏动性耳鸣及颅内血管杂音

血管杂音与脉搏同步，呈轰鸣声。病灶接近岩骨时搏动性耳鸣最常见，与乙状窦和横窦有关的颅后窝硬脑膜动静脉畸形的患者约70%有耳鸣，与海绵窦有关的硬脑膜动静脉畸形中，耳鸣约占42%。有耳鸣的患者中约40%可听到杂音，瘘口小，血流量大者杂音大。

2. 颅内出血

颅内出血占43%～74%，多由粗大迂曲壁薄的引流静脉破裂所致，尤其是扩张的软脑膜静脉。颅前窝及小脑幕的动静脉畸形常引流到硬脑膜下的静脉，易发生出血，可形成蛛网膜下隙出血、硬脑膜下出血、脑内血肿。

3. 头痛

多为钝痛或偏头痛，也有持续性剧烈的搏动性头痛者，在活动、体位变化或血压升高时加重。海绵窦后下方区的硬脑膜动静脉畸形尚可引起三叉神经痛。其原因主要有：①静脉回流受阻、静脉窦压力增高、脑脊液循环不畅使颅内压增高。②扩张的硬脑膜动静脉对硬脑膜的刺激。③小量硬脑膜下或蛛网膜下出血刺激脑膜。④病变压迫三叉神经半月节。⑤向皮质静脉引流时脑血管被牵拉。

4. 颅内压增高

其原因有：①动静脉短路使静脉窦压力增高，脑脊液吸收障碍和脑脊液压力增高。②反复少量的出血造成脑膜激发性反应。③静脉窦血栓形成造成静脉窦内压力增高。④曲张的静脉压迫脑脊液循环通路，约4%的患者有梗阻性脑积水，有3%者有视盘水肿和继发性视神经萎缩。

5. 神经功能障碍

受累的脑组织部位不同其表现各异，主要有言语、运动、感觉、精神和视野障碍，有癫痫、眩晕、共济失调、抽搐、半侧面肌痉挛，小脑或脑干等症状。

6. 脊髓功能障碍

脊髓功能障碍发生率低，约6%。颅后窝，尤其是天幕和枕大孔区的病变可引流入脊髓的髓周静脉网，引起椎管内静脉压升高，产生进行性脊髓缺血病变。

（三）影像学检查

1. 头颅 X 线平片

有的患者可见颅骨上血管压迹增宽，脑膜中动脉的增宽占29%。颅底位可见棘孔增大，有时病变表面的颅骨可以增生。

2. 脑血管造影

脑血管造影表现为脑膜动脉与静脉窦之间异常的动静脉短路。供血动脉常呈扩张，使在正常情况下不显影的动脉，如天幕动脉等也能显示。病变位于颅前窝，其供血动脉为硬脑膜动脉及眼动脉之分支筛前动脉；病变位于颅中窝海绵窦附近，供血动脉可来自脑膜中动脉、咽升动脉、颞浅动脉、脑膜垂体干前支，静脉引流至海绵窦；病变位于横窦或乙状窦附近，供血动脉可来自脑膜垂体干，椎动脉硬脑膜分支、枕动脉、脑膜中动脉及咽升动脉，静脉引流至横窦或乙状窦。引流静脉有不同程度的扩张，严重者呈静脉曲张和动脉瘤样改变，一般引流静脉顺流入邻近的静脉窦，当静脉窦内压力增高后，可见逆行性软脑膜静脉引流，有时不经静脉窦直接引流，直接引流入软脑膜静脉，个别者可进入髓周的静脉网。引流静脉或静脉窦常在动脉期显影，但较正常的循环时间长。常伴有静脉窦血栓形成。对有进行性脊髓病变的患者，如脊髓磁共振影像和椎管造影见髓周静脉扩张，而脊髓血管造影阴性，应进行脑血管造影以排除有颅内动静脉畸形引起的髓周静脉所致。硬脑膜动静脉畸形者脑血管造影的表现，有3个特点：①软脑膜静脉逆行引流。②引流静脉呈动脉瘤样扩张。③向Galen静脉引流时，明显增粗迂曲。

3. CT扫描

CT扫描可见白质中异常的低密度影是静脉压增高引起的脑水肿；有交通性或阻塞性脑积水；出血者可见蛛网膜下隙出血、脑内或硬脑膜下血肿；静脉窦扩张。增强后CT可见扩张的引流静脉所致的斑片或蠕虫样血管影；有时可见动脉瘤样扩张；脑膜异常增强。三维CT血管造影可显示异常增粗的供血动脉和扩张的引流静脉及静脉窦，但对瘘口和细小的供血动脉不能显示。

4. 磁共振影像

磁共振影像可显示脑水肿、脑缺血、颅内出血、脑积水等改变，可显示CT不能显示的静脉窦血栓形成、闭塞、血流增加等。

（四）诊断

选择性脑血管造影是目前确诊和研究该病的唯一可靠手段。选择性颈内动脉和椎动脉造影，可以除外脑动静脉畸形，并确认动脉的脑膜支参与供血的情况；颈外动脉超选择造影可显示脑膜的供血动脉及畸形团的情况，以寻找最佳治疗方法和手术途径；可了解引流静脉及其方向、畸形团大小、有无动静脉瘘和脑循环紊乱情况等。常见部位硬脑膜动静脉畸形有如下几种。

1. 横窦－乙状窦区硬脑膜动静脉畸形

以耳鸣、颅内杂音和头痛最为常见，其次是颅内出血和神经功能障碍，如视力障碍、运动障碍、癫痫、眩晕、脑积水等。其供血动脉主要是来自枕动脉脑膜支、脑膜中动脉后颞枕支、咽升动脉的神经脑膜支和耳后动脉，其次是颈内动脉的天幕动脉和椎动脉的脑膜后动脉，偶尔锁骨下动脉的颈部分支也参与供血。静脉引流是经过硬膜窦或软脑膜血管，大多数患者伴有静脉窦血栓。

2. 海绵状区硬脑膜动静脉畸形

以眼部症状、耳鸣和血管杂音最为常见。可有眼压升高、复视、眼肌麻痹、视力减低、突眼、视盘水肿和视网膜剥离。有时引流静脉经冠状静脉或海绵间窦进入对侧海绵窦，可使对侧眼上静脉扩张，表现为双眼结膜充血，如患侧眼上静脉有血栓形成，可使患侧眼球正常而对侧眼球充血。其供血主要来自颈外动脉，包括颈内动脉的圆孔动脉、脑膜中动脉及咽升动脉神经脑膜干的斜坡分支，也可来自颈内动脉的脑膜垂体干和下外侧干。静脉引流入海绵窦，软脑膜静脉引流较少见，约占10%。

3. 颅前窝底硬脑膜动静脉畸形

本形很少见。临床症状以颅内出血最常见，常形成额叶内侧脑内血肿，尚有眼部症状，由于眼静脉回流障碍变粗，出现突眼、球结膜充血、眼压增高、视野缺损和眼球活动障碍；如果病灶破坏嗅沟骨质，破裂后进入鼻腔，可有癫痫和鼻出血的症状；亦常见耳鸣和血管杂音。其供血动脉主要是筛前、后动脉及其分支，其次是脑膜中动脉、颞浅动脉和颌内动脉等。

4. 小脑幕缘区硬脑膜动静脉畸形

本形常见的症状是颅内出血、脑干和小脑症状及阻塞性脑积水，有的患者因髓周静脉压力高而产生脊髓症状，少见耳鸣和颅内杂音。其供血动脉主要是脑膜垂体于的分支天幕动脉、颈外动脉的脑膜中动脉和枕动脉；此外还有大脑后动脉天幕支、小脑上动脉天幕支、脑膜后动脉、咽升动脉、脑膜副动脉、颈外动脉下外侧干也参与供血。引流静脉多为软脑膜静脉，也可经Galen静脉、脑桥静脉和基底静脉引流，部分可引流入髓周静脉网。约57%的软脑膜静脉发生瘤样扩张。

5. 上矢状窦和大脑凸面区硬脑膜动静脉畸形

本形很少见，常见症状是头痛，其次是颅内出血，也可有失明、失语、癫痫、杂音、偏瘫等症状。主要供血动脉是脑膜中动脉、枕动脉和颞浅动脉的骨穿支，眼动脉和椎动脉的脑膜支。经软脑膜静脉引流进入上矢状窦，引流静脉大多有曲张。

（五）治疗

硬脑膜动静脉畸形的治疗原则是永久、完全地闭塞动静脉瘘口，目前尚无理想的方法处理所有的病变。常用的治疗方法有保守治疗、颈动脉压迫、血管内治疗、手术切除、放射治疗及联合治疗。

1. 保守观察或颈动脉压迫法

病变早期再出血率较低、症状轻、畸形团较小者，可行保守治疗，轻者可自愈。也可应用颈动脉压迫法，以促进血栓形成。压迫方法是用手或简单的器械压迫患侧颈总动脉，30分钟/次，3周可见效。压迫期间注意观察有无脑缺血引起的偏瘫及意识障碍。

2. 血管内治疗

血管内栓塞已成为主要的治疗途径，除颅前窝底区病变外，所有部位的硬脑膜动静脉畸形都可应用血管内栓塞方法治疗。栓塞途径有经动脉栓塞、经静脉栓塞和联合动静脉栓塞。经动脉栓塞适用于以颈外动脉供血为主，供血动脉与颈内动脉、椎动脉之间无危险吻合，或虽有危险吻合，但用超选择性插管可避开；颈内动脉或椎动脉的脑膜支供血，应用超选择性插管可避开正常脑组织的供血动脉，也可经动脉栓塞。经静脉栓塞的适应证是对窦壁附近硬脑膜动静脉畸形伴有多发动静脉瘘，动脉内治疗无效者；静脉窦阻塞且不参与正常脑组织引流者。

3. 手术切除

手术切除适用于有颅内血肿者；病变伴有软脑膜静脉引流或已形成动脉瘤样扩张，有破裂可能者；有颈内动脉和椎动脉颅内分支供血者；硬脑膜动静脉瘘和脑动静脉畸形共存者。开颅翻开骨瓣时要十分小心，因在头皮、颅骨及硬脑膜间有广泛异常的血管，或是硬脑膜上充满了动脉化的静脉血管，撕破后可引起大出血。常用的手术方法有：①引流静脉切除术，适用于病变不能完全切除或病变对侧伴有主要引流静脉狭窄时。②畸形病变切除术，适用于颅前窝底、天幕等部位的硬脑膜动静脉畸形。③静脉窦切除术，适用于横窦-乙状窦区，且静脉窦已闭塞者。④静脉窦孤立术。⑤静脉窦骨架术等。

4. 放射治疗

常规放疗及立体定向放射治疗仅作为栓塞或手术后的辅助治疗，或用于手术或栓塞有禁忌或风险较大者；畸形团较小也可用放射治疗，放疗可引起血管团内皮细胞坏死、脱落、增生等炎症反应，使管壁增厚闭塞。

5. 联合治疗

硬脑膜动静脉畸形的供血常很复杂，有时单一的治疗方法很难达到目的，可采用联合治疗方法，如栓塞+手术、栓塞+放疗、手术+放疗等。

6. 其他方法

其他方法包括颈外动脉注入雌激素使血管闭塞及受累静脉窦的电血栓形成。

三、海绵状血管瘤

海绵状血管瘤是由众多结构异常的薄壁血管窦聚集构成的团状病灶，也称海绵状血管畸形。可发生在中枢神经系统任何部位，但以大脑半球为最多见，72%~78%位于幕上，其中75%以上在大脑半球表面；20%左右位于幕下，7%~23%位于基底结、中脑及丘脑等深部结构；位于脑室系统者占3.5%~14%；也有位于脊髓的报道。在医学影像学应用之前，对该病的认识是在出现并发症而手术或尸检时发现。其发病率较低，可见于任何年龄，文献中报道，最小者是4个月，最大者是84岁，以20~40岁多见，无明显性别差异。海绵状血管瘤多数为多发，基因学和临床研究提示该病有家族史，并且家族性患者更易出现多发病灶，也可与其他类型的脑血管畸形同时存在。

（一）病理

海绵状血管瘤外观呈紫红色，为圆形或分叶状血管团，剖面呈海绵状或蜂窝状，血管壁无平滑肌或弹力组织，由单层内皮细胞组成，多数有包膜。病灶内可含有新旧出血、血栓、钙化或胶原间质，不含脑组织，有时病灶周边可呈分叶状突入邻近脑组织内，病灶周围脑实质常有含铁血黄素沉积、巨噬细胞浸润和胶质增生；少数可能有小的低血流供血动脉和引流静脉。病灶大小 0.3 ~ 4.0 cm，也有报道其直径大于 10 cm 者。病灶大小可在很长时间内无变化，但也有报道病灶随时间而增大，并可能与病灶出血、血栓、钙化和囊肿有关。

（二）临床表现

1. 癫痫

癫痫是病灶位于幕上患者最常见的症状，发生率约为 62%。病灶位于颞叶，伴钙化或严重含铁血黄素沉积者癫痫发生率较高。有报道估计，单发海绵状血管瘤的癫痫发生率为 1.51%，多发者为 2.48%。各种癫痫类型都可出现。癫痫的发病原因多认为是由于病灶出血、栓塞和红细胞溶解，造成周围脑实质内含铁血黄素沉积和胶质增生，对正常脑组织产生机械或化学刺激而形成癫痫灶所致。

2. 出血

几乎所有的海绵状血管瘤病灶均伴亚临床微出血，有明显临床症状的出血相对较少，为 8% ~ 37%。幕下病灶、女性尤其孕妇、儿童和既往有出血史者有相对高的出血率。首次明显出血后再出血的概率明显增加，每人年出血率为 4.5%，无出血者每人年出血率仅为 0.6%，总的来看，每人年出血率为 0.7% ~ 1.1%。出血可局限在病灶内，但一般多在海绵状血管瘤周围脑实质内，少数可破入蛛网膜下隙或脑室内，可有头痛、昏迷或偏瘫。与脑动静脉畸形比较，海绵状血管瘤的出血多不严重，很少危及生命。

3. 局灶性神经症状

常表现为急性或进行性神经缺失症状，占 16% ~ 45.6%。位于颅中窝的病灶，向前可侵犯颅前窝，向后侵犯岩骨及颅后窝，向内可侵犯海绵窦、下丘脑、垂体和视神经，表现有头痛、动眼神经麻痹、展神经麻痹、三叉神经麻痹、视力减退和眼球突出等前组脑神经损伤的症状。患者可有肥胖、闭经、泌乳或多饮多尿等下丘脑和垂体损害的症状。

4. 头痛

不多见，主要因出血引起。

5. 无临床症状

无任何临床症状或仅有轻度头痛，据近年的磁共振扫描统计，无症状的海绵状血管瘤占总数的 11% ~ 14%，部分无症状者可发展为有症状的病变，Robinson 等报道 40% 的无症状患者在半年至 2 年后发展为有症状的海绵状血管瘤。

（三）影像学检查

1. 颅骨 X 线平片

颅骨 X 线平片表现为病灶附近骨质破坏，无骨质增生现象。可有颅中窝底骨质吸收、蝶鞍扩大、岩骨尖骨质吸收及内听道扩大等；也有高颅压征象；部分病灶有钙化点，常见于脑内病灶。

2. 脑血管造影

由于海绵状血管瘤的组织病理特点，血管造影很难发现该病，可能与病灶内供血动脉细小血流速度慢、血管腔内血栓形成及病灶内血管床太大、血流缓慢使造影剂被稀释有关。多表现为无特征的泛血管病变，动脉相很少能见到供血动脉和病理血管；静脉相或窦相可见病灶部分染色。如果缓慢注射造影剂使动脉内造影剂停留的时间延长，可增强病变血管的染色而发现海绵状血管瘤。颅中窝底硬脑膜外的海绵状血管瘤常有明显的染色，很像是一个脑膜瘤，但从影像学特点分析，脑膜瘤在脑血管造影动脉期可早染色及可见供血动脉，有硬脑膜血管和头皮血管增多、扩张。

3. CT 扫描

脑外病灶平扫时表现为边界清楚的圆形或椭圆形等密度或高密度影，也可呈混杂密度影。有轻度增强效应，有时可见环状强化，周围无水肿。脑内病变多显示为边界清楚的不均匀高密度影，常有钙化斑注射对比剂后有轻度增强或不增强。如病灶较小或等密度可漏诊。在诊断海绵状血管瘤上 CT 扫描的敏感性和特异性低，不如磁共振成像。

4. MRI

具有较高的敏感性和特异性，是目前确诊和评估海绵状血管瘤的最佳检查方法。典型的表现是在 T_2 加权像上有不均一高强度信号病灶，周围伴有低密度信号环，应用顺磁性造影剂后，病灶中央部分有强化效应，病灶周围无明显水肿，也无大的供血或引流血管。当伴有急性或亚急性出血时，显示出均匀高信号影。如有反复多次出血，则病灶周围的低信号环随时间而逐渐增宽。应注意的是有时海绵状血管瘤与脑动静脉畸形在鉴别诊断上很困难，一些磁共振影像上表现得非常典型的海绵状血管瘤病灶，实际上是栓塞的脑动静脉畸形或是具有海绵状血管瘤与脑动静脉畸形混合性病理特征的脑血管畸形。Zimmerman 等指出，海绵状血管瘤的出血一般不进入脑室或蛛网膜下隙，而隐匿性或小的脑动静脉畸形的出血常进入脑脊液循环系统。因为真正的脑动静脉畸形无包膜，出血常向阻力最小的方向突破而进入脑脊液，海绵状血管瘤出血常进入病灶中的血管窦腔内而不进入周围的脑组织或脑室系统，仔细观察出血的情况有助于诊断。

（四）治疗

1. 保守治疗

保守治疗适用于偶然发现的无症状的患者；有出血但出血量较少不引起严重神经功能障碍者；仅发生过一次出血，且病灶位于深部或重要功能区，手术风险大者；以癫痫发作为主，用药能控制者；不能确定多发灶中是哪个病灶引起症状者以及年龄大体质弱者。在保守期间应注意症状及病灶的变化情况。

2. 手术切除

手术指征是有明显出血；有显著性局灶性神经功能缺失症状；药物不能控制的顽固性癫痫；单发的无症状的年轻患者，或是准备妊娠的青年女性，其病灶位置表浅或是在非重要功能区者。

3. 放射治疗

放射治疗应用 γ - 刀或 X - 刀治疗，可使病灶缩小和减少血供，但易出现放射性脑损伤的并发症。目前仅限于手术难于切除的或位于重要功能区的有明显症状者，并应适当减少周边剂量以防止放射性脑损伤。

四、脑静脉畸形

脑静脉畸形又称为脑静脉性血管瘤或发育性静脉异常。认为在胚胎发育时的意外导致脑引流静脉阻塞，侧支静脉代偿增生，或为脑实质内的小静脉发育异常所致。可发生在静脉系统的任何部位，约 70% 位于幕上，多见于额叶，其次是顶叶和枕叶，小脑病灶占 27%，基底结和丘脑占 11%。好发年龄在 30 ~ 40 岁，男性略多于女性。

（一）病理

脑静脉畸形常合并脑动静脉畸形、海绵状血管瘤、面部血管瘤等。大体见病变主要位于脑白质，由许多异常扩张的髓样静脉和 1 条或多条扩张的引流静脉两部分组成，髓样静脉起自脑室周围区，贯通脑白质，在脑内有吻合；中央引流静脉向大脑表面浅静脉系统或室管膜下深静脉系统引流；幕下病灶多直接引流到硬膜窦。镜下见畸形血管完全由静脉成分构成，少有平滑肌和弹力组织，管壁也可发生透明样变而增厚；静脉管径不规则，常有动脉瘤样扩张。扩张的血管间散布有正常脑组织，这是该病的特点，不同于脑动静脉畸形和海绵状血管瘤，脑动静脉畸形的血管间为胶质化的脑组织，海绵状血管瘤的血管间无脑组织。

（二）临床表现

大多数患者很少有临床症状，症状的发生主要依病灶的部位而定。主要临床症状如下。

1. 癫痫

癫痫是最常见的症状，幕上病灶发生最多，主要表现为癫痫大发作。

2. 局限性神经功能障碍

可有轻度偏瘫，可伴有感觉障碍。

3. 头痛

以幕上病灶最常见。

4. 颅内出血

发生率为16%～29%，蛛网膜下隙出血多于脑内血肿，幕下病变的出血率比幕上病变的出血率高，尤其小脑最多，并且易发生再出血。

（三）影像学检查

1. 脑血管造影

病灶在动脉期无表现，只在静脉期或毛细血管晚期显影，表现为数条细小扩张的髓静脉呈放射状汇聚成1条或多条扩张的引流静脉，引流静脉再经皮质静脉进入静脉窦，或向深部进入室管膜下系统。这种表现分别被描述为"水母头""伞状""放射状"或"星状"改变。动脉期和脑血流循环时间正常。如果不发生颅内血肿，不会引起血管移位。

2. CT扫描

平扫的阳性率较低，最常见的影像是扩张的髓静脉呈现的高密度影。增强扫描后阳性率明显提高，引流静脉呈现为粗线状的增强影指向皮质和脑深部，其周围无水肿和团块占位，有时可表现为圆点状病灶。CT扫描的特异性不高，诊断意义较小，但可于定位及筛选检查，对早期出血的诊断较磁共振优越。

3. 磁共振成像

表现类似CT扫描，但更清晰。在T_1加权像上病灶呈低信号，在T_2加权像上多为高信号，少数为低信号。

（四）治疗

大多数脑静脉畸形患者无临床症状，出血危险小，自然预后良好。对有癫痫和头痛者可对症治疗，如有反复出血或有较大血肿者，或难治性癫痫者应考虑手术治疗。该病对放射治疗反应不佳，经治疗后病灶的消失率低且可引起放射性脑损伤。

五、毛细血管扩张症

毛细血管扩张症又名毛细血管瘤或毛细血管畸形，是一种临床上罕见的小型脑血管畸形，是由于毛细血管发育异常所引致。该病大多在尸检时被发现，其发现率为0.04%～0.15%，无性别差异。

（一）病理

发病部位以脑桥基底部最常见，发生在小脑者多见于齿状核和小脑中脚处，其次是大脑半球皮质下或白质深部，亦可见于基底节。病灶表现为红色边界清楚的小斑块，无明显供血动脉。镜下见血管团是许多细小扩张的薄壁毛细血管，管腔面覆盖单层上皮，管壁无平滑肌和弹力纤维。管腔径大小不等，扩张的血管间有正常脑组织，是与海绵状血管瘤的根本区别。其邻近组织少有胶质增生，不含铁血黄素和钙沉积。

（二）临床表现

一般无临床症状，只有在合并其他脑血管病，如出血或癫痫时进行检查而被发现。多数表现是慢性少量出血，很少见大出血，但因其好发部位在脑桥，可产生严重症状，乃至死亡。

（三）影像学检查

脑血管造影、CT扫描可无异常表现，磁共振成像上有学者报道表现为低信号，但也有的学者认为在不增强的磁共振成像上也无异常表现。目前看该病在影像学检查方面尚无特异性表现。

（四）治疗

一般无须治疗，若有出血或癫痫可视病情决定对症或手术治疗。

第三节　脑室内出血

脑室内出血是指由非外伤因素导致颅内血管破裂、血液进入脑室系统引起的综合征。其发病率很高，约占自发性颅内出血的 20% ~ 60%。根据其出血部位来源分为原发性和继发性脑室内出血。

原发性脑室内出血是指出血部位在脑室脉络丛或室管膜下区 1.5 cm 以内的出血，约占脑室出血的 7.4% ~ 18.9%。引起原发性脑室内出血的原因依次为动脉瘤、高血压动脉硬化、烟雾病、脑动静脉畸形、肿瘤、梗死性出血、寄生虫和血液病等。

继发性脑室内出血是指室管膜下区 1.5 cm 以外的脑实质出血破入脑室，约占脑室内出血的 93%。引起继发性脑室内出血的病因依次为高血压动脉硬化、动脉瘤、动静脉畸形、烟雾病、颅内肿瘤、血液病、肝病和梗死后出血等。

不同部位的出血穿破脑室的路径不尽相同，蛛网膜下隙的出血，血液可通过第四脑室侧孔及正中孔逆流入脑室系统；丘脑出血多破入第三脑室；Willis 环处动脉瘤破裂出血以及壳核出血多破入侧脑室；小脑出血多破入第四脑室。另外，血肿可破坏胼胝体进入第三脑室。

一般脑室内出血的自然吸收、消失的时间要比脑实质血肿块，平均血肿消失时间 12 天，少数需较长时间。血肿可造成广泛蛛网膜粘连及蛛网膜颗粒阻塞，引起不同程度迟发交通性脑积水，多在发病后 1 周左右出现，发病后 1 个月左右逐渐消退，少数遗有持续性脑积水。

一、临床表现

多数患者在发病前有明显的诱因，如洗澡、情绪激动、用力活动、饮酒等。多为急性起病，少数可呈亚急性或慢性起病。

（一）一般表现

视出血部位及出血量多少而异，轻者可表现为头痛、头晕、恶心、呕吐、血压升高和脑膜刺激征等；重者表现为意识障碍、癫痫发作、高热、肌张力高、双侧病理反射等。晚期可出现脑疝、去脑强直和呼吸循环障碍以及自主神经系统紊乱。部分患者可伴有上消化道出血、急性肾功能衰竭、肺炎等并发症。

（二）原发脑室内出血

除具有一般表现外，与继发脑室内出血相比尚有以下特点：①可亚急性或慢性起病。②多以认识功能、定向力障碍和精神症状为常见。③意识障碍相对较轻。④定位体征不明显。

（三）继发脑室内出血

除具有一般表现外，还因原发出血部位不同其临床表现各异：①丘脑的出血，表现为意识障碍、偏瘫、一侧肢体麻木，双眼上视困难、高烧、尿崩症、病理反射阳性等。②位于内囊前肢的血肿，极易破入脑室，临床表现相对较轻。③位于内囊后肢前 2/3 的血肿，由于距脑室相对较远，当血肿穿破脑室时，脑实质破坏严重，临床表现为突然昏迷、偏瘫，主侧半球的血肿可有失语、病理反射阳性以及双眼球向病灶侧凝视。④位于内囊后 1/3 的血肿，多有感觉障碍和视野变化。⑤脑干出血，轻者表现为头痛剧烈、眼花、呕吐、后组颅神经损伤和颈项强直等，重者深昏迷、交叉瘫，双侧瞳孔缩小和呼吸衰竭等。⑥小脑的出血表现为头痛、头晕、恶心、呕吐、颈项强直、共济失调等，重者出现意识障碍、呼吸衰竭等。

（四）脑室出血的临床分级

脑室内出血的临床分级或分型对指导治疗和判断预后有着重要的意义。

二、辅助检查

（一）CT

CT 为首选的检查方法，能准确证实出血部位和范围，以及脑室大小，并可重复检查，便于对出血的动态观察及随诊。

（二）脑血管造影

脑血管造影能显示出自发性脑室出血的病因，如动脉瘤、脑血管畸形、烟雾病和颅内肿瘤等，显示血肿破入脑室后的某些血管受压、移位的特征性表现。

（三）脑脊液检查及脑室造影

有一定的危险性，可能加重病情。目前已不做常规检查，除非无CT条件或某些特殊需要时方可施行，检查应在严格掌握适应证条件下谨慎从事。

三、治疗

选择恰当的治疗方法是直接关系到患者预后的一个关键问题。脑室内出血的治疗包括脑室穿刺引流术、开颅血肿清除术和内科治疗。

（一）脑室穿刺引流术

脑室穿刺引流术简单易行、安全有效，并发症少，对各类型的脑室内出血均实用。尤其是Ⅱ级患者效果最好。无特殊的禁忌证，故凡高龄，有心、肺、肝、肾等脏器严重疾患者，以及脑干血肿不能直接手术或脑疝晚期的患者，均可应用脑室穿刺引流术。尤其对有急性梗阻性脑积水的原发性脑室出血患者更为适用。手术宜尽早施行，一般7小时内手术效果最好。

手术并发症主要有术后再出血和颅内感染。注意事项包括：①预防感染，严格无菌操作，避免漏液和逆流，预防应用抗生素。②引流管选择，宜选择质软、无毒、壁薄、腔大的导管，一般用内径为4 mm的橡胶管。③钻颅及置管的位置，一般可于含血量少的一侧或健侧引流，若室间孔阻塞时可同时行双侧引流。有时由于血块阻塞而致引流失败。近年来，有人向脑室内注尿激酶，引流血液，证实效果良好，但关于尿激酶的有效剂量、次数、时机和用药并发症，有待深入研究。④拔管时机，一般当脑脊液已变淡或颅内压已正常，特别是经CT复查脑室内血肿已消失即可拔管。总之，根据情况尽早拔管为原则。

（二）开颅血肿消除术

一般对Ⅲ级患者应考虑血肿清除术，但不同原因的脑室内出血手术适应证及手术方法不尽相同。

第八章
先天性疾病

第一节 颅缝早闭

颅缝早闭（craniosynostosis）又称狭颅症，新生儿发病率约为0.6/1 000。婴儿第一年脑重量增加近1.5倍，头围增加0.5倍，在10～12岁停止增长，颅缝主要由致密的结缔组织联系。正常颅缝约在儿童6岁左右开始骨化，30～50岁完成。如果颅缝在1岁内早期融合，就会在一定方向上限制了头颅的生长方向，由于脑组织的发育代偿性的引起其他部位的生长，形成相应的畸形。

一、一般临床表现

该病的临床表现主要为头颅畸形，其程度与颅缝闭合的早晚而不同。多数患儿产前就有畸形存在，单纯产后的颅缝早闭并不多见。除人字缝早闭无法触及外，其他早闭的颅缝可触及局限的骨质隆起（骨嵴），两侧的颅骨活动度小。颅缝闭合越早，程度越重，临床症状越严重，可以出现颅高压表现，视力下降，呼吸道受阻和烦躁不安等。智力发育迟缓可以是颅缝早闭的结果，也可能是合并其他疾病的表现。多颅缝早闭者智力发育迟滞较单发者明显。但是90%单发矢状缝或冠状缝早闭者智商可能正常。合并脑积水者并不多见，以交通性脑积水常见，可以出现破壶音。头围等测量值在颅骨变形情况下仍可正常。一些代谢性疾病容易出现颅缝早闭，如克汀病、维生素D缺乏症、黏多糖病。

二、辅助检查

（一）X线平片

X线平片显示骨缝早闭的中心缺乏正常透光性，而其他未闭合的颅缝可能增宽，甚至分离。但一些骨缝局部形成骨刺，X线（甚至CT）检查可正常。颅内压增高者可出现颅缝分离和鞍部骨质吸收。

（二）CT

CT有助于显示颅骨轮廓，颅缝早闭处颅骨增厚，和/或形成骨嵴，可显示脑积水，额部蛛网膜下隙扩大，三维CT可更好地显示颅骨异常。

（三）放射性核素骨扫描

上述方法仍不能诊断者，可行此项检查。生后第一周任何颅缝均不能摄取同位素，过早闭合的颅缝比其他（正常）颅缝摄取能力增高，完全闭合的颅缝不能摄取同位素。

（四）MRI

通常仅用于诊断伴随颅内其他病变的患者，骨质改变显示的效果不如CT和X线平片。

三、鉴别诊断

注意与小头畸形进行鉴别，后者是由于脑组织发育不良而出现头颅停止增大，如无脑、积水性无脑畸形或脑发育不良。其颅缝闭合是继发的，导致颅骨发育不良。很多头形异常而怀疑为颅缝早闭者是由于平卧体位所致（如枕部）。应嘱其父母避免患儿平躺体位，并于6～8周后复查。体位所致者头形改善，否则即为颅缝早闭。注意区别半侧颜面短小或单侧冠状缝早闭所致的斜头畸形。

四、治疗方法

（一）对孕妇

些致畸因素可以促使颅缝早闭，如苯妥英钠引起特异性的矢状缝和冠状缝闭合。一些导致胎儿骨质缺损的因素与颅缝早闭可能有关，如甲氨蝶呤。因此要避免接触此类物质。

（二）手术

治疗目的在于使颅腔适应于脑组织的增长，并且矫正畸形。首选手术，多以整容为目的，并能避免由颅面畸形带来的严重心理障碍。总之，多颅缝早闭的颅骨阻碍了脑发育，常导致颅内压增高。单一颅缝早闭患者，颅内压增高发生率 11%。冠状缝早闭可导致弱视，单一颅缝早闭者多可通过颅缝骨缘切除获得治疗。多颅缝或颅底骨缝早闭的治疗通常需要神经外科和颅面外科医师协作完成，某些需分期治疗。如果患儿一般情况允许，确诊后应及早手术，对于多个颅缝早闭的患儿应在 1 周内手术，1 ~ 2 个颅缝早闭者可以延至生后 1 ~ 2 个月，手术风险包括主要为出血、败血症、皮下积液和癫痫。有时一次手术并不能完全解决问题，需要分阶段多次手术。

五、不同类型颅缝早闭的临床表现和治疗

（一）矢状缝早闭

1. 临床表现

该病临床表现最常见的颅缝早闭，占 40% ~ 70%，80% 为男性。闭合后头颅左右方向生长受阻，主要向前后方向生长，导致长头或舟状头畸形伴额部隆起，枕部突出，可触及骨嵴。头围（枕额）基本正常，但双顶径（BPD）显著减小。

2. 治疗

本病可采取纵向或横向皮肤切口。自冠状缝至人字缝之间的矢状缝行线形切开，在生后 3 ~ 6 个月内手术效果较好。切开宽度至少 3 cm，无证据表明使用人工材料（如硅胶包裹顶骨骨缘）可延长复发时间。必须注意避免硬膜撕裂损伤矢状窦。6 个月以下的患儿的颅骨融合应再次手术。1 岁以上的患者需要更为广泛的颅骨塑形。

（二）冠状缝早闭

1. 临床表现

冠状缝早闭占颅缝早闭的 18% ~ 40%，女性多见。多为双侧，形成前额扁平，为宽头畸形；合并额蝶缝和额筛缝早闭，可出现尖头畸形，可以出现前颅窝缩短，上颌骨发育不良，眶部过浅和进行性眼部突出。单侧冠状缝早闭少见，约 4%，引起斜头畸形，前额患侧眼部以上平坦或凹陷，眶上线高于健侧。眼眶转向健侧，可导致弱视，如不加以治疗，颜面平坦加重和鼻向健侧移位（鼻根部旋转变形），在 Crouzon 综合征还伴有蝶骨、眶骨和面颅异常（颜面中部发育不良），Apert 综合征则伴并指（趾）畸形。

2. 外科治疗

单纯对受累骨缝行切开常可取得良好的整容效果。但有学者认为仅采用这种治疗是不够的。目前常行单侧或双侧额颅切除术；同时切除眼眶骨来抬高眼外眦。

（三）额缝早闭

额缝早闭不多见，占 5% ~ 10%，自前囟至鼻根形成骨嵴，向前突出，严重者前额正中隆起突出，如包块，形成三角头畸形。多有 19p 染色体异常和发育迟滞。

（四）人字缝早闭

原报道发病率低，占 1% ~ 9%，近期报道为 10% ~ 20%，男 : 女 = 4 : 1，70% 为右侧受累。常于生后 3 ~ 18 个月发病，最早在 1 ~ 2 个月。

1. 临床表现

单侧或双侧枕骨平坦。单侧病变有时称作人字形斜头畸形，严重者同侧前额隆起致颅骨呈"菱形"，

同侧耳位于对侧耳的前下方。对侧眼眶和额部可以变平。

2. 诊断方法

颅骨X线和CT上，76%病例可出现人字缝两侧骨缘硬化，约70%出现明显的额部蛛网膜下隙增宽，2%的患者出现脑组织异常，如灰质异位、脑积水和胼胝体发育不良。此外，行骨扫描检查时，1岁以内人字缝对同位素摄取增加，3个月时为高峰。

3. 治疗

对严重的颅面变形或颅内压增高者应该早期手术。也有采用保守治疗，多数患者病情稳定或随时间推移和简单的保守治疗后病情改善。但约有15%颜面畸形进一步发展。

（1）非手术治疗：尽管病情常可改善，某些仍有不同程度的颜面畸形。85%患者改换体位的治疗有效，将患儿置于健侧或俯卧位。先天性斜颈致枕部平坦的婴儿应进行积极的物理治疗，并且应在3~6个月内消失。

（2）手术治疗：只有约20%需要手术治疗。理想手术年龄为6~18个月。患者俯卧位，头部头托固定（抬高面部，麻醉师每30分钟轻轻按摩防止压伤）。手术方法的选择包括由单纯一侧颅缝颅骨切除到复杂的颅面外科重建。对年龄在12周内无严重颜面变形者行矢状缝至星点的线形颅骨切除已足够，必须注意避免星点附近硬膜撕裂，因为此处有横窦经过，切除的骨缝可见内嵴，手术年龄越早效果越好，6个月以上的患儿可能需更为彻底的手术治疗。术中一般失血100~200 mL，因而常需要输血。

第二节 寰枕畸形

一、概述

枕骨、枕大孔或第一、二颈椎的先天性或获得性骨质异常使下脑干与颈段脊髓的活动空间有所缩小，有可能造成小脑、后组脑神经和脊髓的症状。

由于脊髓有一定的柔顺性，易感受间歇的压迫，颅颈交界处的若干类型的病变可以产生一些症状，后者不但在不同病例中各不相同，而且还可时隐时现。当寰椎与枕骨发生融合，齿状突后枕大孔前后直径 < 19 mm 时，可以引起颈段脊髓病变。平底颅是可引起或不引起临床症状的颅底扁平畸形；在侧位头颅X线摄片上，斜坡平面与前颅凹平面的相交角 > 135°。颅底凹陷（齿状突伸入枕大孔）产生短颈项，伴有小脑、脑干、后组脑神经与脊髓体征组合而成的各种临床表现。Klippel-Feil 畸形（颈椎骨的融合）除颈部畸形与颈椎活动受限外，通常不引起神经症状。寰枢椎脱位（寰椎相对向前移位）可引起急性或慢性脊髓压迫症。

（一）病因

先天性异常包括齿状突小骨，寰椎吸收或发育不全，与 Arnold-Chiari 畸形（小脑扁桃体或蚓部向下伸入颈段椎管脑部畸形）。软骨发育不全可造成枕大孔变窄，产生神经压迫。Down 综合征，Morquio 综合征（Ⅳ型黏多糖沉积病）以及成骨不全都能引起寰枢椎不稳与脊髓压迫症。

获得性异常可由外伤或疾病造成。当枕骨-寰椎-枢椎复合结构受到损伤时，在出事现场发生的死亡率很高。原因为骨质的损伤（骨折），韧带的损伤（脱位），或复合伤（C_2 半脱位，经枢椎的颈髓延髓交界处损伤与骨韧带的破裂）。半数是由车祸引起，25%由跌跤造成，10%由娱乐活动引起，特别是跳水意外。原来有颅颈交界处异常的患者在发生轻微颈部损伤后可以激发程度不等的进展性症状和体征。颈椎的类风湿关节炎和转移性疾病可引起寰枢椎脱位。颅颈交界处的缓慢生长的肿瘤（如脊膜瘤，脊索瘤）通过对脑干与脊髓的压迫也可产生症状。类风湿性关节炎与 Paget 病可造成颅底凹陷伴脊髓与脑干压迫、类风湿关节炎是颅颈不稳定性最为常见的病因，外伤、肿瘤侵蚀或 Paget 病也可引起颅颈不稳定。

（二）临床表现

由于骨质与软组织异常可以通过各种不同的配合对颈段脊髓，脑干，脑神经、颈神经根或它们的血液供应产生压迫，因此，发病征象变动不定。头部异常的姿势属常见，在某些病例中颈短或呈蹼状。最常见的临床表现是颈部疼痛与脊髓受压（脊髓病变）。运动传导束的受压引起上肢和／或下肢的无力、强直与腱反射亢进。下运动神经元被累及则引起臂部与手部肌肉萎缩与无力。感觉障碍（包括关节位置感觉与振动觉的异常）往往反映脊髓后柱的功能障碍，患者可能诉说在屈颈时出现沿背脊向下往往直达腿部的放射性发麻感（Lhermitte 征）。脊髓丘脑束被累及（例如痛觉与温度觉的丧失）的情况不常见，但某些患者有手套－袜子型感觉异常或麻木。脑干与脑神经障碍包括睡眠呼吸暂停，核间性眼肌麻痹，向下的眼球震颤，声音嘶哑以及吞咽困难。常见向上臂扩展的颈部疼痛，与向头顶放射的枕下部头痛。头部的动作可使症状加重，咳嗽或躯体前倾可引发症状。疼痛是由于 C_2 神经根与枕大神经受压与局部骨骼－肌肉的功能障碍。

血管性症状包括晕厥，倾倒发作，眩晕，间歇的精神错乱或意识障碍，阵发性无力以及短暂的视觉障碍。身体移动或头位改变可以引发椎－基底动脉缺血。

（三）诊断

遇到涉及下脑干、上颈段脊髓或小脑的神经障碍，不论是固定的或进展性加重的，都应当考虑到颅颈交界处异常的可能。

进行 X 线平片检查（头颅侧位片连带颈椎在内，颈椎前后位与左、右斜位片）有助于明确可能影响治疗的一些因素、这些因素包括异常情况的可复位性（可恢复正常的骨质弧度，从而解除对神经结构的压迫），骨质的侵蚀，压迫的力学机制，以及有无异常的骨化中心或伴有畸形发育的骨骺生长板。CT 椎管造影可对神经结构的异常以及伴发的骨质变形提供解剖学方面的细节。矢状面 MRI 能很好地显示伴发的神经病变（脑干和颈髓受压情况，合并下疝畸形、脊髓空洞症以及血管性异常），MRI 能将骨质与软组织的病理学联系起来，并明确显示畸形与伴发神经缺陷（如 Arnold-Chinri 畸形、脊髓空洞症）的水平与范围。椎动脉造影或 MRA 可选择性地用于明确固定的或动态的血管受压情况。

（四）治疗

某些颅颈交界处异常（例如急性损伤性寰枢椎脱位与急性韧带损伤）只需要通过头位的调整就可以得到整复。大多数病例需要应用帽形光环状支架做骨骼牵引，牵引重量逐步增加至 3.6～4 kg 以达到复位。牵引通常能在 5～6 天内奏效。如能达到复位目的，需用光环连带的马甲背心维持固定 8～12 周；然后做 X 线摄片复查以证实复位的稳定性。如果复位仍不能解除神经结构的受压，必须进行手术减压，采用腹侧或背侧入路。如果减压后有不稳定现象出现，则需要做后固定术。对其他一些异常（例如类风湿关节炎），单纯进行外固定不大可能达到永久的复位，需要后固定（稳定术）或前减压加稳定术。

颅颈交界部位的融合手术有多种方式，对所有不稳定的部位都必须予以融合。

对转移性疾病，放射治疗与硬的颈托常有帮助。对 Paget 病，降钙素、二磷酸盐有帮助。

二、扁平颅底和颅底凹陷

（一）概述

颅底凹陷是指枕大孔周围的颅底骨向上方凹陷进颅腔，并使之下方的寰枢椎，特别是齿状突升高甚至进入颅底。这种畸形极少单独存在，常合并枕大孔区其他畸形，如寰椎枕骨化、枕骨颈椎化、枕大孔狭窄及齿状突发育畸形等。颅底凹陷通常分为两类：原发性与继发性，前者指先天性畸形，较常见。常合并寰枢椎畸形、寰枕融合、寰椎前弓、后弓或侧块发育不良、齿状突发育异常，以及 Klippel-Fcil 综合征等。有时也可因为严重的佝偻病、骨质软化症、骨质疏松症、肾性骨病等因素造成颅底凹陷、因骨质变软，受头颅重力作用而下沉，引起颅底凹陷，称为继发性。本型极少见，其临床重要性远不如先天性重要。扁平颅底是指后颅窝发育位置较高，即由蝶鞍中心至枕大孔前缘与鼻根至蝶鞍两线交角的基底角增大导致整个颅底平坦。在正常成年人为 132°～140°。基底角减少无临床意义，而增大则表示颅底发育畸形。

（二）临床表现

先天性颅底凹陷常在中午以后逐渐出现神经系统症状，通常在 20～30 岁以后，常因轻微创伤、跌倒，促使脑干或脊髓受损。虽然幼童也可能发病，然而多数患者往往因年龄增长，椎间关节退变及韧带松弛，逐渐发展而引起症状。

先天性颅底凹陷易累及小脑、脑干、及前庭功能。不仅表现四肢运动及感觉障碍和共济失调，还可能出现眩晕、眼震及第5、9、10、11脑神经受损的症状与体征，性功能障碍，括约肌功能异常以及椎-基底动脉供血不足的临床症状。

呼吸肌功能衰减常常使患者感觉气短，说话无力，严重者可能出现不同程度的中枢性呼吸抑制、睡眠性呼吸困难等。

（三）诊断

本病常合并寰枢椎畸形，或Arnold-Chiari畸形，此时神经受损的表现更为复杂。

先天性扁平颅底或颅底凹陷在未出现神经症状之前不易诊断，但部分患者伴有低发际，头面部发育不对称，斜颈或短颈畸形，这些表现常常引导医师做进一步的X线检查。

以寰椎为中心颅颈侧位X线片可以做以下测量。

Chamberlain线：由枕大孔下缘至硬腭后极的连线。齿状突顶点位此线之上超过3 mm为异常。有时枕大孔下缘在X线平片上显示不清，也可因颅底凹陷后缘也随之内陷，影响测量结果。

McGregor线：枕大孔鳞部的最低点至硬腭后极的连线。正常时齿状突顶点位于此线之上，但小于4.5 mm。大于此值则说明颅底凹陷。此线避免了Chamberlain线的缺点。

McRac线：枕大孔下缘至斜坡最低点的连线。此线无助于诊断，而用以表明齿状突凸入枕大孔程度。据McRac观察，齿突位于此线之下时很少出现症状；反之则多有症状。

断层摄片及CT扫描对了解该部位骨性结构的形态、相互关系，确定其发育缺陷有一定的帮助。CTM（脊髓造影加CT）及MRI对了解神经受压的部位和程度是必要的。MRI尚可以观察神经结构内部的病损状况，有时可以代替CTM及脊髓造影。

（四）治疗

无症状的颅底凹陷不需要治疗，但应定期随诊。有神经压迫症状者则需手术治疗。枕大孔后缘压迫则需行后路路枕大孔扩大减压术，若同时行寰椎后弓切除则以同时行枕颈融合术。然而，脑干或脊髓腹侧受压比较常见，并且常伴有先天性寰枕融合或齿状突畸形。此时以前方减压为宜。口腔经路显露，可以在直视下切除寰椎前弓、齿状突，必要时可将枢椎椎体及斜坡下部一并切除。但该手术途径显露并不十分清晰，还需特殊的自动拉钩、光源、气动钻等特殊器械，由于减压在前方，破坏较多的稳定结构，通常需要先行后路枕颈融合术。

三、小脑扁桃体下疝

小脑扁桃体下疝又称Arnold-Chiari畸形，这是一种常与颅底凹陷畸形伴发的中枢神经系统发育异常。

（一）病理改变

小脑扁桃体下疝是由于后颅凹中线结构在胚胎期的发育异常，其主要病理变化为小脑扁桃体呈舌状向下延长，与延髓下段一并越出枕大孔而进入椎管内，与其延续的脑桥和小脑蚓部亦随之向下移位，亦可能造成中脑导水管和第四脑室变形，枕大孔与椎管起始部的蛛网膜下隙狭窄等一系列变化。扁桃体下疝有的低至枢椎或更低水平。重型者，可见部分下蚓部也疝入椎管内，由于上述的改变，使舌咽、迷走、副、舌下神经等脑神经，上部颈脊髓神经根被牵下移；枕大孔和颈上段椎管被填塞引起脑积水。本病若与脊髓脊膜膨出、其他枕大孔区畸形伴发，则症状出现较单纯者早而重。依据病理变化可分为A型（合并脊髓空洞症）及B型（单纯扁桃体下疝）。

（二）临床表现

由于脑干、上颈段脊髓受压，神经组织缺血，脑神经、脊神经受累和脑脊液循环受阻，通常出现下列症状。

1. 延髓、上颈段脊髓受压症状

延髓、上颈段脊髓受压症状表现为某一侧或四肢运动及感觉有不同程度的障碍，腱反射亢进，病理反射阳性，膀胱及肛门括约肌功能障碍，呼吸困难等。

2. 脑神经、上颈段脊神经症状

脑神经、上颈段脊神经症状表现为面部麻木、复视、耳鸣、听力障碍、发音及吞咽困难，枕下部疼痛等。

3. 小脑症状

小脑症状表现为眼球震颤、步态不稳或共济失调等。

4. 颅内高压征

由于脑干和上颈段脊髓受压变扁，周围的蛛网膜粘连增厚，有时可形成囊肿；延髓和颈段脊髓可因受压而缺血及脑脊液压力的影响，形成继发性空洞病变、颈段脊髓积水等。

（三）诊断

为明确诊断和鉴别诊断需要，可做 MRI，CT 扫描，椎动脉造影。对有颅内压增高的患者，检查时要注意突然呼吸停止，故应谨慎从事并有应急措施。目前，最好的检查手段是 MRI 检查，在矢状位上可以清楚地看到小脑扁桃体下疝的具体部位，有无延髓及第四脑室下疝，脑干的移位，脊髓空洞症及脑积水等。

（四）治疗

本病并非一经诊断都需手术治疗，因为有相当多的病例，临床症状并不严重。对于年龄较小或较长者，应密切观察。仅对症状和体征严重者，方可施行手术。手术的目的是解除对神经组织的压迫，重建脑脊液循环通路，并对不稳定的枕颈关节加以固定。

手术适应证：①延髓、上颈段脊髓受压。②小脑和脑神经症状进行性加重。③脑脊液循环障碍，颅内压增高。④寰枢椎脱位或不稳定。

手术方法主要为枕骨部分切除以扩大枕大孔，以及寰椎后弓切除减压术。硬脑脊膜应广泛切开，分离粘连，探查第四脑室正中孔，如粘连闭塞，应小心分离扩张，使之通畅。不能解除梗阻者则应考虑重建脑脊液循环通路的分流手术。对不稳定的寰枢椎脱位，则行枕骨和颈椎融合术。

第三节　狭颅症

一、概述

狭颅症是一种先天性发育畸形，指婴幼儿颅骨缝闭合时间过早，以致脑的发育受到已无扩张余地的骨性颅腔的限制，故本病亦称颅缝早闭或颅缝骨化症。患儿主要表现为头颅狭小、颅内压增高和智力发育迟缓等，多伴有其他骨骼的发育异常。本病病因尚未明确，可能与胚胎期中胚叶发育障碍有关，亦可能是骨缝膜性组织异位骨化所致。在新生儿中，发生本病的概率为 0.07% ~ 0.1%。颅缝早闭的时间、早闭颅缝的位置及数量等，与头颅外形及患儿智力受影响的程度有关。早期诊断和治疗颅缝早闭，对预后至关重要。临床上通常以颅缝闭合类型进行分类。在单颅缝早闭中，尤以矢状缝早闭、冠状缝早闭、单侧冠状缝或人字缝早闭等为常见；而多颅缝早闭，常见者为双侧冠状缝早闭、冠状缝和矢状缝早闭、额蝶筛缝和额缝早闭、全颅缝早闭等。头形改变方向常与早闭的颅缝线垂直。

二、临床表现

1. 症状与体征

（1）矢状缝早闭：矢状缝早闭占全部颅缝早闭的 50% ~ 60%。患儿多为男性，个别病例有家族史。矢状缝如果在出生前闭合，胎儿脑部的发育会受到严重限制，产生头颅部显著畸形。颅顶从前到后变窄、变长，呈现为舟状头或称楔状头，从侧面观酷似哑铃状，显示颅穹隆高而横径短，沿矢状缝可触及隆起的骨嵴。此类患儿颅内压增高和视盘水肿并不多见；少数患儿有智力发育迟缓。

（2）冠状缝早闭：当左右冠状缝同时早闭，患儿表现为尖头畸形，即颅顶高，额部低。从后面看为尖头；从前面看则为塔形头。头颅前后径变短，前额和顶部隆起，前囟前移，头围变小而颅高增加。闭合的冠状缝上可触及骨嵴。患儿前脑发育受到严重影响，多伴有颅内压增高的症状，可有斜视，眼底检查可见视盘水肿或萎缩。

（3）单侧冠状缝及人字缝早闭：颅骨一侧的冠状缝与人字缝早闭，可出现斜头畸形。发生率占所有颅缝早闭的 8% ~ 19%。男性发病多于女性，以左侧凹陷为多见，常伴有其他骨的畸形发育。患者表现为一侧额面部凹陷，头颅不对称发育而成斜头畸形。一侧冠状缝早闭可在额骨中部扪及骨嵴。患侧额头扁平，两眼眶高低不等，患侧眼眶高于健侧，可伴有眶距过宽。额部狭窄，表现为"侧偏颅"或"扭曲脸"。本病可合并其他畸形如腭裂、眼裂畸形、泌尿系统畸形和前脑畸形等。

（4）双侧冠状缝早闭伴额蝶缝、额筛缝早闭：属多颅缝早闭，表现为短头畸形。若双侧冠状缝在眼眶外侧与额蝶缝和额筛缝均发生早闭，则头颅前后径及头围较正常明显变小，双颞颅径增加，前额和枕骨扁平，前囟前移，眼眶变浅，眶容积缩小引起轻度突眼。偶伴中面部发育不良。智力发育迟缓较单侧冠状缝早闭为多。

（5）额缝早闭：额缝早闭可致三角头畸形，后者有两种类型，一种为眶上缘正常，一种为眶上缘后缩。前额正中呈龙骨嵴状。从头顶观前额部三角头畸形尤为明显，可扪及额部正中早闭颅缝嵴。可伴有眶距过狭症和内眦赘皮。部分患者有慢性颅内压增高征象。

（6）全颅缝早闭：如全部颅骨骨缝均发生提前闭合，有现为小头畸形，颅顶扁平。颅矢状径、颅冠状径、头围，乃至整个头颅均显著小于同龄上常人。多伴有其他部位的发育异常。因脑部发育严重受限，患儿智力发育较差。

狭颅症常合并身体其他部位畸形，最常见者为对称性并指（趾）症；此外，还可能有面骨畸形、蝶骨小翼过度生长、鼻骨塌陷、后鼻孔闭锁及鼻咽腔梗阻、硬腭增高、腭裂、唇裂、脊柱裂、先天性心脏病及外生殖器异常等。

2. 影像学检查

头颅 X 线正侧位片，可见早闭的颅缝及眶顶，以及额颅部的相应结构改变。尚可见由于慢性颅内压增高而引起的指压切迹（图 8-1）。CT 平扫可见颅前窝及眶顶前后径变短、脑室变小等。

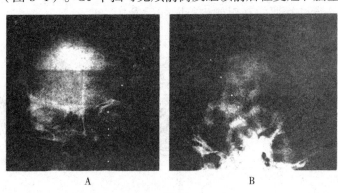

图 8-1　颅缝早闭颅骨 X 线平片

A、B 正侧位片，可见人字缝，其他颅缝均已闭合；脑回压迹明显；蝶鞍显示骨质吸收；
头颅前后径增大，近于舟状头畸形

三、手术技术

手术的目的是通过切开原已闭合的骨缝，或重新建立新的骨沟，使颅腔能有所扩大，以保证脑的正常发育。

1. 适应证与禁忌证

头颅畸形明显，伴有眼球突出、智力低下、视力下降及颅内压增高征象者，均需手术治疗。一般认为在出生后 6 ~ 12 个月，手术治疗效果较好。1 岁以后颅内压增高症状或视力减退明显者，亦应行手术治疗。重度营养不良，有明显贫血，体内重要脏器损害且功能不正常，或头皮有感染者，应视为禁忌。

2. 术前准备

拍摄颅骨正、侧位片，确定颅缝骨化早闭的位置及其范围。测量并记录头颅各径线长度，以便术后观察对比。

3. 手术入路与操作

手术方式包括颅缝再造术及颅骨切开术两种。

（1）颅缝再造术：颅缝再造术是手术切开已骨化早闭的颅缝。手术在基础麻醉加局部麻醉下进行。术中注意仔细止血，保持输血、输液的通畅，以预防休克。①矢状缝早期闭合：手术主要切开原矢状缝。取中线切口，前起冠状缝前1 cm，后至人字缝尖后1 cm，于中线旁做颅骨钻孔，咬除1.5 cm宽的骨沟，同时切除两旁骨膜，切除范围应较骨沟宽2～3 cm。充分止血后，按层缝合伤口。此法缺点为术中易出血。为避免出血，亦可采用在矢状线旁平行地咬除骨质，形成两条骨沟的方法。②冠状缝早期闭合：在耳前做冠状切口直达两侧颧弓，切除已闭合的冠状缝。手术方法同前。③全部颅缝闭合：婴儿手术采用顶部冠状切口，分2期进行。第1期将头皮翻向前，沿冠状缝咬出一条骨沟，并咬除矢状缝的前半部，必要时，再辅以颞肌下减压术。在伤口愈合及患儿完全恢复后进行第2期手术，原切口切开后，头皮翻向后，咬开后半部矢状缝、颞部及人字缝。儿童分期手术时，需分别在顶前、顶后做两个冠状切口。两切口间距离应较宽，以免头皮发生坏死。颅骨切除方法同前。

（2）颅骨切开术：颅骨切开术是通过手术广泛地切开颅骨，而不沿原封闭或骨化的颅缝切开（图8-2）。对全颅缝早期封闭或骨化者，效果较好。手术在左右两侧分两期进行。间隔时间为3～4周。一般先做右侧。切口始于一侧额颞部发际，沿额骨粗隆中央向后、经矢状缝至人字缝尖，再由此呈弓形向下、与人字缝平行至后上部，止于距耳郭2 cm处，形成一个大的头皮瓣，越过颞肌上缘并翻向颞侧。沿头皮切口线内缘1 cm处做颅骨钻孔，以避免头皮切口线与骨沟位于同一平面。钻孔间的距离一般不超过3～4 cm。矢状窦旁钻孔应距离中线约2 cm，颞部钻孔应位于颞肌上缘。钻孔处常可见硬脑膜紧张或膨出，因此，颅骨切开前，最好先行腰椎穿刺，缓慢放出一定量的脑脊液至出现脑搏动为止。然后用咬骨钳在各钻孔间咬开约1.5 cm的骨沟后，即形成一椭圆形的额、顶、枕骨骨瓣。在经顶骨粗隆向中线垂直咬开一骨沟达对侧中线旁，骨瓣基底前后各保留一宽0.5～1 cm的骨桥。骨膜切除处理同前。切口按层缝合。术后15天至1个月，在对侧进行同样手术。

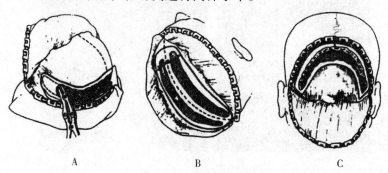

图8-2 颅缝再造术示意图

A. 冠状缝再造；B. 矢状缝再造；C. 人字缝再造

4. 术中注意事项

由于术后骨缝常很快愈合，1岁以下的患儿颅骨切开后有时在3个月内切开部位即可连接，6～12个月即发生骨性愈合，因而影响其远期效果，需再次手术。为防止术后骨沟的愈合，手术时需切除骨沟两侧各2～3 cm宽的骨膜，骨沟边缘可用电凝烧灼，曾试用各种异物如钽片或聚乙烯膜等置于人造骨缝之间，也有报道将固定液（Zenker液，除去其醋酸成分，以减少癫痫的发生），涂于骨沟边缘和显露的硬脑膜表面，持续3～5分钟，可以减少或延缓其愈合，避免再次手术。术中尽可能减少出血，并应纠正失血。手术中应特别注意避免损伤静脉窦，由于窦壁十分薄弱，一旦破损不易修补，易造成大量失血。在临床上，矫正过度偶见，矫正不足却较常遇到。实际上，轻度的过度矫正，效果最好。

5. 术后处理注意事项

头皮包扎宜适度。术后随着头颅体积的增大，头皮张力可能较大，所以术后包扎不能太紧，以预防头皮缺血与坏死。预防低血容量性休克，引流液如是血性，渗出虽非大量，但在婴儿仍有可能引起休克，故应及时补充血容量。

四、并发症及其防治

狭颅症是颅缝早闭的直接结果，它主要是限制了大脑的正常发育。因此，常见的严重并发症是颅内高压症，继而导致视神经萎缩，出现视功能异常，严重者可致失明。同样由于大脑发育受限，可致智力低下。

1. 颅内压增高

在婴儿发育过程中，最危险的并发症是颅内压增高。这种颅内压增高与颅内占位性病变（如肿瘤）所造成的颅内压增高不同，前者属于一种慢性过程。由于颅内压增高，可造成视神经萎缩，导致失明和大脑萎缩性痴呆。正常人大脑在出生后 2 年内发育最旺盛，脑发育和颅腔容积的矛盾在这个时期也更加突出，造成颅内高压或脑疝的机会也最多。由于婴幼儿不能表达出有头痛、视力变化等症状，而且呕吐也不常见，因而在婴幼儿发育期颅内压增高的发现和诊断相当困难。患儿对眼底镜检查视盘水肿极难配合，故视神经萎缩亦较难检出。在患儿发育早期，大脑发育较快，故颅内压呈逐渐升高趋势。当达到一定年限，脑组织发育速度减慢或停止发育时，颅内压可出现下降趋势。通常认为，狭颅症患儿在 6 岁以后，大脑的发育几近停止。

手术是解除颅内压增高最直接的方法。术后狭颅症患儿颅内压一般均有下降，尤以术后 6 个月起颅内高压改善最为明显。

2. 视力减退

视力减退起因于视盘水肿和眼部静脉回流受阻而导致的视神经萎缩。由于视神经管很少因颅缝早闭而发生狭窄，故原发性视神经萎缩较少见。常规的颅缝再造术及颅骨切开术在降低了颅内高压的同时，对改善视力也起到了作用。需排除因眼眶部畸形本身所造成的视力变化，包括斜视和弱视。这些异常，可通过眼眶畸形矫正手术予以部分纠正。

3. 神经及心理障碍

狭颅症患儿由于颅缝早闭产生的头部发育畸形，以及由此引起的智力发育低下，常表现出高级神经心理活动的异常。此外，患儿长期受到周围社会的歧视和疏远，得不到同等良好的教育，也是其智力、情感、人格发生变化的重要原因之一。大多数患儿在长大以后，显示出孤僻、不合群的性格特征，对其婚姻、社交、工作等方面都会有较大的负面影响。因此，早期矫正手术很有必要。神经心理测试对了解患儿的学习和记忆能力、人格特征、智力水平极为有用。适时地进行临床心理咨询与治疗，对改善患儿的心理状态，增强其社会适应力也非常重要。

第九章

功能性疾病

第一节　手术治疗帕金森病

一、定义

帕金森病（Parkinson's disease，PD）又称震颤麻痹，是发生于中老年的中枢神经系统变性疾病。主要病变在黑质和纹状体，是一种以肌肉震颤、僵直、运动减少为临床特征的疾病。对原因不明者称为原发性帕金森病或震颤麻痹；由脑炎、脑动脉硬化、脑外伤及中毒等产生的类似临床表现，称帕金森综合征。

二、诊断

（一）病史

根据典型的临床症状和体征可初步诊断为帕金森病。临床上患者出现静止性震颤、肌僵直、运动减少及自主神经和精神症状即可做出初步诊断。

（二）临床表现

临床表现为三种基本形式：①静止性震颤，静止时可看到 4 ~ 6 次/秒，粗大的节律性震颤，多以手指开始，呈捻丸样动作，上肢比下肢易出现，下肢多以踝关节开始，逐渐扩展到全身。早期静止时出现震颤，运动是减轻或消失，情绪激动时加重。病情晚期，震颤在运动时也不消失。②肌僵直，患者及张力增高，表现为"铅管样僵直"或"齿轮样僵直"。③运动减少，患者上肢不能作精细工作，可出现"写字过小症"；行走障碍明显，表现为慌张步态。此外，患者还有自主神经功能症状，表现为油脂脸、多汗、便秘、尿频或尿失禁，直立性低血压、皮肤网状蓝斑、吞咽困难、阳痿等。精神上出现忧郁、多疑、痴呆、智力低下和幻觉等。

（三）辅助检查

1. 实验室检查

（1）脑脊液检查：常规指标正常，仅多巴胺的代谢产物高香草醛酸和 5- 羟色胺的代谢产物 5- 羟吲哚醋酸含量降低。

（2）尿常规检查：尿中多巴胺及其代谢产物高香草醛酸含量亦降低。

2. 头颅 CT 与 MRI

头颅 CT 表现为普遍性脑萎缩，有时可见基底核钙化。MRI 显示脑室扩大等脑萎缩表现，T_2 加权像在基底核区与脑白质内常见多发斑点状高信号影。尽管 MRI 可以直接或间接准确地显示脑内一些帕金森病手术相关靶点，但由于个体差异、解剖变异等影响，单独应用影像定位靶点坐标将产生一定的误差，MRI 只是提供解剖学的定位参考，最终的靶点确定必须经由术中的电生理确定，以实现定位的个体化。

3. SPECT 检查

有两种显像方法，即通过多巴胺受体（DAR）的功能成显像，早期采用多巴制剂治疗的患者，病变对侧脑 DARD2 上调；通过多巴胺转运蛋白（DAT）功能显像，DAT 含量与 PD 的严重程度正相关，早期

PD 患者基底核区 DAT 数量明显减少。

4. PET 功能影像

正电子发射断层扫描（PET）可用于：①对 PD 进行早期诊断，可作为高危人群的早期诊断。②可作为评价病情严重程度的客观指标。③了解药物治疗效果。④鉴别原发 PD 和某些继发性 PD。

（四）帕金森病 Hoehn & Yahr 分级法

该量表将疾病演变过程分为五个阶段，简单使用，对患者的进展认识有很大帮助（表 9-1）。

表 9-1　帕金森病 Hoehn & Yahr 分级法

分级	临床表现
一级	只是一侧症状，轻度功能障碍
二级	两侧和躯干症状，姿势反射正常
三级	轻度姿势反射障碍，日常生活还可自理，劳动能力丧失
四级	明显姿势反射障碍，日常生活和劳动能力丧失，可起立，稍可步行
五级	需他人帮助起床，限于轮椅生活

总之，凡中老年发病，具有静止性震颤、肌僵直、运动迟缓和姿势反应异常四项中两项以上，而找不到确切病因者即可诊断。左旋多巴试验反应可协助诊断。试验室检查无特异性，CT 和 MRI 无明确诊断价值，PET 有助于和其他变性疾病鉴别。

三、治疗

帕金森病应强调综合治疗，包括药物治疗、理疗、水疗、医疗体育、日常生活调整和外科手术等。

（一）用药原则

应根据病情个体化用药，用药量应是取得满意疗效的最小剂量；不宜多种抗 PD 药联合应用或突然停药；左旋多巴类药物用于 Ⅲ～Ⅴ 级患者，不用于 Ⅰ～Ⅱ 级患者。

（二）常用药物

1. 抗胆碱能药，可抑制乙酰胆碱作用，相应提高多巴胺的效应，还有抗副交感神经、解痉、镇静作用。代表药物有苯海索，2～4 mg，3 次 / 天；东莨菪碱 0.2 mg，3 次 / 天。抗组胺药，具有镇静、抗乙酰胆碱能作用，对震颤麻痹有效。苯海拉明，25 mg，3 次 / 天，异丙嗪，25 mg，3 次 / 天。

2. 多巴胺替代疗法，左旋多巴，从小剂量开始，125～250 mg，3 次 / 天，每 3～5 天增加 250 mg，常用剂量 3 g/d，最大量 5～8 g/d。对震颤、僵直、运动减少均有效，总有效率为 80%。

3. 多巴胺能增强剂，与多巴胺合用可减少多巴胺剂量。如苄丝肼，与左旋多巴以 1∶4 混合称为美多巴。其他还有卡比多巴、息宁控释片等。

4. 多巴胺受体激动剂，如溴隐亭 20～100 mg/d，通常剂量为 25～45 mg/d。

5. 其他，还有多巴胺释放促进剂、单胺氧化酶抑制 -B 型、儿茶酚 - 氧位 - 甲基转移酶抑制剂。

（三）手术治疗

1. 帕金森病的立体定向治疗

目前公认丘脑腹中间核治疗帕金森病有效率达 80%～90%。破坏此核前部（Voa 与 Vop 核团）对僵直有效，后部（Vim 核团）对震颤效果最好。Vim 核团是目前治疗 PD 定向毁损的最主要靶区。

（1）手术适应证：长期药物治疗无效；疾病进行性缓慢性发展已超过 3 年以上；工作和生活能力收到明显限制，Hoehn & Yahr 分级为 Ⅱ～Ⅳ 级患者。

（2）手术禁忌证：年老体弱不能耐受手术者；严重关节挛缩；患者有明显的精神障碍；严重的心、肝、肾疾病，及高血压、脑动脉硬化患者。

（3）手术方法：术前进行头颅 CT 或 MRI 检查，利用其进行导向，计算出靶点在框架上的 X、Y、Z 坐标值，利用立体定向仪定向装置准确地将手术器械、微电极或毁损电极送到靶点。进行毁损前应核对靶点位置准确无误，对靶点区先进行 43～45℃的可逆性毁损，如无感觉运动障碍即可将温度升至

70 ~ 75℃，作用 60 ~ 100 s。如临床检查达到预期效果，则拔除电极，拆除定向仪。如效果不佳，则需调整个坐标值，再次进行靶点核对、毁损，直至效果满意方可结束手术。但是，帕金森病的立体定向治疗术后 1 ~ 2 年约有 60% 的患者可复发，2 次毁损不良反应大，疗效不佳，双侧症状患者实施两侧手术后常可致残。

2. γ 刀治疗帕金森病

γ 刀治疗 PD 是通过立体定向放射外科原理，对上述靶点进行毁损从而达到治疗目的。对于因服用抗凝药物或身体虚弱或患脑血管病而不能接受手术的 PD 患者，γ 刀是替代手术的唯一方法。目前该治疗方法仍属探索阶段，其疗效仍需进一步观察验证。放射后脑水肿是主要的术后并发症，可引起严重的症状和体征，给予脱水治疗症状会逐渐消失。

3. 深部脑刺激术（DBS）治疗帕金森病

此技术自 1987 年开始应用，近十年来逐步发展，并被普遍应用，其真正的机制尚不清楚。应用慢性丘脑刺激治疗帕金森病，目前多数学者以丘脑腹中间核中的 Vim 核团或 Gpi 核团、STN 核团为靶点。手术适应证、禁忌证和手术步骤与立体定向毁损术相同。此外，下列情况也属手术禁忌：应用心脏起搏器的患者；有免疫缺陷的患者；患者情绪易紧张或不愿接受此方法者。

DBS 治疗帕金森病具有可逆性和可调性的优点，极大地提高了治疗的安全性，减少了不良反应的发生。但因此套刺激器价格昂贵，电池寿命有限等原因，该治疗在我国目前难以推广普及。

此外，其他方法还有神经细胞脑内移植治疗帕金森病，以及转基因治疗，这些方法均为帕金森病的治疗提供了新的有效途径。

第二节　交感神经切除术

交感神经是自主神经系统的一部分，受脑内交感中枢调控，同时有其自主性活动。丘脑下部的后部与延髓内的蓝斑是交感神经的中枢，丘脑下部的前部是副交感的中枢。交感神经支配内脏、心血管与腺体的功能。交感神经的初级中枢位于 T_1 ~ T_2 和腰髓的灰质外侧角内，周围部分包括椎旁节和由其分支组成的交感干、椎前丛和骶前节，以及位于内脏器官内的终节与分支。

临床上一些疾病的病因与交感神经功能失调有关，常见的有灼性神经痛、红斑性肢痛症、闭塞性脉管炎、多汗症等。此类疾病发病机制不明，但采用交感神经切除术治疗效果良好。

一、手掌多汗症

（一）概述

手掌多汗症简称手汗症，是东方人的常见病，女性（57.2%）多于男性（42.7%），发病年龄 15 ~ 44 岁，平均 24.5 岁，家族遗传发生率 13%。患者除手掌多汗外，身体其他部位均健康。多汗现象常与情绪有关，精神紧张、恐惧、焦虑时加重，患者可伴发手足发凉、发绀现象。

（二）诊断

手汗症的诊断多无困难，患者常同时出现足底多汗、腋窝多汗，多数患者左右手症状对称，部分不对称。患者掌指皮肤可出现浸渍、角化过度，足部可发生恶臭，并发真菌感染。

（三）治疗

1. 药物治疗

常用抗乙酰胆碱类药物，能抑制汗液分泌，减轻症状，不良反应为口干、视力模糊，严重者可并发青光眼、惊厥和毒性红斑。如溴丙胺太林，7.5 mg，3 次 / 天；格隆溴铵，1 mg，3 次 / 天。但药物治疗效果多不理想，且不能持久。

2. A 型肉毒素注射

将 A 型肉毒素注射到汗腺，作用于周围胆碱能末梢，阻断乙酰胆碱释放，暂时中断汗腺的分泌，从而达到治疗目的。病情复发时需重复注射。在应用肉毒素有效治疗掌部多汗症后，并不引起未治疗部位皮肤出现代偿性多汗。

3. 电视内镜胸交感神经节切除术

手术切除 T_2 交感神经节治疗手汗症疗效肯定，同时对头部多汗症和腋部臭汗症也有一定的疗效。随着现代内镜技术的发展，电视辅助内镜 T_2 神经节切除已成为一项安全、有效的微创手术，该术式精确度高、损伤小、污染机会小。胸交感神经节或交感神经干切除是目前治疗手汗症唯一有效而持久的方法。

T_2 神经节的主体位置比较恒定，位于第 2 肋间，紧邻第 3 肋骨上缘、第 2 肋间神经的下方。手术切除 T_2 神经节及其交通支后，80% 患者手温会升高 2℃ 以上。若切除 T_2 神经节后手温升高未达到预期值，或企图同时治疗腋下多汗症或臭汗症，则需同时加切第 3 节段或第 1 节段下端。

代偿性多汗是胸腔镜交感神经切除术后的最常见的并发症，其发生率为 20% ～ 98.5%。其他并发症有 Horner 综合征及术后血、气胸，应予以积极防治。

二、雷诺病

（一）定义

雷诺病是肢端小动脉间歇性痉挛或功能闭塞引起皮肤苍白、发绀和潮红局部缺血现象，1862 年法国学者 Raynaud 首先报道本病，命名为雷诺病。病因不明。本病可能是由于支配血管的交感神经功能紊乱，引起肢端血管痉挛，局部缺血。

（二）诊断

1. 检查

根据寒冷或情绪紧张后程序性的出现肢端皮肤苍白、发绀、潮红伴感觉异常，可初步诊断雷诺病，常用下列检查。

（1）局部血流测定：应用激光多普勒血流测定法和应变计体积描记法测定手指正常时和冷刺激后血流变化。

（2）冷激发试验：将患指（趾）浸入 4℃ 凉水 4 ～ 5 分钟，3/4 患者叮诱发发作。

（3）动脉造影：可发现患肢动脉管腔变窄，内膜欠光滑，严重的可闭塞，动脉内注射盐酸妥拉唑啉后再次造影可见血管痉挛解除。

2. 临床表现

雷诺病多见于青年妇女，四肢肢端均可发作，而以双侧手指对称性发作多见。寒冷刺激、情绪激动可诱发肢端小动脉痉挛，引起缺血，每次发作均程序性的经历三个阶段。

（1）缺血期：由于肢端动脉痉挛血流减少或停止，出现手指或足趾、鼻端、耳轮等处突然苍白、发僵、出冷汗、刺痛、麻木，桡动脉或足背动脉搏动正常或减弱，持续数分钟至数小时。

（2）缺氧期：局部持续缺血，肢端缺氧、发绀，皮温下降，伴感觉异常、疼痛，症状持续数小时至数天。

（3）充血期：痉挛解除后指（趾）动脉舒张，管腔完全再开放，皮肤转为潮红，脉搏有力。病情反复发作或严重晚期患者，可出现指（趾）端对称性坏疽，慢性患者可伴肢端硬化征、硬指征，并出现轻度肌肉、骨质萎缩。

（三）治疗

雷诺病的治疗包括药物治疗、手术治疗、血浆置换、肢体负压治疗等。此外，加强锻炼，增强体质，提高机体耐寒能力，减少肢体在寒冷环境中暴露的机会，注意保暖，避免精神紧张，戒烟等也是十分必要的治疗手段。

1. 药物治疗

（1）钙通道拮抗剂：常用的有硝苯地平、地尔硫卓、尹拉地平、氨氯地平等。硝苯地平，10 ～ 20 mg，3 次 / 天。地尔硫卓，30 ～ 120 mg，3 次 / 天。

（2）血管扩张剂：常用的有盐酸妥拉唑啉，25 ～ 50 mg，3 次 / 天；利血平，0.25 mg，3 次 / 天；草酸萘呋胺，0.2 g，3 次 / 天。

（3）前列腺素类：依前列醇（PGI$_2$）与前列地尔（PGE$_1$）具有较强的血管扩张和抗血小板聚集作用，对难治患者疗效较好。

2. 手术治疗

（1）电视内镜胸交感神经切除术：手术在电视胸腔镜下切除第2、第3、第4胸交感神经。

（2）指掌侧动脉末梢交感神经切除：在每一手指两侧靠近掌指关节的第一指节掌侧1/3处切开皮肤1.5 cm，找到指掌侧固有神经，镜下找出掌侧固有动脉，拨出进入动脉壁的神经纤维及其外膜约1 cm。术后手指皮温升高，冷激发试验转为阴性。

三、红斑性肢痛

（一）定义

红斑性肢痛症（EMA）是一种少见的微血管疾病，常在双侧足趾或足部对称部位产生烧灼痛，肢端小动脉扩张、充血，皮肤潮红，皮温升高，上述症状常呈发作性。红斑性肢痛症病因不明，可能是自主神经功能紊乱引起的末梢血管舒张功能失调，引起肢端小动脉扩张，局部充血。EMA的病因在于血小板的升高，血小板介导了血管的炎症及血栓。

（二）诊断

1. 根据反复发作的病史及典型的症状体征即可诊断。实验室检查可见血小板升高。局部皮肤活检可见小血管或小动脉的肌纤维增生及血栓性闭塞，且无既往曾患血管病的表现。

2. 临床表现青年患者多见，亦可见于老年人，男性患者多于女性。发作时由于皮内小动脉和毛细血管极度扩张，四肢远端充血，温度升高引起剧痛，下肢为重，皮肤潮红、发热、肿胀，双侧对称，足趾与足底烧灼、针刺样感觉。红、肿、热、痛四大症状可随环境因素、局部因素、精神状态而改变。每次发作持续数分钟至数日不等，反复发作，病程数年，甚至持续终生。查体可见局部皮肤潮红，压之褪色，皮温升高，超过31℃时就易发作。足背动脉脉搏宏大，皮肤湿润多汗。慢性患者可见皮肤萎缩、溃疡，趾甲变形。

（三）治疗

1. 药物治疗阿司匹林，每日100 mg以下，部分青少年治疗无效者可改用硝普钠。血管收缩类药物可收缩肢端扩张的血管以缓解症状，如甲基麦角丁醇酰胺、麻黄碱、肾上腺素等。糖皮质激素的冲击治疗可减轻症状。联合应用利血平与氯丙嗪可缓解发作。

2. 局部神经阻滞疗法于踝上做环状封闭，或行骶管硬脊膜外封闭，也可作两侧腰交感神经节阻滞，在10 mL的2%利多卡因溶液内加入0.25%丁哌卡因溶液5 mL和醋酸泼尼松龙2 mL。

3. 手术治疗对于交感神经普鲁卡因组织有效的患者，如无手术禁忌，可做胸或腹交感神经切除术，其他手术方式还有脊髓后根入口区切开术、脊髓后柱电刺激术和丘脑立体定向手术。

四、灼性神经痛

（一）定义

灼性神经痛是神经创伤后的一种特殊性疼痛，多见于战伤，多为周围神经不完全损伤引起。可能是由于周围神经创伤早期，束内压力高，或慢性斑痕压迫，使交感神经纤维和感觉纤维过度兴奋，向上传导激惹丘脑和大脑皮质感觉区，产生局部剧烈的灼烧样疼痛。

（二）诊断

1. 患者有明确的周围神经损伤史

伤后出现损伤区域内剧烈的灼烧样痛，有典型的症状、体征即可诊断。此外，借助相关的特殊检查有助于治疗方案的制订。

（1）交感神经阻滞：上肢灼性神经痛做颈胸神经节阻滞，下肢做腰交感神经节阻滞，比较阻滞前后疼痛程度、性质的变化以及皮温变化，根据阻滞的结果制订治疗方案。

（2）酚妥拉明试验：静脉注射酚妥拉明后，每5分钟观察患者自发性疼痛的变化，或用刺激诱发疼痛发作。酚妥拉明试验可替代交感神经阻滞试验。试验后如果患者疼痛减轻 50%，表明交感神经在疼痛中占主要成分。

2. 临床表现

半数患者于伤后 24 小时内发病，其余患者多在伤后 1 个月内起病。患者出现受损神经所支配区域末梢的持续性灼烧性疼痛，也可是刺痛或刀割样痛，部分患者疼痛可超越该神经支配区，波及整个肢体。伤肢出现痛觉过敏，声音或光亮刺激也可加重疼痛。疼痛剧烈时患者坐卧不安、大汗、瞳孔散大。慢性患者常发生心理变态，患肢关节强直、肌肉失用性萎缩或纤维化。患肢皮肤潮红温度升高，部分表现为皮肤湿冷、多汗、青紫、营养障碍、毛发脱落等。

（三）治疗

患者病情不同，治疗方案则不同。如交感神经阻滞与酚妥拉明试验证实疼痛是由于交感神经引起，可作交感神经阻滞、药物治疗和肢体功能锻炼；若疼痛为炎症引起，可行交感神经阻滞与类固醇激素区域静脉内阻滞复合治疗；对于交感神经阻滞无效者，可行药物治疗与物理治疗，无效者可考虑手术治疗。

1. 药物治疗

主要用于治疗灼性神经痛的多发疼痛、水肿、血流障碍、骨萎缩、抑郁、失眠等。对于疼痛症状可用卡马西平；可用三环、四环抗抑郁药及精神兴奋药治疗抑郁、失眠。此外，钙离子通道阻滞剂也可用于灼性神经痛的治疗。

2. 神经阻滞

上肢灼性神经痛做颈胸神经节阻滞；颈段作硬脊膜外阻滞；下肢做腰段硬膜外阻滞。此外，还可做区域静脉内交感神经阻滞。对于交感神经阻滞无效的患者应考虑手术治疗。

3. 手术治疗

对于药物及神经阻滞治疗无效的患者应进行手术治疗，手术方式有交感神经切断术、交感神经节切除术及丘脑立体定向手术。手术修复受损神经，进行束间松解减压，用生物膜包裹损伤段神经。

在进行交感神经节切除时，病变位于上肢的可在电视内镜胸下切除 T_2、T_3、T_4 交感神经节及颈胸神经节。下肢病变可经腹手术切除 $L_{1\sim4}$ 和 T_{12} 交感神经节。

第三节 特发性面神经炎

一、概述

特发性面神经炎是指原因未明的、茎乳突孔内面神经非化脓性炎症引起的、急性发病的面神经麻痹。发病率为 20/10 万 ~ 42.5/10 万，患病率为 258/10 万。

二、病因与病理生理

病因未明。可能因受到风寒、病毒感染或自主神经功能障碍，局部血管痉挛致骨性面神经管内的面神经缺血、水肿、受压而发病。

三、诊断步骤

（一）病史采集要点

1. 起病情况

急性起病，数小时至 3 ~ 4 天达到高峰。

2. 主要临床表现

多数患者在洗漱时感到一侧面颊活动不灵活、口角漏水、面部歪斜，部分患者病前有同侧耳后或乳突区疼痛。

3. 既往病史

病前常有受凉或感冒、疲劳的病史。

（二）体格检查要点

1. 一般情况好。

2. 查体可见一侧周围性面瘫的表现：病侧额纹变浅或消失，不能皱额或蹙眉，眼裂变大，闭眼不全或不能，试闭目时眼球转向外上方，露出白色巩膜称贝耳现象；鼻唇沟变浅，口角下垂，示齿时口角歪向健侧，鼓腮漏气，吹口哨不能，食物常滞留于齿颊之间。

3. 鼓索神经近端病变，可有舌前 2/3 味觉减退或消失，唾液减少。

4. 镫骨肌神经病变，出现舌前 2/3 味觉减退或消失与听觉过敏。

5. 膝状神经节病变，除上述表现外还有乳突部疼痛，耳郭和外耳道感觉减退，外耳道或鼓膜出现疱疹，见于带状疱疹引起的膝状神经节炎，称 Hunt 综合征。

（三）门诊资料分析

根据急性起病，典型的周围性面瘫症状和体征，可以做出诊断。但是必须排除中枢性面神经麻痹、耳源性面神经麻痹、脑桥病变、吉兰－巴雷综合征等。

（四）进一步检查项目

1. 如果疾病演变过程或体征不符合特发性面神经炎时，可行颅脑 CT/MRI、腰穿脑脊液检查，以利于鉴别诊断。

2. 病程中的电生理检查可对预后做出估计。

四、诊断对策

（一）诊断要点

急性起病，出现一侧周围性面瘫的症状和体征可以诊断。

（二）鉴别诊断要点

1. 中枢性面神经瘫

中枢性面神经瘫局限于下面部的表情肌瘫痪，而上面部的表情肌运动如闭目、皱眉等动作正常，且常伴有肢体瘫痪等症状，不难鉴别。

2. 吉兰－巴雷综合征

吉兰－巴雷综合征可有周围性面瘫，但多为双侧性，可以很快出现其他颅神经损害，有对称性四肢弛缓性瘫痪、感觉和自主神经功能障碍，脑脊液呈蛋白－细胞分离。

3. 耳源性面神经麻痹

耳源性面神经麻痹多并发中耳炎、乳突炎、迷路炎等，有原发病的症状和体征，头颅或耳部 CT 或 X 线片有助于鉴别。

4. 后颅窝病变

如肿瘤、感染、血管性疾病等，起病相对较慢，有其他脑神经损害和原发病的表现，颅脑 MRI 对明确诊断有帮助。

5. 莱姆病

莱姆病是由蜱传播的螺旋体感染性疾病，可有面神经和其他脑神经损害，可单侧或双侧，伴有多系统损害表现，如皮肤红斑、血管炎、心肌炎、脾大等。

6. 其他

如结缔组织病、各种血管炎、多发性硬化、局灶性结核性脑膜炎等，可有面神经损害，伴有原发病的表现，要注意鉴别。

五、治疗对策

（一）治疗原则

减轻面神经水肿和压迫，改善局部循环，促进功能恢复。

（二）治疗计划

1. 药物治疗

（1）皮质类固醇：起病早期 1 ~ 2 周内应用，有助于减轻水肿。泼尼松 30 ~ 60 mg/d，连用 5 ~ 7 天后逐渐减量。地塞米松 10 ~ 15 mg/d，静脉滴注，1 周后改口服渐减量。

（2）神经营养药：维生素 B_{12}（500 μg/ 次，隔天 1 次，肌内注射）、维生素 B_1（100 mg/ 次，每天 1 次，肌内注射）、地巴唑（30 mg/d，口服）等可酌情选用。

（3）抗病毒治疗：对疑似病毒感染所致的面神经麻痹，应尽早使用无环鸟苷（1 ~ 2 g/d），连用 10 ~ 14 天。

2. 辅助疗法

（1）保护眼睛：采用消炎性眼药水或眼药膏点眼，带眼罩等预防暴露性角膜炎。

（2）物理治疗：如红外线照射、超短波透热等治疗。

（3）运动治疗：可采用增强肌力训练、自我按摩等治疗。

（4）针灸和低脉冲电疗：一般在发病 2 ~ 3 周后应用，以促进神经功能恢复。

3. 手术治疗

病后半年或 1 年以上仍不能恢复者，可酌情施行面 – 舌下神经或面 – 副神经吻合术。

（三）治疗方案的选择

对于药物治疗和辅助疗法，可以数种联用，以期促进神经功能恢复，针灸和低脉冲电疗应在水肿消退后再行选用。恢复不佳者可考虑手术治疗。

六、病程观察及处理

治疗期间定期复诊，记录体征的变化，调整激素等药物的使用。鼓励患者自我按摩，配合治疗，早日康复。

七、预后评估

70% 的患者在 1 ~ 2 个月内可完全恢复，20% 的患者基本恢复，10% 的患者恢复不佳，再发者约占 0.5%。少数患者可遗留有面肌痉挛、面肌联合运动、耳颞综合征和鳄泪综合征等后遗症状。

第四节 大脑瘫痪后遗症

大脑瘫痪（以下简称脑瘫）是指未成熟大脑的非进行性欠缺或病损所引起的运动和姿势紊乱。有些病损虽发生于锥体交叉以下的上颈髓病变，而在技术上不符合此定义，但仍可按脑瘫来治疗。脑瘫的发病率为 0.6% ~ 5.9%。其发病率同产前护理类型、社会经济条件、环境，以及母亲和婴儿所接受的产科和儿科的护理类型而不同。近年来由于医疗水平的提高，挽救了很多产伤或产前有缺陷的儿童，因而增加了脑瘫患者的人数。

脑瘫的病因可分为产前、产时和产后，产前因素最多见，其次为产时。产前如母亲妊娠早期的病毒感染，使用某些药物，胎儿真红细胞增多症。另外，胎儿缺氧与胎盘破裂、胎盘梗死、母亲心肺疾患等因素有关。产时最常见原因为早产，另外还有难产、产程延长导致的缺氧及使用产钳导致的产伤。常见的产后因素为脑炎、脑膜炎、创伤、血管意外和缺氧。

脑瘫有四种临床类型：痉挛型、运动障碍型、共济失调型和混合型。其中痉挛性麻痹至少占 65%，运动障碍占 25%，共济失调占 3%，混合型占 10%。四种类型相应的脑部病损区域：大脑皮质（痉挛性麻痹）、中脑或脑基质（运动障碍）、小脑（共济失调）、广泛脑部病变（僵硬或混合型）。脑部 CT 及磁共振能精确地确定脑部病损部位。运动障碍型脑瘫又分为 5 种类型：异常姿势或活动型、手足徐动型、手足震颤型、舞蹈病型和僵硬型。另外，根据瘫痪的形式不同分为单瘫、偏瘫、截瘫、三肢瘫、四肢瘫等。几乎所有脑瘫患者都有动作或姿势缺陷，并伴有其他功能障碍，如失语、失聪、失明或感觉缺失。

脑瘫是不能治愈的，往往需全面权衡患者的自身及社会条件，制订一个阶段性、综合性治疗计划。所谓综合性治疗计划，应包括心理学训练、语言训练、作业疗法、物理疗法、特殊教育及矫形外科治疗。综合治疗的目的是帮助卧床不起的患者能够坐稳，方便护理；对能行动的患者，使他们走向社会，会用轮椅和助行工具。每个治疗训练计划需根据实际情况制订，如患者的社会地位、经济条件、心理状态等，但最终决定治疗效果的是大脑的病损程度。如脑部损害严重，有时任何疗法均难以奏效。

矫形手术治疗主要是针对痉挛性脑瘫的治疗。痉挛是临床上用来描述医生检查患者时感到肢体肌肉阻力增加的状态，表现为肌张力增加和腱反射亢进，其原因为过度的牵张反射，这是上神经元综合征的一种病理现象。选择性脊神经后根切断术（selective posterior rhizotomy，SPR）作为解除肢体痉挛的安全有效的方法，已经越来越广泛的应用于临床。

一、选择性脊神经后根切断术

自 20 世纪 80 年代初南非 Peacock 医师报道应用选择性脊神经后根切断术（SPR）治疗痉挛性脑瘫以来，引起了广泛的关注，也推动了对中枢神经反射弧等相关学科的研究。国内自 1990 年徐林等首次报道以来，普及速度很快，并积累了一定的临床经验。近年对手术适应证、并发症及手术方法改进报道较多，SPR 手术收到了可喜的初步肯定的疗效。

（一）作用机制

通常认为，脑瘫患者大脑特定区受损，丧失了来自大脑皮层高级中枢的抑制作用，使易化区作用增强，导致 r 传出纤维系统抑制作用丧失，a 运动神经元兴奋增强，肌张力和维持姿势的功能倾向于脊髓反射弧的调节，全身肌肉都处于一个过度收缩状态。这种由于 r 运动神经元兴奋，增加肌梭传入冲动，a 运动神经元兴奋梭外肌收缩的反射过程，称 r 环路。显然，中断 r 环路，可降低肌张力，解除痉挛。早年，Sherrington 把猫的中脑横断能产生 r 痉挛，这种痉挛和僵直可通过切断脊神经后根来解除。这个经典实验证明高级中枢存在着下行抑制系统，肌张力是由 r 环路形成的。Fasan 改进的 SPR 手术就是选择性切断了含有 I a 纤维的后根，减弱了 r– 运动神经元的兴奋冲动，从而使 I a 纤维传入冲动减少，肌张力下降，同时保留了肢体的感觉神经纤维。腰段 SPR 不仅能使下肢运动功能改善，还能改善上肢功能，甚至视力改善、语言清楚，提示脊髓还有某种上行纤维参与 r 环路，有待进一步研究。

（二）适应证与禁忌证

患者的选择应根据肌力、肌张力、肢体活动度、控制力、反射、步态和便于对患者护理等因素来考虑。多数学者认为的手术适应证为：①年龄在 6 岁以上，20 岁以下。②以痉挛为主，肌张力在 4 级以上。③有自控能力和某种程度的运动能力，智力好，有接受启发诱导能力，有利于术后康复。④僵直型和智力低下者亦有利于家人护理。伴有肢体轻度挛缩者可辅以矫形手术。

提出的禁忌证有：①肌力、肌张力低下，运动功能不良者。②患者站立行走伴有痉挛者。③手足徐动型、震颤型、共济失调型、脊柱融合术后。④严重的固定性挛缩畸形，脊柱畸形或不稳。

（三）手术方法

1. 选择性腰骶神经后根切断术

气管插管全麻。患者俯卧于特制拱架或 "U" 形布卷上，使脊柱腰段呈弧形后突。L_5、S_1 间后正中切口，切除棘突和椎板，保留双侧小关节突。调整手术台，使患者头低足高位以防止脑脊液过量流失。纵行切开硬膜，在椎间孔出口处找到脊神经后根会合，仔细辨认并分离出后根，再将其分成 5 ~ 8 根亚束，用神经阈值探测仪（10 mV 电压）测试每根亚束的电兴奋阈值，切除比例应根据患者的痉挛程度，选择兴奋阈值低者切除 1/4 ~ 1/2 不等。

2. 选择性颈脊神经后根切断术

全麻，气管插管。全程不用或慎用肌松剂。取俯卧位头低位，双上肢外展置外展架上。取 $C_4 \sim T_1$ 棘上正中切口，钝性分离椎旁肌及附着点，显露棘突和椎板，在椎板中央做纵行骨槽达硬膜外，向两侧翻开椎板，保留两侧关节突，切开硬膜囊，显露脊髓，以脊神经前后根会合出椎间孔处为线索，判明尚未与前根合半的后根，用橡皮条牵引标出。此时可清楚看到各神经后根小束。周围有软脊膜包绕，极易分开，用刺激仪电极钩刺激各小束，观察前臂及手的活动，确定各小束阈值，将阈值低的神经小束切除 $0.5 \sim 1.0$ cm，各颈神经后根切除比例 C_5 为 40%，C_6 为 50%，C_7 为 60%，C_8 为 50%，T_1 为 35% 左右。

（四）术后处理

腰骶神经后根切断术后 1 周可行腰背肌功能锻炼，下肢抬高、外展、伸膝等功能训练，卧床 1 个月后腰围保护下床活动，进行行走功能锻炼。选择性颈脊神经后根切断术后 3 天即可在颈托或石膏围领支持下进行各种功能训练。训练包括前臂屈伸及手的抓握，持物对指、对掌等。康复后期进行生活自理能力训练。二者因术后早期肌力下降，均需进行肌力的强化训练，特别应注意调动患者的主观能动性。

（五）常见并发症

术后约 1/2 患者出现感觉迟钝，感觉神经传导速度减慢，常持续 3 周。少部分出现肌张力低下，肢体软弱，通常理疗后能恢复。Peacock 发现 3 例患者出现这种现象未恢复。近年发现此现象可能与神经后根切除比例过高有关。另外较严重并发症有：支气管痉挛、吸入性肺炎、尿潴留、肠胀气、感觉丧失等。其他并发症如头痛、恶心、呕吐及术后发热，只需适当对症处理后 3 ~ 5 天即消失。不少学者认为 SPR 手术后脊柱后柱破坏可能导致脊柱不稳，并建议术中采用再植椎板等技术。Peter 对 SPR 行多平面椎板切除，对脊柱稳定性、脊柱发育及椎板切除手畸形的发生作了放射性评估，发现畸形与脑瘫本身有关，似乎与椎板切除无关。近年多数学者认为应在术中保持神经后根显露前提下，尽量减少椎板破坏，特别是小关节突的破坏。术后制动也很重要，一般需腰围制动 1 ~ 2 年。

二、痉挛性脑瘫的矫形手术治疗

虽然 SPR 手术在解除痉挛，降低肌张力，防止复发方面较单纯矫形手术有优势，但长期肌张力增高导致的关节周围软组织挛缩，出现肢体的固定畸形，行 SPR 手术后由于痉挛的解除及肌张力的降低，只能使其得到部分纠正。SPR 手术只能较理想的解除痉挛，降低肌张力，不能完全解除肌挛缩。此类患者所占比例不小，均需行矫形手术。另外，部分痉挛性脑瘫患者因肌张力较低，不需行 SPR 手术，局部肢体痉挛畸形可通过矫形手术治疗。

矫形手术在脑瘫患者治疗的主要原则是：矫正畸形；平衡和调整肌力；稳定关节；恢复肢体力线。静力性畸形可应用肌腱延长松解术、关节囊切开、筋膜切断及截骨术以矫正骨与关节畸形。动力性畸形的纠正主要靠平衡及调整肌力。但平衡肌力在脑瘫患者中要想达到理想的结果有一定困难。因影响肌转位手术效果的因素较多，同时肌转位后也需经过特殊训练，有时还采用过强肌力的肌肉运动神经肌支切断术来达到拮抗平衡，但神经切断术效果不够持久，易于复发，这点应引起注意。也可采用三关节固定术、距下关节外固定术以稳定足部。治疗前要制订周密的治疗计划，要取得患者及其家人的合作。

（一）上肢痉挛性瘫痪与畸形

上肢痉挛性瘫痪以手指和腕部屈曲畸形多见，并常伴有拇内收、尺偏或桡偏畸形。前臂旋前、肘屈曲及肩部内收内旋畸形较少见。上肢痉挛性瘫痪的治疗目的是恢复运动功能，特别是手部的日常生活动作的恢复更为重要。但其治疗效果比下肢差，尤其是手指屈曲伸展受限伴有腕关节不稳的患者，很难完成日常生活动作。应用颈动脉交感神经剥离术治疗手指痉挛性瘫痪，取得了一定的效果。屈腕或屈指挛缩时，可行内侧屈肌止点剥离松解术；腕部桡偏或尺偏畸形，可行软组织松解术；当伴有骨质改变时，可行腕关节融合术；拇内收畸形可行掌骨对掌成形术。

1. 前臂屈肌起点剥离术

（1）手术适应证：手腕屈曲挛缩畸形或伴有肘部屈曲挛缩畸形者。伴有骨质结构畸形者禁忌该手术。

（2）手术方法：臂丛或全麻，从肱骨内上髁上方 5 cm 处开始，沿尺骨向下切开并延长 10 ~ 15

cm，远端稍向前。切开皮肤、皮下组织和深筋膜，在肱骨内上髁后侧尺神经沟内，将尺神经游离并拉向后侧，游离进入尺侧腕屈肌和指深屈肌的两个神经分支，以便向远侧移位。将肱二头肌腱切开，保护正中神经，显露肱骨内上髁部屈肌起点，将旋前圆肌、掌长肌、尺侧腕屈肌和指浅屈肌的起点，用刀于肱骨内上髁处切开，在骨膜下将它们剥离，并向下推开，使其自然回缩，挛缩得以缓解。切开影响关节伸直的其他纤维组织，使肘和腕关节以及手指能伸至正常位置。将尺神经移于肱骨内上髁前方，止血，冲洗切口，按层次缝合。注意勿伤及肘部神经、血管。

（3）术后处理：用石膏托将肘关节固定于伸展位，腕及手指于功能位，3周后去掉石膏托，开始功能锻炼。

2. 尺侧屈腕肌代桡侧腕长、短伸肌术

（1）手术适应证：屈指肌痉挛，并有非固定性畸形，当手指屈曲时，腕可背伸，腕屈曲时才能伸指。年龄以6～7岁以后手术为好。上肢肌肉普遍受累，缺乏可利用肌肉的患者为本手术之禁忌证。

（2）手术方法：选用全麻或臂丛麻醉，平卧位。于尺侧腕屈肌止点沿掌侧腕横纹作横切口，切开皮肤和皮下组织及深筋膜，于豌豆骨近侧显露尺侧腕屈肌腱，用血管钳挑起，在靠近豌豆骨处切断。以前臂中下1/3交界为中心，沿尺侧腕屈肌作纵行切口，长3～5 cm，显露肌腱，并用血管钳将其挑起，用盐水纱布包裹，将断端从切口抽出。使前臂旋前，于前臂下1/3背侧中间作纵行切口，长5～6 cm，显露出指总伸肌腱，于其桡侧拇长展、拇短伸肌的深层，可看到桡侧腕长短伸肌腱。将尺侧曲腕肌腱移植到桡侧腕长、短伸肌腱上。在切口之间做一皮下隧道，将尺侧屈腕肌通过皮下隧道拉到背侧第3切口内，缝合1、2切口。将桡侧腕长短肌腱挑起，用尖刀于中间打孔，将尺侧屈腕肌腱穿过两肌腱的裂孔，将肌腱拉紧，在腕背伸100位，将肌腱缝合固定在桡侧腕长短伸肌腱上。彻底止血，缝合切口。术中注意保持一定张力缝合肌腱，并注意游离尺侧屈腕肌腱，勿伤及其深面的尺神经。隧道应做在皮下脂肪，并应宽敞，以便于肌腱滑动。

（3）术后处理：腕关节背伸20°石膏固定，3周后拆石膏行功能锻炼。

3. 颈总动脉交感神经网剥离切除术

（1）手术适应证：脑瘫上肢肌力不协调，手部功能障碍。雷诺氏病或手部缺血性疾病。脑供血不全性疾病。高血压或动脉硬化者禁忌此手术。

（2）术前准备：术前查脑血流图并同术后比较。智商测定及手的功能记录，以便术前术后比较。

（3）手术方法：颈丛或全麻。仰卧位，两肩下垫扁枕，颈部过伸位。从甲状腺水平沿胸锁乳突肌前缘向内下方切口，止于锁骨上方2 cm处，切开皮肤、皮下组织和筋膜，颈阔肌行钳夹切断后，稍分离即可看到胸锁乳突肌前缘，沿其前缘向深部解剖，将肩胛舌骨肌牵向下方或切断，即可看到有搏动的颈总动脉鞘，用镊子提起鞘膜，用刀切开，游离颈总动脉。将颈总动脉用血管钳挑起，用橡皮条穿过其后方，轻轻提起颈总动脉，用小解剖刀将其外膜上之纤维鞘分离，行环状切除。在分离前先于鞘膜外注入等渗盐水，使鞘膜与血管外膜分离，便于游离切除。剥离切除的颈总动脉外层的疏松结缔组织内含有丰富的交感神经网，直到看见颈总动脉致密灰白色的弹性外膜为止。一般环状切除2 cm长一段即可。彻底止血，留置引流条，按层次缝合。

（4）注意事项：颈总动脉剥离是在颈动脉窦和甲状颈干之间进行的，术中勿干扰颈总动脉分叉处之颈动脉窦，此窦平甲状软骨；术中注意勿刺破颈总动脉，并注意保护颈总静脉；术中注意勿伤及膈神经和喉返神经；一般左手瘫剥离右侧，右手瘫剥离左侧，双手瘫则需两侧同时剥离或分期进行剥离。

（5）术后处理：术后24小时注意观察呼吸，以防血肿压迫。术后防止喉头水肿，可予蒸汽吸入，每日3次，连续3天。术后24～48小时拔除引流管。术后应早期行功能锻炼。另外，伸指和伸拇肌麻痹者，可行尺侧屈腕肌代伸指和伸拇长肌。腕关节固定性屈曲畸形及腕关节不稳等，可行腕关节融合术。

（二）髋内收畸形

脑瘫髋内收畸形较为常见，通常是由于肌力失衡和不良姿势所致。多同时合并其他畸形。本文介绍内收肌切断及闭孔神经肌支切断术。

1. 手术适应证

髋内收内旋肌群痉挛形成剪刀步，影响患肢负重功能。已有股骨上端内旋畸形者，为本手术之禁忌证。需配合旋转截骨术。

2. 手术方法

硬膜外麻醉，平卧位。从耻骨肌附丽处开始向下延长切口8～10 cm，切开皮肤、皮下组织及深筋膜，显露内收长肌腱、耻骨肌腱和内收大肌腱。分开内收长股与内收短肌，于二股之间找到闭孔神经前支及其分支。钳夹每个肌支，将痉挛严重的肌支分别切断，任其自然回缩。将内收长肌靠近耻骨起点处横行切断，再将内收短肌斜行切断，以减少局部间隙。将下肢外展，用手触摸有无紧张挛缩的肌腱、筋膜限制外展运动，如有即将其切断。如果内收大肌前面之肌纤维也挛缩紧张，可将其部分筋膜及纤维束切断。止血，冲洗切口，按层次缝合。如双侧内收肌均挛缩，手术可同时进行。

3. 术后处理

患肢置于外展位30°，加强大腿外展功能练习，防止内收肌再挛缩。拆线后要配合综合性康复训练。

（三）痉挛性屈膝畸形

脑瘫患者膝部屈曲挛缩畸形常合并髋屈曲内收及跟腱挛缩畸形，因为股直肌、肌薄肌、股二头肌、半腱半膜肌和缝匠肌等都是双关节动力肌，踝部及髋关节的异常改变都会影响到膝关节。应仔细研究步态，因屈膝步态可由以上任何一个因素所引起。任何髋部屈曲畸形都可减弱臀大肌、小腿三头肌的肌力而影响伸膝功能。因此，任何影响屈膝步态的因素都要纠正。轻度膝屈挛缩不一定都需手术，可先用牵引、按摩或用夹板矫正，若失败可用肌腱松解、延长，或腘绳肌代股四头肌，既能矫正膝挛缩，又能增强伸膝作用，必要时可行后关节囊切开。如有骨质结构性畸形，可行股骨髁上截骨术。另外，长期屈膝会使髌韧带拉长而致伸膝无力，可行髌韧带紧缩术，本文介绍髌韧带紧缩术。

1. 手术适应证

髌韧带松弛，髌骨向上移位。膝关节可被动伸直但不能主动伸直，膝关节差10°～20°者。膝关节屈曲挛缩畸形未矫正前禁用。

2. 手术方法

绕髌骨内侧从上极开始向下止于胫骨结节下方做"S"形切口。切开皮肤、皮下及深筋膜，沿髌韧带两侧缘切开，游离髌韧带，但勿进入关节，将髌韧带下极两侧的阔张筋膜切开，至牵拉髌骨可向下移动为止。此时用血管钳，穿过髌韧带后方，将松弛之韧带提起、切断，向下拉髌骨，使髌韧带重叠缝合，矫正韧带松弛，且膝关节可被动屈曲达90°。止血，冲洗切口，按层次缝隙合。术中注意勿伤及关节囊。

3. 术后处理

膝关节伸直位石膏固定4周，拆除固定后开始练习膝关节屈伸活动。在石膏固定期间应进行股四头肌收缩锻炼。应预防关节囊粘连和髌韧带过紧引起屈膝受限，因此髌韧带的缩短程度要适当。

（四）痉挛性足下垂

儿童期马蹄足可用手法矫正，可牵拉三头肌缓解肌痉挛和用夹板矫正使之处于功能位，间断或持续进行，要维持到骨骼发育成熟为止。也可用石膏矫正，将踝关节固定在功能位3周，然后改为夜间夹板。当保守法失败或畸形严重时，可考虑外科手术，但手术最小年龄也得在7～8岁。较大儿童或成年人，保守疗法很少成功，一般要用手术治疗。一般手术矫正痉挛性足下垂常用方法有：腓肠肌腱两个头剥离松解术；胫神经肌支切断术；跟腱延长术等。

1. 胫神经肌支切断术

（1）适应证：腿三头肌痉挛所致的踝阵挛。

（2）术前准备：术前仔细检查判明阵挛是由腓肠肌引起还是由比目鱼肌引起。如果是由腓肠肌引起，当膝关节屈曲90°位时，阵挛即减轻或消失；如果是比目鱼肌引起，虽膝关节屈曲位阵挛也不缓解。前者需作腓肠肌两个头剥离术，后者需作胫神经比目鱼肌支切断术。术前把治疗计划、治疗结果和手术后要积极进行功能训练等要求详细向患者及其家属解释清楚，争取患者配合治疗。

（3）手术方法：硬膜外麻醉，侧卧位。于腘窝部做纵行"S"形切口，长 3 ~ 4 cm，切开皮肤和皮下组织。切开深筋膜，显露胫神经，它位于腘窝部血管浅面。胫神经的第 1 分支是皮肤感觉支，不做处理；以下两个分支为运动支，分别位于神经干的内侧和外侧，内侧者进入内侧头，外侧者进入外侧头。此两分支在靠近腓肠肌两个头处进入肌肉内，再进入肌肉之前，内侧支又分为 3 个细支，外侧支分为两个细支，在小分支之前，于其远端胫神经后侧分出一个比目鱼肌支，它又分为两上支，分别进入比目鱼肌内侧及外侧头内。在远端还有一分支进入比目鱼肌肉内。用平头镊子钳夹刺激每个神经肌支，可辨认痉挛程度，然后将选定的分支从主干起源处切断，把远端从肌肉内拔除。冲洗切口，止血，缝合切口。

（4）注意事项：术中勿伤及腘窝血管，神经肌支也不要切除过多，以防肌无力。

（5）术后处理：术后不需外固定，早期开始步行锻炼。

2. 腓肠肌内外侧头剥离术

单纯腓肠肌挛缩引起痉挛性马蹄足，在屈膝 90° 位时，马蹄足可减轻或消失，可用腓肠肌内外侧头剥离术，如仍有踝阵挛，可行联合神经肌支切断术。

（1）适应证：本手术适用于单纯腓肠肌挛缩，但对伴有比目鱼肌挛缩者不适用。

（2）手术方法：于腘窝后侧做纵行"S"形切口，切开皮肤和皮下组织及深筋膜，显露腓肠肌内外侧头，在股骨内外髁后侧的附丽部，用纱布条将腓肠肌内外侧头提起，用骨膜剥离器将它从股骨髁部剥离下来，任其自然回缩，如有必要可从胫神经干找出支配腓肠肌两个头的神经分支予以切断。止血，冲洗切口，按层次缝合。

（3）术后处理：术后不需外固定，早期锻炼患肢使其功能恢复。

另外，矫治痉挛性足下垂的手术还有跟腱延长术、足三关节融合术、足部肌腱转位术等，这些术式可能同瘫痪性足下垂矫治术式稍有不同，如痉挛性足下垂跟腱延长术同小儿麻痹后遗迟缓性瘫痪的跟腱延长术不同的是，痉挛性马蹄足跟腱切腱位置要高一些，在靠近腱与肌腹连接处。二者差别不大，本文不再介绍。

第十章

脑寄生虫病

第一节 脑型阿米巴病

脑型阿米巴病是由于阿米巴原虫侵入脑组织后的一种脑部并发症。由于阿米巴原虫病原体的类型不同，而出现不同的脑部并发症。溶组织阿米巴感染后出现阿米巴脑脓肿，是脑型阿米巴病中最常见的一种；而营自由生活的阿米巴福勒尔－耐格里原虫和棘阿米巴原虫可引起原发性阿米巴脑膜炎。临床极为少见。国内仅1例报道，另有1例在尸解脑组织切片中发现。

一、病理

1. 溶组织阿米巴原虫寄生在大肠腔内可多年无症状，但也可侵入肠壁引起各种类型的阿米巴肠病。阿米巴原虫借血流或直接蔓延而侵入脑组织，则出现脑组织的阿米巴病，常见为阿米巴脑脓肿。

2. 营自由生活的阿米巴福勒尔－耐格里原虫和棘阿米巴原虫则不经过胃肠道感染阶段，污染水源后由鼻黏膜通过筛板而达中枢神经系统引起阿米巴脑膜炎。

二、诊断要点

（一）阿米巴性脑脓肿

患阿米巴肠病多年后发病，多继发于肝、肺阿米巴病。突出的症状为头痛，并有意识模糊、谵妄、木僵、抽搐及昏迷，也可有局灶性神经定位体征，如复视、偏瘫及失语等。病情笃重，发展迅速，数日内可死亡。粪便中可找到病原体。脑脊液涂片可找到阿米巴滋养体。

（二）原发性阿米巴脑膜炎

潜伏期2~7天，常呈暴发性和亚急性脑膜炎。起病急，突发头痛、发热、恶心、呕吐，可有咽痛、嗅觉减退及颈项强直，常在第3天出现惊厥、意识不清及昏迷。后期可出现局灶性神经体征。病程很短，患者往往在1周内死亡。血液中白细胞增高，中性粒细胞核左移。脑脊液呈脓血性，蛋白增高，糖降低，氯化物稍低，细胞数高达（400~20 000）×10^9/L，中性粒细胞占0.89~1。涂片及培养无细菌，但涂片可找到阿米巴滋养体。

棘阿米巴原虫引起的脑膜炎，通常发生在有免疫缺陷或慢性疾病者（肝病、糖尿病等），或接受抗生素、放射、激素治疗的患者中。患者无游泳史。临床发展缓慢，表现为精神异常、头痛、发热、抽搐、视力障碍、共济失调、失语及进行性颅内压增高等症状。病程短则1周，长达4个月以上。常因慢性疾病致全身衰竭以及脑部出血、坏死病变而引起死亡。

（三）CT扫描

可见脑脓肿的征象。

三、处理

（一）抗阿米巴原虫

常用的有依米丁、氯喹、喹碘方、双碘喹啉、卡巴肿、四环素、安痢平、甲硝唑、甲硝磺唑、两性霉素 B 及酮康唑等。

（二）对症治疗

有癫痫发作者应用抗痫药物，颅内压增高、脑水肿患者应用脱水剂等。

（三）手术治疗

阿米巴脑脓肿可行外科手术抽取脓液或脓肿切除；对脑水肿、颅内压增高者，病情允许可考虑行去骨瓣减压。

第二节　脑囊虫病

脑囊虫病是人体感染了猪绦虫的蚴虫（囊尾蚴）并侵入脑内所致的一种最为常见的脑寄生虫病。在我国散在流行于华北、东北、西北和华东地区，华南地区罕见。国外在亚洲、欧洲、南美洲地区都有散在的流行。其感染途径有三种。

1. 内在自身感染：患有猪绦虫病的患者，由于呕吐或肠道逆蠕动，使绦虫的妊娠节片和虫卵反流至胃内。每个成熟的妊娠节片含虫卵达 3 万～5 万个。

2. 外在自身感染：猪绦虫患者由于手部沾有虫卵，自己经手传入胃肠道。

3. 外来感染：患者本身无猪绦虫寄生，因食入带有绦虫虫卵的蔬菜及水果等食物而传入胃肠道。

虫卵进入胃和小肠内，经 1～3 天孵化出六钩蚴，钻入肠壁的肠系膜小静脉和淋巴循环而散布于全身，经 2～4 个月发育成囊虫，常成批出现于脑、肌肉、皮下、视网膜及玻璃体等处。一般认为自身感染是主要的感染途径，但也有认为外来感染的发病率较高。

一、临床分型

由于囊虫侵入神经系统的部位、数量及生物状态不同（发育、静止或死亡期），其临床表现各异。按不同的发生部位分为 4 型。

（一）大脑实质型

囊虫数少并位于非重要功能区，可不引起症状，仅于尸检时偶被发现。有症状者，在囊虫发育旺盛期，即感染后 2 个月至半年内表现最为显著。

1. 癫痫

由于脑皮质受广泛刺激所致，在有症状组其发生率达 80% 以上。多数为大发作，局部发作或其他类型发作较少。

2. 精神症状

轻者出现寡言、智力减退、迟钝及淡漠；重者痴呆，不能劳动及自理生活；少数表现欣快、间歇性兴奋、不安或狂躁。

3. 颅内压增高

出现持续性头痛，时有呕吐。视盘水肿显著；感染严重时较快引起继发性视神经萎缩及视力减退，以至失明。在广泛性脑水肿、肿胀的病理基础上，个别病例可在呕吐及用力等诱因下，脑干突然急剧受压或下移而发生猝死。

4. 局部症状

出现局部症状者不到半数，如轻偏瘫、感觉异常及锥体束征阳性等。体征大多轻微或弥散，定位不准确。部分病例仅表现出进行性颅内压增高和继发性视力障碍，而无其他症状。

（二）脑室型

1. 颅内压增高

囊虫造成脑脊液循环通路活塞性梗阻，引起阵发性头痛及呕吐。视盘水肿多较轻，且出现稍晚。

2. 局部症状

第四脑室囊虫可出现强迫前倾头位及颈强直。当急速转动或变动头位时，游离的囊虫突然刺激第四脑室底及阻塞脑脊液的通路，患者当即出现剧烈眩晕和呕吐，或伴有循环和呼吸障碍，即 Bruns 综合征。少数患者可因囊虫突然嵌顿在正中孔急剧压迫延髓而立即死亡。部分病例出现轻度眼震及共济失调。文献报道第四脑室底囊虫患者厌甜食、厌腻食或有症状性糖尿。第三脑室及侧脑室囊虫较少见。多无局部症状。

（三）脑池或蛛网膜下隙型

1. 较常出现头痛、呕吐、颈强直等慢性脑膜刺激症状。如囊虫阻塞脑池或引起炎症粘连，导致交通性脑积水，也可发生颅内压增高。

2. 依囊虫所在的部位不同，引起不同的脑神经损害症状。视交叉池囊虫引起视力低下及视野缺损；脑桥小脑角囊虫引起听力及面部感觉减退；延髓或上颈神经周围囊虫引起咽反射减弱、吞咽障碍、伸舌偏斜及单侧颈枕区疼痛等。

（四）混合型较少见。

为上述类型中的二或三型合并存在，故不同类型的相应症状混合出现。

二、诊断要点

1. 对有慢性进行性颅内压增高及视力减退而定位体征不明显者，特别是有癫痫发作或精神、智力障碍，应考虑到大脑皮质囊虫的可能。需了解有无排绦虫节片及吃"米猪肉"病史。并仔细检查患者全身皮下、舌下有无结节。其特点是黄豆大，软而韧，移动性好，与皮肤及基底均无粘连，必要时做活检确定。

2. 有典型的阵发性头痛、呕吐及 Bruns 综合征，病史及实验室检查支持本病，身体他处有囊虫结节，可诊断为第四脑室囊虫。

3. 血、脑脊液检查，部分患者血、脑脊液中白细胞或嗜酸粒细胞增多，囊虫免疫试验（间接血凝、补体结合和酶联免疫吸附试验等）为阳性。

4. X 线检查头颅平片大多正常，偶可见囊虫钙化影。

5. CT 扫描因病变部位及病理阶段不同其表现也不同：①脑实质型。早期表现脑炎型，显示两侧大脑半球髓质密度广泛减低，脑室缩小，脑室和脑池部分或全部消失，中线结构无移位。以后可发展为多发小囊型，显示出两侧大脑半球多发散在圆形或卵圆形囊性低密度区，直径约为 0.5 ~ 1 cm，多不强化，有时周围有不同程度的水肿及占位效应。病灶进一步发展可出现多发结节和环状强化，并可出现脑室受压变小。慢性期，囊虫死亡，由于细胞浸润，囊虫机化形成纤维组织或钙化，CT 可见多发的钙化灶，直径 2 ~ 3 mm，周围无水肿，脑室及中线结构无移位。增强检查无变化，表现也较典型。②脑池及蛛网膜下隙型。由于囊虫引起蛛网膜粘连或阻塞脑脊液循环通路而继发脑积水，CT 显示脑室对称性扩大，难以与其他脑积水鉴别，有时可见到外侧裂池内囊性低密度病变，并可出现轻度占位表现。③脑室型。因囊虫位于脑室内，显示圆形、卵圆形或扩大的脑室状囊性低密度区，近似脑脊液密度，边缘光滑，无囊性强化，因脑脊液循环阻塞而发生梗阻上方脑室扩大。

6. 脑囊虫病的 MRI 诊断在分期方面优于 CT。在活动期，MRI 可发现脑实质内及脑室内的囊虫，多见于第四脑室，脑室呈类圆形扩大，信号均匀。退变死亡期，囊体可略为变大，仍呈长 T_1 长 T_2 异常信号，局限性脑水肿加重。在钙化期，CT 较 MRI 征象明显。

三、预防

开展爱国卫生运动，搞好饮食卫生宣传工作，养成良好的个人卫生习惯，饭前便后洗手，加强餐具的卫生管理，不生吃蔬菜或吃前认真清洗，加强屠宰管理及粪便管理，不吃米猪肉，预防绦虫病。

四、处理

（一）病因治疗

应用驱绦虫药，目前较普遍应用的是阿苯达唑和吡喹酮。

1. 阿苯达唑，18～20 mg/（kg·d），每天分 2 次连服，共 12 天。
2. 吡喹酮，120～180 mg/（kg·d），每天分 3 次连服，共 10 天。

（二）对症治疗

颅内压增高和脑水肿，酌情应用脱水药及激素等。有癫痫发作者，应长期服用苯妥英钠或丙戊酸钠抗痫治疗。

（三）手术治疗

有局灶性神经系统损害，CT 检查明确病变部位，且为单个，可手术摘除，效果良好。对病情较急，病变广泛，颅内压力显著增高者，可行颞肌下减压。对病变位于软脑膜有广泛粘连或脑室内囊虫有明显脑积水时，可行脑室内囊虫摘除及分流术。

1. 颞肌下减压术

脑实质型的患者，伴有较严重的脑水肿和颅内压增高症状，经药物对症治疗后，仍有持续性头痛和视力下降时，为了抢救视力和防止脑疝，根据病情行一侧或双侧颞肌下减压术。

2. 开颅探查术

颅内压增高明显，经影像学诊断证实为梗阻性脑积水、第四脑室或导水管上有囊虫存在，应施行枕下开颅术摘除第四脑室内囊虫或幕上开颅摘除第三脑室的囊虫，并根据情况选用分流术，术中注意完整摘除囊虫，避免囊液外流造成的毒性反应，术后也应注意毒性反应的防治，可选用激素治疗或术后腰穿以减轻毒性反应。

3. 分流术

对脑池和蛛网膜下隙型病例，出现交通性脑积水时，可根据病情行第三脑室前部或终板池和侧脑室—腹腔分流术，以减低颅内压。

（四）治愈标准

临床症状消失或仍残留某些神经体征和头颅钙化影，血和脑脊液检查结果恢复正常。

（五）好转标准

临床症状改善，血和脑脊液检查结果好转。

第三节　脑肺吸虫病

脑肺吸虫病是由于肺吸虫的成虫侵入脑组织后所致的一种脑寄生虫病。青壮年多发，男性较多见。我国散发于华东、东北、台湾及鄂西等地。国外在亚洲、非洲及南美洲许多国家有散在流行。

由生吃或吃半生不熟的含有肺吸虫囊蚴的蟹类或蝲蛄而感染。囊蚴在胃和小肠内脱囊而成幼虫，幼虫穿过肠壁进入腹腔、腹壁肌肉或皮下等处，大多数穿过膈肌，经胸腔进入肺部，逐渐发育成成虫，即患肺吸虫病。部分病例，成虫经后纵隔，沿颈部软组织，主要沿颈动脉管上行，经破裂孔等骨孔进入颅中窝，侵入颞、枕、顶诸叶或基底核内。侵入小脑或双侧大脑者少见。

一、临床分型

中枢神经系统肺吸虫病大都伴有肺部及其他部位的病变。脑型肺吸虫病的症状、体征为头痛、癫痫发作、视觉障碍、感觉运动障碍、精神障碍、偏盲、视神经盘水肿及视神经萎缩等。根据临床表现，脑肺吸虫可分为 4 种类型。

（一）脑膜炎型

起病较急，以头痛、发热、颈强直及呕吐为主要症状。Kernig 征常呈阳性。脑脊液压力不高，但有白细胞增多，以单核细胞为主，尤以嗜酸粒细胞增多明显。蛋白质增高，多在 1 g/L 以上。有时并可查到虫卵。

（二）蛛网膜下隙出血型

主要表现为突发剧烈头痛、呕吐及脑膜刺激征。腰穿为血性脑脊液。

以上两型可能相当于虫体刚侵入颅内不久，或刚从较陈旧的包囊中穿出，形成一新的病变。

（三）扩张型

其主要表现很像脑肿瘤。除有头痛、恶心及呕吐等一般症状外，常有局限性或全身性癫痫发作，视力进行性减退，象限性偏盲、同向偏盲等，少数患者出现视盘水肿。脑脊液压力增高达 2 kPa 以上，色澄清，有少量白细胞，蛋白质含量稍高。此型相当于虫体侵入较久，已有多房性囊肿形成。

（四）萎缩型

急性或亚急性炎性症状和颅内压增高的症状都不明显，主要表现为智能减退、精神症状、反复发作的局限性或全身性癫痫及肢体的进行性瘫痪。腰穿脑脊液压力不高，色澄清，细胞数及蛋白可正常。这一型相当于病变的纤维化阶段。

脊髓型者表现为截瘫，类似脊髓压迫症。

二、诊断要点

脑型肺吸虫病，先有肺部症状并可在痰中找到肺吸虫卵，出现脑部症状及体征就应想到这一诊断的可能。主要诊断依据：

1. 来自肺吸虫病的流行区，并有生食蟹类或蝲蛄史。
2. 血中嗜酸粒细胞增高并排除其他寄生虫的感染。
3. 有游走性皮下包块或皮下包块经活检证实。
4. 痰、胸腔积液或脑脊液检查发现嗜酸粒细胞增多或虫卵。
5. 肺吸虫皮内试验阳性。
6. 血及脑脊液补体结合试验或对流免疫电泳试验阳性。
7. CT 检查显示脑部多灶性大小不等、不规则低密度病变。注意与结核性脑膜炎、蛛网膜下隙出血、脑脓肿、脑肿瘤、脑囊虫及原发性癫痫等相鉴别。

三、处理

（一）病因治疗

1. 吡喹酮

总剂量 120 ～ 150 mg/kg，2 ～ 3 天疗法。1 天量 2 ～ 3 次分服。疗效甚佳，不良反应小。

2. 硫双二氯酚（别丁，Bitin）

口服后易吸收，排泄较缓慢，但无明显蓄积作用。成年人每日 3 g，儿童 50 mg/kg，分 3 次服，每日或间日服药，10 ～ 15 天为 1 个疗程，可重复 2 ～ 3 个疗程。不良反应轻微，有头昏、头痛、胃肠症状及皮疹等。有严重肝病、肾病、心脏病以及妊娠期妇女，应暂缓治疗。

（二）对症治疗

对颅内压增高者酌情应用脱水药及激素等。有癫痫发作时，应长期服用苯妥英钠或丙戊酸钠抗痫治疗。

（三）手术治疗

在药物治疗下，中枢神经的病变仍继续发展，而非药物治疗所能解决，应考虑手术。其手术的适应证为：

1. 病变属扩张型或成人有明显的颅内压增高的表现，或有脊髓压迫表现。

2. 病变比较局限，定位明确，估计可以切除。

3. 病情在不断恶化，提示病灶内有活成虫在活动。

对于萎缩性病变或病变十分广泛者，则手术应慎重，以免加重症状。手术中应注意寻找瓜仁样的成虫，将其清除，以杜绝病情的继续发展。

术后的药物治疗应以全身的肺吸虫病变是否治愈为标准决定是否继续治疗。

（四）治愈标准

临床症状消失或仍残留某些神经体征，脑脊液中肺吸虫卵及补体结合试验转阴。

（五）好转标准

临床症状好转，脑脊液虫卵减少，补体结合试验滴度下降。

第四节　脑蛔虫病

脑蛔虫病是人体感染了蛔虫或弓首蛔虫后，其幼虫侵入脑内形成嗜酸性肉芽肿或脓肿的一种脑寄生虫病。多与肝、肺伴发，也可见于心、肾、脾及视网膜等处，儿童较多见。

一、病理

人体食人被蛔虫虫卵污染的蔬菜或食物后大部分虫卵被胃酸杀死，少部分进入小肠，卵壳被小肠消化，幼虫脱壳而出，侵入肠黏膜经毛细血管入门静脉，经肝、下腔静脉及右心达肺。幼虫在肺泡内发育，后顺小支气管、气管向上移行至咽喉部再被吞下，经胃到达小肠并发育成成虫。蛔蚴移行过程中，可发生胸膜、眼、脑及脑膜等处的异位损伤。当蛔蚴移行至脑时则出现脑蛔虫病。弓首蛔虫虫卵被人吞食后，幼虫在肠内逸出，穿过肠壁，入血液循环进入全身，一般不发育成成虫。

二、诊断要点

1. 粪便中找到成虫排出或镜检发现虫卵。

2. 周围血液嗜酸粒细胞增多，脑脊液中可找到嗜酸粒细胞。

3. 有神经系统损伤的临床表现。

4. 免疫学检查酶联免疫试验阳性。

5. CT 检查可见脑水肿表现或炎性肉芽肿的征象。全身其他部位的蛔虫感染症状也可协助诊断。

三、处理

（一）驱蛔药物

1. 左旋咪唑

成年人 1 次口服 150 mg，儿童 2 ～ 3 mg/kg，睡前 1 次顿服。

2. 噻嘧啶

成年人每次剂量为 10 mg/kg，晚间顿服，疗程 1 ～ 2 天。

3. 甲苯达唑

成年人每次 200 mg 顿服，疗程 1 ～ 2 天。

4. 噻苯达唑

对蛔虫移行症有一定疗效。成年人 25 mg/kg。

（二）对症治疗

根据情况酌情应用镇静剂、脱水药物、激素及抗痫药物。

（三）脑组织内有明显的占位表现

CT 可见炎性肉芽肿或明显脑水肿者，可根据情况行手术治疗。

第五节 脑血吸虫病

脑血吸虫病是人体感染血吸虫后，虫卵和毒素侵入脑组织所致的并发症。占血吸虫病的 1.74% ~ 4.29%，多发生在青壮年，男性较女性多。我国主要流行在长江流域的 13 个省、市。国外在日本、菲律宾、印度尼西亚等均有本病的流行。

血吸虫虫卵污染水源后，卵内毛蚴孵化而出。钻入钉螺内发育为尾蚴，尾蚴不断逸入水中。人在疫水中与尾蚴接触，尾蚴迅速脱尾，头部钻入皮肤进入人体内，经血液大小循环到达肠系膜毛细血管，或循环至肺毛细血管，穿入胸腔经膈肌入腹腔，最后经门静脉系进入肝内发育成成虫。由于成虫以及不断产生的虫卵的刺激，主要引起肝脏的病变。虫卵也可通过血流到达并积聚于全身，包括脑组织。虫卵抵达脑组织的途径，有以下几种可能：

1. 直接来自寄生在颅内静脉窦的成虫。少数情况下，成虫也可寄生在门静脉以外的静脉中。
2. 来自寄生在门静脉系统的成虫虫卵，通过体循环而沉积于脑组织中，即谓"虫卵栓塞过程"。
3. 虫卵通过脊椎静脉系统抵达颅内。

一、临床分型

血吸虫病的神经系统损害根据其临床表现可分为急性和慢性两大类。急性型具有弥漫性神经症状，慢性型则表现为局灶性神经症状。

（一）急性血吸虫的神经症状

该病主要表现为急性脑膜炎的症状，轻者有嗜睡、定向障碍、意识不清及精神症状等。重者可有昏迷、抽搐、排便和排尿失禁及瘫痪、痉挛、脑膜刺激症状等。此外有高热及嗜酸细胞增多等全身症状。这些症状一般随体温恢复正常而逐渐好转或完全消失，极少有后遗症。应注意与其他感染性疾病所致的中毒性脑病相鉴别。

（二）慢性血吸虫的神经症状

虫卵经血液循环到达神经组织，引起特异性的虫卵肉芽肿和非特异性的胶质细胞增生、脑水肿、脑软化，以及虫卵阻塞造成的小动脉炎、静脉炎、毛细血管增生等病理改变及继发性局灶性脑萎缩。一般感染后半年至数年后发生，多有颅内压增高症。症状表现多样，常分为癫痫型、脑瘤型、脑卒中型及脊髓压迫型等。

二、诊断要点

1. 曾居住于流行区，有疫水接触史。有"痢疾"或过敏症状史，或过去已证实患过血吸虫病而后出现脑部症状者。
2. 免疫学检查如环卵沉淀试验（COPH）、冻干血细胞间接血凝试验（IHA）和酶联免疫吸附试验（ELBA）等呈阳性反应，可提示为血吸虫的感染，有一定的辅助诊断价值。
3. CT 扫描表现为占位性病变征象或脑萎缩性改变。
4. 个别病例可经手术病理证实。

三、处理

（一）病因治疗

目前较普遍应用的杀虫剂为吡喹酮。吡喹酮是一种广谱抗蠕虫药，对日本血吸虫的作用尤强。治疗方法为：

1. 急性血吸虫病总剂量按 120 mg/kg，分 4 天，12 次服完。宜住院治疗。
2. 慢性早期患者一般无其他并发症，采用集中服药方法，40 mg/kg，顿服。
3. 晚期患者伴有多种并发症，以住院治疗为宜。总剂量 40 mg/kg，分两次，1 天服完。

吡喹酮的不良反应一般轻微且短暂，表现为头痛、肌肉酸痛、乏力、眩晕及行走不稳等。另外，也有用锑剂治疗，现已逐步被淘汰。

（二）对症治疗

颅内压增高者,酌情应用脱水药及激素等。有癫痫发作时,应长期服用苯妥英钠或丙戊酸钠抗痫治疗。

（三）手术治疗

手术指征为:

1. 有大的血吸虫性肉芽肿，引起明显的颅内压增高，药物治疗无效。

2. 脑部炎性水肿反应造成急性颅内压增高、脑脊液循环通路阻塞或脑疝形成，内科药物脱水减压处理无效时应考虑手术减压后药物治疗。手术方法可根据情况采用病灶摘除或去骨瓣减压术。

（四）治愈标准

临床症状消失或仍残留某些神经体征，粪便等实验室检查结果转阴。

（五）好转标准

临床症状改善，粪便等实验室检查好转。

第六节　脑包虫病

脑包虫病又称脑棘球蚴虫病，是人体感染了细粒棘球绦虫（犬绦虫）的幼虫（棘球蚴）并侵入人脑形成囊肿所致。犬为细粒棘球绦虫的终宿主。羊、马、猪、猫等家畜为中间宿主。人若吞食被虫卵污染的蔬菜和饮食也可成为中间宿主，并发生包虫病。本病为自然疫源性疾病。我国见于甘肃、宁夏、青海、新疆、内蒙古及西藏等地，西南各地也有散发。世界各畜牧区均有散在流行。发病部位多见于肝和肺，脑部较少见，约占全身包虫病的 1% ~ 2%。儿童发病率较高，男性较女性多见。

一、病理

细粒棘球绦虫的虫卵随犬的粪便排出体外，污染牧场、畜舍、蔬菜及饮水等。人及其他中间宿主吞食污染有虫卵的食物后，虫卵即在十二指肠孵化成六钩蚴。经肠内消化作用，六钩蚴脱壳逸出，借助 6 个小钩吸附于肠黏膜，穿过肠静脉进入门脉系统。随血流到肝脏，少数可达肺、脑、肾、脾、肌肉及脊椎等组织，经数月发育成包虫囊肿。脑内感染途径可分为原发性和继发性两种。

（一）原发性感染

原发性感染是棘球蚴经肝门静脉、右心、肺、左心及颈内动脉到脑内，多为单发性囊肿。多见于儿童。

（二）继发性感染

继发性感染是由体内其他脏器的包虫囊肿破裂，其中的子囊和关节经血行播散至脑内。多为多发性囊肿，并常见于成年人。

二、诊断要点

1. 居住牧区有牲畜接触史伴有颅内压增高症状。

2. 有身体其他部位包虫病史，血和脑脊液中嗜酸粒细胞增高。

3. 包虫补体结合试验或皮内试验阳性（取囊液抗原 0.1 mL 注射于前臂内侧，经 15 ~ 20 分钟观察反应，阳性者局部呈红色丘疹。阳性率在 95% 左右）。

4. 包虫病患者的肝、肺、骨骼 X 线检查偶可发现钙化，脑包虫病的脑血管造影可出现无血管区，围绕包虫囊的血管极度移位、变直，环绕成球形。

5. CT 扫描对脑包虫病具有高度的特征性，表现为脑内边界清楚锐利的类圆形巨大囊性病灶，密度与脑脊液相似或略高，无水肿，有明显占位表现，如囊壁钙化，则呈完整或不完整环状高密度带。在有异物反应性炎症时，可有囊肿周围环状强化。阻塞脑脊液循环路径时，可见脑室扩大。

三、处理

目前尚无杀灭包虫的特效药物。脑包虫病的治疗仍以外科手术摘除为主。摘除的方法：

1. 完整摘除的方法为水力漂浮分离法。

2. 穿刺抽液和囊壁摘除。

3. 包虫同时侵犯颅骨及脑膜并嵌入脑组织时，可采用 Negovetic 法。

脑包虫病获得治愈的关键在于完整的摘除而无囊液溢漏。术中囊液污染术野，不仅将引起过敏性休克，甚至造成患者死亡。还可因关节播散而不可避免地复发，后果十分严重，故手术应自始至终，任何使包虫囊壁破裂的操作，如盲目穿刺、过重挤压等均要防止。少许溢液应立即用3％高渗盐水冲洗，以损毁溢出的关节。有颅内压增高的患者，可酌情应用脱水药及激素等。有癫痫发作时，可服用苯妥英钠或丙戊酸钠抗痫治疗。

4. 治愈标准：临床症状消失或仍残留某些神经体征，包虫补体结合试验和皮内试验转阴。

5. 好转标准：临床症状改善，包虫补体结合试验滴度下降，皮内试验相应减轻。

参考文献

［1］贾建平. 神经疾病诊断学［M］. 北京：人民卫生出版社，2017.

［2］王拥军. 血管神经病学［M］. 北京：科学出版社，2017.

［3］杨玺. 脑出血患者用药宜与忌［M］. 北京：金盾出版社，2016.

［4］耿凤阳，赵海康，张玉定. 临床神经外科诊疗技术［M］. 上海：上海交通大学出版社，2015.

［5］陈茂华. 外科中医特效药膳精粹［M］. 武汉：华中科技大学出版社，2015.

［6］薛洪利. 神经外科锁孔手术［M］. 北京：人民卫生出版社，2015.

［7］丁淑贞，于桂花. 神经外科临床护理［M］. 北京：中国协和医科大学出版社，2016.

［8］郎黎薇. 神经外科亚专科护理［M］. 上海：复旦大学出版社，2016.

［9］刘新文. 小儿神经外科临床理论与护理实践［M］. 武汉：湖北科学技术出版社，2014.

［10］李晓兵. 神经外科疾病诊疗新进展［M］. 西安：西安交通大学出版社，2014.

［11］施宝民，艾开兴. 老年普通外科学［M］. 上海：上海科学技术出版社，2016.

［12］赵德伟，陈德松. 周围神经外科手术图解［M］. 沈阳：辽宁科学技术出版社，2015.

［13］郎红娟，侯芳. 神经外科专科护士实用手册［M］. 北京：化学工业出版社，2016.

［14］龚会军. 简明神经外科手册［M］. 昆明：云南科技出版社，2016.

［15］胡勇，沈慧勇. 脊柱外科术中神经电生理监护［M］. 北京：人民卫生出版社，2015.

［16］汪晖，方汉萍. 外科手术并发症预警及护理［M］. 北京：人民军医出版社，2015.

［17］孙涛，王峰. 神经外科与癫痫［M］. 北京：人民军医出版社，2015.

［18］卜博，章文斌. 神经外科手术核心技术［M］. 北京：人民卫生出版社，2014.

［19］刘佰运. 实用颅脑创伤学［M］. 北京：人民卫生出版社，2016.

［20］雷振海. 临床神经外科疾病的微创治疗［M］. 长春：吉林科学技术出版社，2014.

［21］王其瑞. 临床神经外科诊疗精粹［M］. 西安：西安交通大学出版社，2015.

［22］唐强. 微创治疗的临床应用［M］. 昆明：云南科技出版社，2016.

［23］王拥军. 基层脑血管病规范诊疗手册［M］. 北京：中国协和医科大学出版社，2016.

［24］杨关林. 中西医结合防治心脑血管疾病［M］. 沈阳：辽宁科学技术出版社，2016.

［25］周良辅，赵继宗. 颅脑创伤［M］. 武汉：湖北科学技术出版社，2016.

［26］石梅，马林，周振山. 肿瘤放射治疗新技术及临床实践［M］. 西安：第四军医大学出版社，
  2015.

［27］高文斌，林黎娟，吕金燕. 肿瘤诊断学［M］. 北京：知识产权出版社，2015.

［28］王峰，刘永晟. 脑血管病介入治疗手册［M］. 北京：科学出版社，2016.

［29］孙立倩. 现代脑血管外科治疗学［M］. 长春：吉林科学技术出版社，2016.

［30］张懋植，杨海峰. 颅脑外科疑难病例荟萃［M］. 北京：北京大学医学出版社，2016.

［31］胡志辉. 神经外科患者护理安全危险因素分析与护理措施［J］. 临床研究，2017，25（1）：
  11-12.

［32］张亚卓. 中国脑计划与神经外科发展［J］. 中华神经外科杂志，2017，33（1）：1-3.